KB007173

부인병 다스리는
한방좌약 건강법

김이현 (상당한의원 원장)

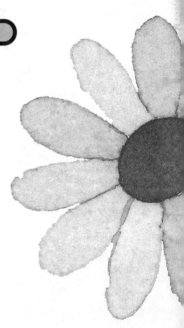

오 렌 지 북 스 ⑲

부인병 다스리는
한방좌약 건강법

김이현 (상당한의원 원장)

건강다이제스트 社

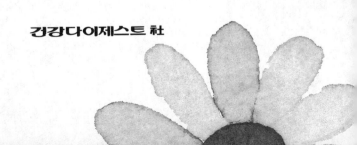

박상동 (경희대 한의대 외래교수 · 대한한방병원협회 회장)

먼저 〈부인병 다스리는 한방좌약 건강법〉의 출판을 진심으로 축하드립니다.

근래에 이르러 젊은 한의사들에 의해 한의학이 치료의학으로서의 확고한 자리를 잡기 위하여 다방면으로 활기찬 연구가 진행되고 있는 것으로 알고 있습니다.

더욱이 지난 98년 보건복지부는 만성 · 난치성 질환을 한의학으로 극복하기 위해 1998년 부터 2010년까지 한의학 기술개발을 획기적으로 추진하는 한방치료 기술개발 연구지원 (2010 프로젝트)을 확정 발표했습니다. 이 프로젝트는 2010년까지 난치성 질환에 대한 한 방치료 개발과 고부가가치 한약재를 집중 개발하여 세계 한약재 시장에 진출하자는 정부 의 의도인 것입니다.

이렇게 정부의 주도 아래 한의학을 체계적이고 과학적으로 연구, 개발하여 세계시장에 한의학의 우수성을 알려 국익에 기여할 수 있도록 심혈을 기울이고 있는 단계에서 김이 현 원장님 같은 분이 혼자의 힘으로 부인병의 한방적 치료에 새로운 분야를 개척하는 어 려운 일을 하고 있습니다.

내가 알고 있는 김이현 원장님은 항상 겸손한 자세로 연구하고 노력하는 패기에 찬 젊 은 한의사입니다. 내 개인적으로도 무척이나 자랑스럽고 훌륭하다고 생각하는 젊은 한의 사 중의 한 사람입니다. 특히 김 원장님은 선진의학이 발달해 있는 미국에 한의학의 우수 성을 알리기 위해 수차례 방문한 걸로 알고 있습니다.

김 원장께서는 하루에 수많은 환자를 보면서 어느 특정 분야에 대해 집중적으로 연구 하고 노력하여 신약을 개발하였고, 또 그 효능을 입증하는 과정까지는 많은 어려움이 있 었지만 좋은 결과를 얻기 위해 각고의 노력을 한 것은 누구나 다 아는 사실입니다.

김 원장께서 만든 한방좌약인 좌궁단은 이미 특허청에 의장등록과 상표등록, 서비스등록을 마친 것으로 알고 있습니다.

이번에 출간된 책은 이론적인 시술보다는 무수히 많은 임상사례를 듦으로써 환자로 하여금 신뢰성을 구축하고 한의학이 치료의학이라는 것을 알리는 데 상당한 역할을 해줄 것으로 믿습니다.

우리 한의계에서도 김이현 원장님과 같은 젊은 인재들이 자꾸 배출되어 한의학과 양의학이 동시에 어깨를 나란히 하여 국민보건 향상에 절대적인 기여를 할 때만이 세계적으로 인정받기도 쉬울 것입니다.

김이현 원장님이 심혈을 기울여 만든 책이 부인병으로 고생하는 여러 여성분들께 새로운 희망을 줄 수 있는 매우 유효한 책이 되기를 거듭 기원하며, 끝으로 김 원장님의 건승과 한의학의 보다 많은 발전을 위해 더욱 노력해 주시길 진심으로 바랍니다.

감사합니다.

임일규 (대한한방병의원 경영학회 회장·상지대 한의대 외래교수)

좋은 사람을 만나면 마음이 순수해지고 남을 신뢰하게 된다는 말이 사실인가 봅니다.

그래서 그런지 등산길에서 발견한 약수같이 언제나 반가운 그를 만나면 나는 금세 순수한 눈빛이 되고 신뢰와 믿음으로 가득해집니다.

처음 만나도 십 년을 만난 것 같이 다정하고 십 년을 만나도 처음처럼 호기심을 자아내는 사람, 더욱이 만날 때마다 포근한 시구처럼 기분을 찡하게 만들어 주는 사람, 그런 좋은 사람이 항상 곁에 있다면 그 자랑스런 마음은 대단하지 않겠습니까?

그러니 자연 그 사람의 전화가 기다려지고 소식이 궁금해지는데 그가 나타났습니다. 언제나 그랬듯이 사랑이 충만한 눈빛으로 원고뭉치를 공손히 내밀며 "부끄러운 글에 추천사를 써주실 수 있냐"는 것이었습니다. 그렇지 않아도 나의 제자이며 동지인 그를 자랑하고 싶었는데 이런 기회가 주어져 반가운 마음은 이루 말할 수 없었습니다.

그래서 이미 예닐곱 권의 저서를 펴내면서 소망의 글을 즐겨 쓰는 사람으로 널리 알려져 있기 때문에 글에 대한 평가나 추천은 접어두고 내가 좋아하는 사람에 대해 행복한 마음으로 자랑을 해야겠다고 마음먹었습니다.

이미 앞에서 말한 도량 깊은 선비 같은 인품이나 인격적 소양도 접어두고 스승으로서, 또 한의학계의 선배로서 그가 어떤 귀감을 가지고 있는가에 대해서만 단적으로 소개하겠습니다.

김이현 원장은 한마디로 신지식인입니다. 그는 언제나 처음이란 시작 앞에 서 있고, 남들이 고민하고 있을 때 과감히 실행에 옮기는 정(靜)과 동(動)을 겸비한 지식인입니다.

"우리가 지닌 인식과 지식에 지나치게 집착하거나 과신하면 고정관념에서 탈피할 수 없게 된다. 특히 한의학은 수천 년 전통과 세계 최고의 임상의학이라는 자존심에 얽매여 경험적 측면만을 신봉하는 매너리즘의 카테고리에 갇힐 경우 한의학의 세계화는 요원할 것"이라며 첨단장비를 도입하고 효과적인 치료방법을 개발하기 위해서는 양방과의 교류도 서슴지 않는 열린 사고와 감각을 지닌 사람입니다.

그러면서도 첨단기계와 현대의학의 편리함에 도취되어 잃어버리기 쉬운 3천여 년 전의 고서들 속에서 선조들의 숨겨진 비술을 끄집어내 현대의학을 능가하는 신약을 개발하여, 주변을 깜짝 놀라게 만든 진정한 신지식인입니다.

또 한편으론 스스로 연구하고 임상을 거쳐 확신한 것이 아니면 아무리 좋은 치료법이라고 소문이 났어도 따라하지 않는 고집쟁이이기도 하지만, 그것을 응용하고 접목시켜 완결된 치료법을 개발해내는 집념가이기도 합니다. 그래서 그에겐 '처음 개발한 사람', '처음 만든 사람', '처음 성공시킨 사람' 등의 수식어들이 붙어 다니는 것입니다.

이렇게 안주를 거부하고 사고를 전환해 가며 병의 근원을 분석하기 위해 환자 한 사람의 차트를 들고 시대를 넘나들며 매일같이 밤을 새우는 그를 보며 스승인 저는 흐뭇한 감동을 받습니다. 그러니 자랑하고 싶지 않겠습니까?

따뜻한 마음을 가지고 있으면서 가슴과 정신은 활화산처럼 뜨거운 사람, 다 알면서도 아직도 모르는 부분이 남아 있는 것 같은 사람 김이현을 보면서 진심으로 청출어람이란 옛말을 실감합니다.

그 고사처럼 쪽보다 푸른 풀빛을 가진 신지식인 김이현이 7천여 케이스의 부인과 질병을 치료하면서 얻은 생생한 기록과 TV 방송 강좌를 통해 발표된 연구실적을 집대성한 이 책이야말로 그가 부인과의 독보적인 위치에 올라 있음을 증명하는 것이라 여겨 기꺼운 마음으로 이 글을 썼습니다.

부인과 질병을 한방의학으로 정복해낸 김이현을 자신있게 자랑할 수 있어서 행복한 나는 모든 것이 좋은 사람 김이현을 사랑합니다.

강명자 (대한여한의사 회장 · 대한한의사협회 부회장)

세상은 끝 간 데 없이 넓어지고 있다. 각종 미디어와 출판매체들이 정보라는 이름으로 쏟아낸 잡다한 지식들로 세상은 홍수를 이루고 있다.

특히 여성을 위한 정보라는 것들은 자신도 모르게 여성의 상품화를 강요하는 비과학적인 다이어트 요법이라든가 새로운 성형술 등 외형을 가꾸는, 아니 차라리 강제로 변형하는 데 필요한 정보로 채워지고 있다.

정작 여성에게 필요한 지식들, 즉 자신의 건강을 지키는 원천적인 것들 그리고 생명을 탄생케 하고 존속케 하는 자연의 원리들에 대한 정보는 오히려 무시되어 왔던 것이 현실이다.

사람의 생명을 영위시키는 많은 것들 중 가장 중요한 것을 들라면 따스한 햇볕과 맑은 물, 깨끗한 공기, 그리고 그러한 것들의 너무도 자연스런 흐름일 것이다. 굳이 거창한 우주의 원리를 들이대지 않더라도 자연, 그것이 주는 무한한 건강성은 누구도 부인 못할 것이다.

이 자연스러움이 무너질 때 사람들이 질병에 시달리게 되는 것은 너무도 자명한 일이다. 특히 여성은 그 몸 속에 우주의 변화를 스스로 담고 있다고 해도 과언이 아닐 터인데 그 변화의 질서가 무너져서 생기는 병이 바로 부인병이다.

부인병을 해결하는 데 흔히 동원되는 의술이라는 것이 칼로써 강제하거나 아예 도려냄으로써 새로운 발병의 원인이 되는 해악을 흔히 보게 된다. 자궁은 뗐다 붙였다 하며 필요에 따라 보충하는 그런 장기가 아니라는 점에 동의한다면 이런 반자연적인 의술은 좀 더 신중한 고민을 필요로 한다 하겠다.

우리 한의학에서는 주로 자궁의 보존적인 치료를 통해 자연치유력을 높여 가는 많은 시술들이 행해지고 있다. 그 중 중요한 하나가 좌약요법인데 그 동안 제대로 정리되지 못했던 큰 아쉬움이 있었다. 따라서 임상을 통해 그 효과를 입증하고 새로운 발전을 위한 정리는 우리 한의학의 큰 숙제였다.

늘 도전하는 사람으로 기억되는 한의사 김이현 원장! 오늘 다시 그가 한의학이 무한히 발전할 수 있는 가능성을 증명했다. 실로 오래 전 선조들로부터 그 가치를 인정받고 사용되었던 좌약요법, 이 오랜 경험의학의 매력을 한 권의 책으로 정리해낸 김 원장의 노력에 박수를 보낸다.

이 책의 출간이 각종 부인병으로 애를 태워왔던 많은 여성, 그리고 그 가족들에게는 고마운 손길이 될 것이며 한의학을 연구하는 여러분들에게는 우리 한의학의 새로운 가능성과 함께 연구하는 의욕을 일깨우는 훌륭한 길잡이가 될 것임을 믿어 의심치 않는다.

끝으로 진심 어린 축하와 함께 김이현 원장의 왕성한 저술 활동과 학문 연구가 무한한 발전을 거듭했으면 하는 바람이다.

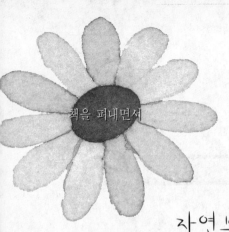

자연보호 자궁보호

우리 나라에서 여성으로 살아간다는 것은 결코 쉬운 일
이 아닙니다. 한 통계에 의하면 우리나라 주부 4명 중 한 명은 두통이나
소화불량, 불면증상을 겪고 있는 것으로 밝혀지기도 했습니다.

이러한 여성병의 주된 원인은 스트레스입니다. 각종 스트레스를 받다
보니 골치는 아프고 먹어도 소화가 잘 안됩니다. 밤에는 이 생각 저 생각
으로 잠을 못 이루는 것입니다.

이렇다 보니 여성의 생리기능과 직결된 자궁에 이상이 생겨 각종 자궁
질환에 노출될 확률이 높아졌습니다.

이런저런 이유로 각종 스트레스를 받게 되면 가족의 건강은 천 길 벼랑
끝에 서 있는 일촉즉발의 느낌이 들 것입니다. 특히 가정 경제를 책임지는
우리 주부들의 스트레스는 두말하면 잔소리일 것이고 하늘 끝, 땅 끝까지
뻗칠 것입니다.

주부는 여성에 속합니다. 여성에게 있어 상부의 중심이 심장이라면 하
부의 심장은 자궁입니다. 여성의 병은 대부분 자궁질환과 깊은 관계를 맺
고 있습니다. 여성에게 있어서는 두통이든 소화불량이든 어떠한 병에라도
걸리게 되면 나중에는 반드시 하복부가 차가워지는 현상이 생깁니다. 이런

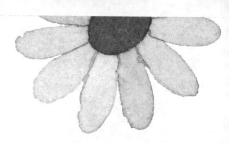

증상이 결국 부인병을 유발하여 각종 자궁질환에 걸리는 시발점이 되는 것입니다.

자, 그럼 본격적으로 자연보호와 자궁보호에 대해서 생각해 볼까요. 매년 겪는 일이지만 우리 나라의 금수강산에 치산치수(治山治水)를 제대로 하지 못한다면 어떤 일이 생길까요? 갑작스런 물난리나 산불에 무방비 상태로 당하고 말겠지요. 그래서 자연보호 환경보호를 강조하고 있는 것입니다. 그럼 여성에게 있어 가장 중요한 부분은 어디라고 생각하십니까? 여성에게 있어 가장 소중한 곳은 바로 자궁입니다. 그래서 자궁의 건강이 전신의 건강으로 이어진다는 것으로 결론을 내릴 수 있습니다.

인간이 행복하게 살기 위해서는 자연보호가 잘 되어야 하고, 여성이 행복하게 살기 위해서는 자궁보호가 선행되어야 합니다.

그런데 일부 여성들은 사람들의 안목을 의식하여 눈에 금방 띄는 얼굴이나 코 등은 성형수술로 많은 돈을 들이거나 가슴 만드는 유방확대 수술을 하는 등 신체부위에 많은 관심과 중요성을 인식하고 있습니다.

그러나 정작 중요한 자궁은 눈에 보이지 않는다고 함부로 여기고 소홀히 대하는 경우가 많습니다. 남성들과 비교해 보면 여성들이 자궁을 소홀히 여기는 것은 더욱 간단히 파악할 수 있습니다. 신문이나 매스컴을 보면 남성의 유일한 관심은 온통 정력에 있는 것 같습니다. 남성들은 정력에 좋다고 하면 무엇 하나 소홀히 여기지 않고 있으며 특히 전세계 남성의 비상한 관심을 끄는 것으로 '비아그라'라고 하는 성기능 강화약이 개발되어 시판되고 있습니다.

우리 나라 모 대학병원에서도 이 약을 임상 실험하기 위해 지원자를 모

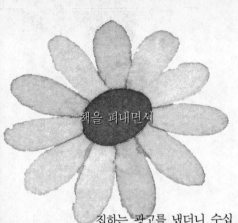

집하는 광고를 냈더니 수십 명 모집에 수만 명이 지원했다는 웃지 못할 일들이 일어나고 있는 것이 현실입니다.

이렇듯 남성의 성기능을 강화하기 위해서는 별별 약이 다 만들어지고 있는 데 반해 여성의 자궁을 보호하고 증진하기 위해서는 무엇이 있습니까? 저는 여기서 여성 성기능 강화약이 만들어져야 한다고 주장하는 것이 아닙니다. 자궁질환이 생기기 전이나 생겼을 때 간단히 예방하거나 치료하는 여성용 약제는 거의 없다는 것을 말씀드리는 것입니다. 그리고 당사자인 여성들도 그러한 사실에 크게 신경을 쓰는 것 같지 않습니다. 저는 임상을 하면서 여성이 겪는 다양한 증상을 눈으로 확인하고는 여성을 위한 자궁병 예방약제나 치료용 약제가 꼭 만들어져야 하고 개발되어야 한다고 일찍이 확신하였습니다.

필자는 자궁보호예찬론자입니다. 여성에게 있어 제일 중요한 부위를 한 곳 들라고 하면 주저없이 자궁을 첫 번째로 꼽습니다. 그 이유는 자궁보호가 되지 않아서 자궁에 이상이 생기면 미혼 여성인 경우에는 생리통과 불임의 원인을 제공할 수 있고, 주부들에게는 각종 부인병으로 고통의 멍에가 드리울 수 있기 때문입니다. 그래서 여성에게 있어 자궁 보호는 백 번을 강조해도 지나침이 없습니다. 우리 나라의 환경이 깨끗해지기 위해서 자연을 잘 보호하듯이 여성의 건강을 위해서도 자궁이 보호되고 잘 관리되어야 합니다.

이 책에서는 각종 부인병 중 실제 요즘 주부들이 많이 겪는 다양한 질환과 그에 관한 임상례를 살펴보고 그 치료법과 또 평소에 가정에서 할 수 있는 예방책에 대해 상세히 알아보았습니다.

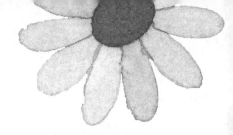

　여성에게 있어 경(經), 대(帶), 태(胎), 산(産)은 매우 중요한 의미를 갖고 있습니다. 이 4가지 부분은 모든 여성의 고유한 생리적 특징과 병리적 측면을 동반하며 밀접한 관련을 맺고 있습니다. 부인병의 종류도 실로 다양하지만 한방적인 시각으로 본다면 크게 4가지 부분으로 나눌 수 있습니다. 월경병, 생식기병, 임신병, 산후병이 바로 그것입니다. 대부분의 부인병은 이 범주 안에 속하게 됩니다.

　이 책에서 다루는 요점은 여성의 일생 중 대부분을 차지하는 생리활동과 자궁의 질병관, 자궁의 일생에 관한 내용을 실감나는 임상례와 그에 대한 정의를 함께 다루고 있습니다. 그래서 개괄적인 내용은 크게 4장으로 나누며 실제적으로 임상에서 자주 볼 수 있는 부인병을 28가지로 나누어 그 특징과 각 증상의 임상례, 질병관의 개념과 정의가 소개됩니다. 다시 강조하지만 여성의 건강이 가정의 건강이고 국가의 건강이 세계의 건강이 되는 지름길임을 명심하십시오.

2002년 7월
여성자궁보호예찬론자 김 이 현

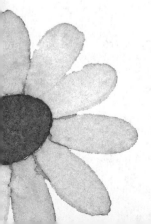

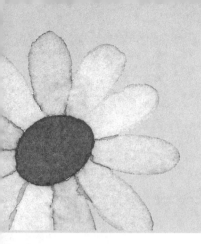

제3장 월경병

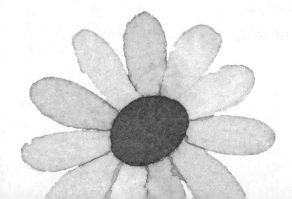

제4장 생식기병(生殖器病)

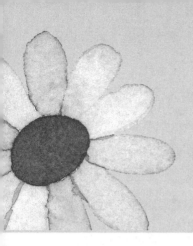

제5장 임신병(姙娠病)

제6장 산후병(産後病)

제 1 장

한의학적 관점에서 살펴본
자궁(子宮)의 이해

1. 자궁(子宮)이란

자궁이란 오직 여성에게만 있는 고유한 장기이다. 물론 남성에게는 자궁이 없다. 한방에서는 자궁을 여자포(女子胞) 또는 포궁(胞宮)이라 한다. 자궁은 남성에게 없는 특수한 두 가지 기능이 있다. 하나는 임신 중에 아기를 자라게 하는 수태(受胎)의 기능과 다른 하나는 매달 경험하는 월경의 기능이다.

자궁의 기능은 충임맥(衝任脈)과 밀접한 관계가 있다. 충임맥의 출발은 모두 자궁에서 시작되기 때문이다. 그리고 충맥(衝脈)은 월경을 다스리는 근원이 되고 임맥(任脈)은 수태를 주관하는 뿌리가 된다. 만약 충임맥의 기능에 이상이 생기면 월경병, 생식기병, 임신병, 산후병 등 각종 부인과질환이 발생한다. 중요한 것은 충임맥의 기능이 오장(五臟)의 기능과 관계가 있다는 것이다. 즉, 간장은 혈액을 저장하고 비장은 혈액을 다스리며 신장은 혈액의 근원이 되는 정(精)을 자궁에 저장한다. 그러므로 오장 중 간장, 신장, 비장의 기능이 자궁과 밀접한 관련이 있다. 그래서 자궁에 질환이 생겼을 때 간장, 신장, 비장의 기능을 돕는 치료를 한다.

2 여성 성기의 해부학적 구조

       여성들에게 부인병이 생기면 막상 자신에게 나타난 증상과 발병부위를 정확하게 표현하지 못하는 경우가 의외로 많다.

  여성은 남성과 비교해서 해부학적 구조가 다르다. 한의학의 이론적 체계로 본 음양학설(陰陽學說)에 따르면 여성은 음(陰)에 속하고 남성은 양(陽)에 속한다. 성기에 있어서도 구분이 명확하게 나타난다. 여성의 성기는 은밀히 안쪽에 위치하고 있어 음에 해당되며, 남성의 성기는 밖으로 돌출되어 양에 해당된다. 음의 속성은 한 곳에 모이려는 것과 수동적인 것이며, 양의 속성은 펼치려는 것과 활동적인 것이다. 이처럼 여성의 성기는 음의 속성을 그대로 닮고 있다.

  여성의 성기는 외부생식기와 내부생식기로 구분된다. 외부생식기는 밖에 위치한 부분으로 음부(陰阜)·대음순(大陰脣)·소음순(小陰脣)·음핵(陰核)·처녀막(處女膜)·회음(會陰) 등이 있으며, 내부생식기는 질(膣)·자궁(子宮)·난관(卵管)·난소(卵巢) 등이 있다.

① 외부생식기(外部生殖器)

① 음부(陰阜)

치골의 상부에 해당되며 지방조직으로 두툼하게 형성되어 있고 골반을 보호하며 음모가 발생하는 부위이다. 치구(恥丘)라고도 한다.

② 대음순(大陰脣)

외음부 바깥쪽 좌우에 위치하고 지방조직이 비교적 풍부한 피부의 주름이다. 소아기에는 작지만 성인이 되면 지방이 증가해서 뚜렷하게 발달된 모습을 띤다.

③ 소음순(小陰脣)

대음순에 싸여 있기 때문에 외부에서 잘 보이지 않고 음핵에서 회음에 이르는 좌우측 주름으로 되어 있다.

④ 음핵(陰核)

남성의 음경에 해당되며 성적인 자극에 가장 민감한 부분이다. 소음순의 좌우 상부에 위치하며 콩알만하게 돌출되어 있는 부분이다.

⑤ 회음(會陰)

대음순의 좌우 하부에서 항문에 이르는 평탄한 부분을 말한다. 한의학적으로는 임맥이 시작되는 곳이며 질과 항문 사이에서 만나기 때문에 이름 붙여졌다.

⑥ 처녀막(處女膜)

외부생식기와 내부생식기의 경계를 이루며 이곳으로 월경이 배출된다. 처녀인 경우에만 처녀막이 존재한다. 단, 사이클, 에어로빅, 승마 같은 격렬한 운동을 할 경우 파열될 수 있다.

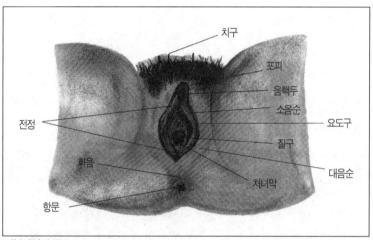

외부생식기 구조

② 내부생식기(內部生殖器)

① 질(膣)

한국의 전통가옥은 입구와 출구가 같다. 집으로 비유하면 현관에서부터 복도까지이며 안방으로 들어가기 직전의 통로와 같다. 본론으로 들어가서 질의 바깥쪽은 현관에 해당되는 질입구로 되어 있고 안쪽은 안방에 해당되는 자궁과 연결되어 있다. 평소에는 문이 굳게 닫혀 있어 외부인의 출입을 금하듯이 질벽이 서로 밀접하게 닫혀 있다. 성생활을 할 경우에는 현관에 해당되는 질 입구가 벌어지고 만약 분만 시에는 태아가 통과할 만큼 크게 벌어진다. 질의 길이는 8cm 정도로 신축성이 뛰어나며 연통과 같이 울퉁불퉁한 근막성 관으로 주름이 잡혀 있다.

② 자궁(子宮)

현관문을 통과해 안방으로 들어가듯 매우 은밀하고도 비밀스러운 곳에 자궁은 위치해 있다. 보물창고와도 같은 이곳은 수정 후에 태아를 발육시키는 기관이며, 생리를 배출시키는 기능도 함께 갖고 있다.

자궁은 두꺼운 근육섬유로 만들어졌고 근육이 서로 엇갈려 짜여 있으나 속은 텅 비어 있다. 평소 자궁의 크기는 계란만한데 길이가 유아기 때는 2.5cm이며 성인이 돼서는 8cm 정도로 커진다. 자궁의 폭은 5cm 정도며 두께는 약 4cm이고 무게는 약 30~50g 정도이다. 질과 자궁의 길이는 평균 1:1 정도이다. 착상을 하는 장소인 자궁 내막은 두께가 2.6mm 정도 되며 호르몬의 영향을 받고 자라므로 내막은 개인에 따라 다소 차이가 있다. 또한 자궁내막은 월경주기에 따라 가장 많은 변화를 가져오는 곳으로 월경 직전에는 가장 두껍고 월경 직후에는 가장 얇다.

자궁의 해부학적 위치는 앞쪽에 방광과 뒤쪽에는 직장이 위치하며 질을 통해 외부 세계와 연결돼 있다. 자궁경부 쪽에는 청와대 경호실 성격을 띠는 점액이 병마개처럼 막고 있어서 질내의 균들이 자궁에 함부로 들어가지 못하도록 경비가 철저하다. 남성의 정자도 특수한 경우인 배란기를 제외하고는 좀처럼 자궁 안으로 들어가지 못한다. 자궁은 인체 어느 부분보다 팽창을 잘 하는데 출산 전에는 그 용적이 500배까지도 커져 태아를 보호하는 데 어떤 보물창고보다 훌륭하다.

③ 난관(卵管)

난관은 나팔관이라고도 한다. 나팔관은 안방을 지나 사랑방으로 가기 위한 통로이며, 난소에서 배란된 난자가 정자가 올 때까지 마냥 기다리고 있는 장소이기도 하다. 아기씨인 난자는 운동성이 없기 때문에 정자가 들어오기만 학수고대하고 있다. 이때 여성의 난자와 남성의 정자가 만나면 수정이라는 결혼식을 하고 한 몸이 된 수정란은 하객이 둘러 있는 식장을 천천히 통과하는데, 그 도로와 같은 곳이 나팔관이다.

수정란은 2~3일간 나팔관 여행을 하다가 자궁 안으로 들어가서 신혼살림을 차리게 된다. 나팔관은 단순히 수정란을 운반해 주는 도로에 불과하지만 만약 도로가 막혀서 이곳에서 수정란이 살림을 차리게 되면 오래 살지 못하고 곧 파경에 이른다. 이것이 자궁외 임신, 즉 나팔관임신이다. 또한 도로인 나팔관이 양쪽 다 파괴되면 자연임신은 기대할 수 없다. 이처럼 운반을 담당하는 나팔관의 역할은 매우 중요하다.

나팔관이 길이는 약 10㎝ 정도이며 굵기는 보통 새끼손가락 반 정도로 원봉 보양의 관으로 되어 있다. 나팔관은 4개의 부분, 즉 난관체부, 난관팽대부, 난관협부, 난관간질부로 구성되어 있으며 난관체부는 난자를 받아들이는 곳으로 난관간질부에 비해 폭이 넓다.

④ 난소(卵巢)

자궁이 임신을 유지시키는 태아의 보물창고라면 난소는 아기씨를 성숙시키는 보물창고에 해당된다. 난소는 각각 양쪽에 하나씩 있다. 아기씨인 난자를 만들어 성숙시키며 난소호르몬을 배출하는 작용도 함께 갖고 있다.

난소의 길이는 2~4cm, 폭은 1.5~3cm 가량이다. 난소에는 크고 작은 난포가 수없이 많이 들어 있으며, 난포는 난자와 난포액을 모두 가지고 있다. 난자가 성숙되면 파열하여 배란을 일으키게 되며 임신을 유발한 난포의 황체는 임신 중에도 계속 존재하다 결국 없어지게 된다.

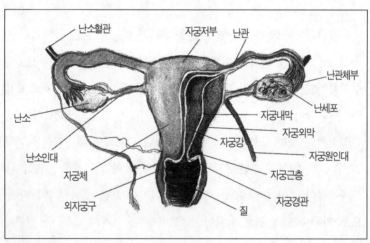

내부생식기 구조

3. 자궁의 일생

　　　　　　　　시간과 공간이 합쳐진 태극을 대우주라고 하듯이 정
자와 난자가 결합하여 한 생명체가 탄생되는 장소에 바로 소우주의
몸이 거하는 자궁이 있다. 자연의 모습인 대우주를 닮았다고 해서 인
간의 몸을 소우주라 한 것처럼, 여자의 몸 중에서 우주와 가장 닮은꼴
을 가진 곳이 바로 자궁이다.

　자궁은 신체의 가장 깊숙하고 은밀한 곳에 위치하여 앞에는 방광과
뒤쪽에는 직장으로 둘러싸여져 있다. 자궁은 얼굴과 같이 신체의 외부
로 나타나 보여지는 부분이 아니기 때문에 더욱 신비하기만 하다.

　자궁의 모양을 보면 마치 지구나 태양, 달과 같이 둥그런 원형을 유
지하고 있다. 지구가 태양 주위를 공전하고 달의 영향으로 바다에는
밀물과 썰물의 자연 현상이 생기듯이 자궁에는 자궁내막이 호르몬의
영향으로 한 달에 한 번씩 증식과 탈락을 반복하고 있다. 그래서 이름
또한 월경(月經)이라고 붙여졌다.

　옛 한의서인 〈황제내경(黃帝內經)〉의 '상고천진론(上古天眞論)'에
보면 여성은 일반적으로 1×7=7세에 신기(腎氣)가 왕성해져서 치아

를 갈고 머리카락이 길어진다.

2×7=14세 전후가 되면 발육이 성숙하여 천계(天癸)의 시작, 즉 월경이 시작된다. 월경은 충임맥(衝任脈)의 기혈이 활발할 때 시작되는데 이때부터 임신과 출산이 가능하게 된다. 춘향이가 이 도령에게 마음을 준 것도 이때인 듯 싶다.

3×7=21세가 되면 신기(腎氣)가 평균하여 모든 기능이 여성으로서 최고의 성숙한 단계에 이르게 된다. 화장을 안 해도 젊음 하나로 누구나 건강미 있는 천연미인이 될 수 있다. 미스코리아나 세계의 미녀를 뽑는 대회에 출전하는 여성의 연령층도 대부분 이 시기에 해당된다.

4×7=28세가 되면 근육과 골격이 단단해지고 모발의 성장도 최고도에 달한다. 신체의 성장이 왕성해져 여성으로서는 원숙한 단계에 이르며 이때를 전후해 결혼과 출산을 가장 많이 하게 된다. 여자로서는 최고의 팽창을 경험하는 시기이다.

5×7=35세가 되면 양명맥(陽明脈)이 쇠약해져서 머리카락이 빠지기 시작하고 얼굴에는 기미가 끼거나 피부도 거칠어지게 되는 시기이다. 등산인이 산의 정상에 오르면 산을 내려와야 하듯이, 둥근 보름달이 차면 시간이 지나 서서히 달도 기울 듯이 이 시기부터는 수축의 일단계가 진행된다. 시간이 지나면서 서서히 오므라들기 시작한다.

6×7=42세가 되면 눈가에는 주름살이 생기기 시작하고 머리카락에 윤기가 없어지면서 새치가 차츰 늘어가는 시기이다. 신체는 탄력과 유연성이 떨어지면서 점차 비만해질 수 있다. 운동으로 건강을 지키며 자신을 관리하는 데 많은 시간을 투자하기도 한다. 흐르는 시간을 잡

을 수 없는 듯 하다. 그러나 사회적으로는 가장 왕성한 활동을 하는 때이다.

7×7=49세가 되면 천계가 고갈되어 월경이 끊어지는 시기이다. 충임맥의 기혈이 쇠약해져서 폐경과 함께 출산 능력은 소실된다. 흔히 갱년기가 시작되는 시기이다. 월경이 끊어지면서 여성 고유의 영역인 출산은 더 이상 일어나지 않게 된다. 이 시기에 우울증과 갱년기증후군이 생긴다. 수축의 마지막 단계로 골밀도도 줄어들고 자궁도 위축되는 현상이 나타난다.

이와 같이 여성 고유의 생리 현상은 천계가 시작되는 14세부터 천계가 끝나는 49세의 기간에 일어나며 이것을 자궁의 일생이라고 한다.

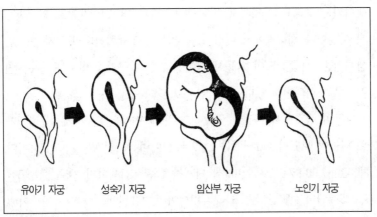

유아기 자궁　　성숙기 자궁　　임산부 자궁　　노인기 자궁

자궁의 일생

4. 자궁의 생로병사와 사계절

① 자궁의 생로병사(生老病死)

인간의 일생에 생로병사의 과정이 있듯이 자궁의 일생에도 생로병사가 존재한다. 천지가 창조된 이래 인간의 가장 위대하고 신비로운 현상은 '잉태'의 상징인 여성의 자궁에 있다고 본다. 여성이 자손을 탄생시키는 능력은 무엇과도 비교할 수 없는 최고의 가치로 인정받는 게 사실이다. 의학계에서 여성의 자궁만 놓고 해석하더라도 자손을 탄생시키는 '보물창고'이며 동시에 여성 건강의 근간을 이루는 중추적인 역할로 인식되어져 있다.

자궁의 생로병사 과정을 구분하기 위해 여성의 연령 기준을 8단계로 나누어 보았다. 제1단계는 1×7=7세이며, 제2단계는 2×7=14이며, 제3단계는 3×7=21세이며, 제4단계는 4×7=28세이며, 제5단계는 5×7=35세이며, 제6단계는 6×7=42세이며, 제7단계는 7×7=49세이며, 제8단계는 8×7=56세이다.

여성에게는 자궁이 있다. 보통 유아기의 자궁은 2.5cm 정도로 작고 자궁으로서 제 기능을 다하지 못하지만 엄연히 존재한다. 성인이 되면서 자궁은 점점 커져 약 8cm 정도가 된다. 여성에게 있어 자궁이 빛을 보는 시기는 초경 때부터이다. 초경은 일반적으로 14세 전후에 나타나는데 이때 자궁의 문이 열려 월경이 처음 시작된다. 결혼을 하여 아이를 낳게 될 때는 자궁의 크기가 무려 500배 가량 커져 생명의 신비를 마음껏 느끼게 하는 기관이기도 하다. 이처럼 자궁은 우주가 폭발하듯이 무한한 팽창을 경험한다. 여성은 아기를 분만할 때 최고의 가치를 느낄 것이며 소우주의 신비를 마음껏 경험할 것이다.

여성의 질병은 대부분 아이를 출산한 후 몸조리를 충분히 못하였거나 또는 인공유산을 수차례 경험한 후에 각종 자궁질환들이 생기게 된다. 건강하던 자궁도 각종 내우외환(內憂外患)을 만나게 되면 병들게 된다. 결혼한 여성의 자궁 건강은 본인 혼자 열심히 노력한다고 지켜지는 것이 아니라 남편의 협조가 절실히 필요하다. 물론 본인이 부주의하여 자궁병이 생길 수도 있지만 부부의 성생활을 통해서도 각종 자궁병에 노출될 수 있기 때문이다. 이때 생기는 증상들을 제때 적절히 치료해 주지 못하면 평생을 자궁병에서 벗어날 수 없게 된다.

자궁이 본연의 임무를 다하는 때인 49세 전후가 되면 더 이상 월경이 나오지 않는 폐경기가 오며 이때 자궁은 일생을 마치게 된다.

이상이 자궁의 생로병사 과정이다. 여기서 반드시 주목해야 할 점은 자궁을 잘 관리하고 보호하면 자궁병은 사전에 예방할 수 있으며 여성의 건강도 지킬 수 있다는 사실이다.

② 자궁의 사계절(四季節)

① 자궁의 봄(春) - 제1·2단계

초경이 시작되는 14세 전후의 시기로 여자로서의 가치를 인정받는
때이다. 이때는 자궁이 완전히 성숙되지 않은 시기로 월경이 불순해지
기도 하며 생리불순, 생리통 등이 발생하기 쉽다. 이때는 월경병이 많
이 생기는 시기이다.

② 자궁의 여름(夏) - 제3·4·5단계

고등학교를 졸업하는 시기부터 35세 전후의 시기로 출산을 경험하
는 연령이다. 나무에서 꽃이 활짝 피어나듯이 자궁도 가장 활발히 활
동하는 황금기이다. 이때 잦은 유산이나 출산 등으로 가장 많은 자궁
질환이 발생하는 시기이기도 하다. 이 시기에는 생식기병과 임신병이
자주 발생한다.

③ 자궁의 가을(秋) - 제6·7단계

40대 후반부터 폐경기까지로 출산 활동은 거의 없으나 호르몬 부족
등으로 갱년기 증상들이 주로 발생하는 시기이다. 또 산후풍 같은 산
후병과 자궁근종, 난소낭종 같은 생식기병이 많이 생길 수 있다.

④ 자궁의 겨울(冬) - 제8단계 이후

폐경기 이후로 자궁의 일생을 다 마친 시기이다. 이때는 자궁의 크
기에도 변화가 생겨 약간의 자궁 위축이 일어난다. 특히 이 시기에는
간혹 냉대하나 질염과 같은 생식기병이 생길 수 있다.

5. 자궁과 우주의 원리

　　　　　　여성의 생식기와 자궁에 우주의 원리를 적용해 보자.
우주에 시간과 공간과 내부 질서가 존재하듯이 자궁에도 시간과 공간
과 내부 질서가 있어 생리와 출산과정 그리고 폐경 등 소우주의 전형
적인 모습을 그대로 보여주고 있다.

　① 여성의 생식기는 각각 독립된 소우주다.
　○ 질은 독립된 소우주다 - 질의 개체적 당위성을 말하는 것으로 만
약 자궁적출술을 하더라도 질은 남겨 두기 때문에 성생활에는 부족함
이 전혀 없다.

　○ 나팔관은 독립된 소우주다 - 나팔관의 기능은 수정란을 자궁으
로 옮겨 주는 도로에 해당된다. 만약 나팔관이 폐색되었거나 파열되었
다면 자연임신은 불가능하다. 그러나 자궁에 문제가 없으면 시험관 임
신은 시술할 수 있다.

　○ 난소는 독립된 소우주다 - 난자를 성숙시켜 배란을 유도하며 호

르몬을 분비하는 일을 한다.

○ 자궁은 독립된 소우주다 – 중에는 아기집의 역할을, 비임신기에는 생리 및 노폐물을 배출하는 하수구의 역할을 담당한다.

② 소우주가 결합하여 아름다운 여성을 만든다.

질, 자궁, 나팔관, 난소 등은 독립된 소우주지만 서로 밀접한 유기적 연관성을 갖고 있다. 우주 운동의 보편적 규율을 설명하는 것 중에 음양의 대립과 통일을 들 수 있다.

우주의 만물이 생성과 소멸을 겪듯이 질, 자궁, 나팔관, 난소 등도 음양의 상호 작용 결과로 이루어진다. 이러한 관계는 서로간에 의존, 제약, 변화로 설명된다. 이들이 결합할 때 완전한 소우주인 여성이 만들어진다.

6. 자궁은 소중한 보물창고

　　　　　자궁은 여성에게만 소중한 존재가 아니라 배우자인
남성에게도 매우 중요하다. 더 나아가서 가정의 안정과 국가의 평화가
자궁의 건강과 직결된다. 세계를 움직이는 미국의 대통령도 영부인의
자궁 건강이 안 좋다면 과연 행복할까? 아마 불행할 것이다. 이 넓은
세상에 남성 혼자 살 수는 없다. 그래서 인간의 행복은 자궁과 밀접한
관계가 있는 것이다.

　사람들이 어머니의 사랑을 늘 그리워하듯이 인간의 고향은 여성의
자궁이다. 좋은 세상을 만들기 위해 환경과 자연이 보호되듯이 자궁은
보호되고 가꾸어져야 한다.

　그럼, 자궁의 생리적 기능에 대해서 알아보자.

　인간이 살아가기 위해서는 하늘에서 내리는 단비, 즉 물이 필요하다.
임신을 하기 위해서도 기본적인 단비, 즉 매달 월경이 있어야 한다. 우
리가 생명을 유지하기 위해서 무엇을 먹어야 하는가? 일반적으로 물
과 쌀을 먹고 산다.

　하늘에서 구름이 모여 비가 내리면 땅속에서 정수의 과정을 거쳐

물을 먹게 된다. 물론 어떤 구름에 비가 있는 지는 모른다. 쌀은 논에서 자라는데 이 쌀이 익어서 사람의 입 속에 들어가기 위해서는 과학이 아무리 발달한 시대라도 하늘에서 비가 내려 주지 않으면 안 된다. 하늘에서 비가 와야만 사람들은 농사를 짓고 그 곡식을 먹음으로써 사람은 생명을 보존하고 자손을 번창시킬 수 있다. 이와 같이 사람이 살아가기 위해서는 가뭄이 들지 않고 반드시 비가 내려야 한다.

자, 이와 같은 법칙을 자궁에 적용해 본다면 어떨까? 자궁에도 생리의 법칙이 있다. 호르몬이라는 비가 내려야 한 달에 한 번씩 월경혈이 몸 밖으로 흘러나오고 이때 정상적으로 임신할 수 있는 능력도 생긴다.

인간의 월경주기는 평균 28일이다. 월경은 단순히 자궁내막과 여기에 포함된 혈관이 탈락되는 현상이지만 이 현상을 조절하는 기관은 인간의 뇌 속에 있는 시상하부와 뇌하수체이다. 즉 시상하부에서 뇌하수체로 신경 물질을 내보내어 호르몬 생성을 시작하도록 명령을 보내면 뇌하수체에서는 생식선자극호르몬을 분비한다. 생식선자극호르몬은 난소에 도착하여 난포호르몬을 생성하게 하고 월경 14일쯤에 배란을 일으키게 된다.

난소에서 형성된 난포호르몬은 자궁내막을 증식시켜 부드러운 카펫과 같이 만든다. 이때 수정이 일어나지 않으면 난소에서는 황체호르몬이 생성되어 자궁내막의 성장은 멈추게 되고 자연히 자궁내막은 탈락하게 된다. 이것이 바로 월경 현상이다. 마치 하늘에서 구름이 모여 비가 내리는 현상과 같지 않은가.

인간이 자연을 파괴하면 그 해악이 그대로 인간에게 돌아오듯이 자궁이 제대로 관리되지 못하면 불행한 일들을 많이 겪게 된다.

자, 그럼 본격적으로 자연보호와 자궁보호에 대해서 생각해 보는 시간을 갖자. 매년 겪는 일이지만 우리 나라의 금수강산에 치산치수를 제대로 하지 못한다면 어떤 일이 생길까? 갑작스런 물난리나 산불에 무방비 상태로 당하면 수많은 인명 피해와 재산 피해를 받는다. 그래서 자연보호 환경보호를 강조하고 있는 것이다.

그럼 여성에게 있어 가장 중요한 부분은 어디일까? 여성에게 있어 가장 소중한 곳은 누가 뭐래도 자궁이다. 그래서 자궁의 건강이 전신의 건강으로 이어진다는 것으로 자신 있게 결론을 내릴 수 있다.

인간이 행복하게 살기 위해서는 자연보호가 잘 되어야 하고, 여성이 행복하게 살기 위해서는 자궁보호가 선행되어야 한다.

그런데 일부 여성들은 사람들의 안목을 의식하여 눈에 금방 띄는 얼굴이나 코 등은 성형수술로 많은 돈을 들이거나 또는 가슴만들기(유방) 수술을 하는 등 신체 부위에 많은 관심과 중요성을 인식하고 있다. 그러나 눈에 보이지 않는 곳인 자궁은 함부로 여기고 소홀히 대하는 경우가 너무 많다.

남성들과 비교해 보면 여성들이 자궁을 소홀히 여기는 것은 더욱 간단히 파악할 수 있다. 신문이나 매스컴을 보면 남성의 유일한 관심은 온통 정력에 있는 것 같다. 남성들은 정력에 좋다고 하면 무엇 하나 소홀히 여기지 않고 있으며 특히 전세계 남성의 비상한 관심을 끄는 것으로 '비아그라'라고 하는 성기능 강화약이 개발되어 시판되고 있다. 우리 나라 모 대학 병원에서도 이 약을 임상실험하기 위해 지원자를 모집하는 광고를 냈더니 수십 명 모집에 수만 명이 지원했다는 웃지 못할 일들이 일어나고 있는 것이 현실이다.

이렇듯 남성의 성기능을 강화하기 위해서는 별별 약이 다 판치고 있는 데 반해 여성의 자궁을 보호하고 증진하기 위해서는 무엇이 있는가? 기껏해야 염증 생길 때 집어넣는 좌약인 질정제가 고작 아닌가. 그 이상 무엇이 있는가?

필자는 여기서 여성 성기능 강화약이 만들어져야 한다고 주장하는 것이 아니다. 자궁질환이 생기기 전이나 생겼을 때 간단히 예방하거나 치료하는 여성용 약제는 거의 없다는 것을 설명하는 것이다. 그리고 당사자인 여성들도 그러한 사실에 크게 신경을 쓰는 것 같지 않다.

필자는 임상을 하면서 여성이 겪는 다양한 증상을 눈으로 확인하고는 여성을 위한 자궁병 예방 약제나 치료용 약제가 꼭 만들어져야 하고 개발되어야 한다고 일찍이 확신하였다. 여성에게 있어 제일 중요한 부위를 한 곳 들라면 누구든지 자궁을 첫 번째로 꼽을 것이다. 그처럼 중요한 부분이 보호되지 않아 자궁에 이상이 생기면 미혼 여성인 경우에는 생리통과 불임의 원인을 제공할 수 있고 주부들에게는 각종 부인병으로 고통의 멍에가 드리울 수 있다.

여성에게 있어 자궁보호는 백 번을 강조해도 지나침이 없다. 우리 나라의 환경이 깨끗해지기 위해서 자연을 보호하듯이 여성의 건강을 위해서는 자궁을 보호하고 소중히 아껴야 한다.

제 2 장

한방좌약(韓方坐藥)이란
무엇인가

1. 한방좌약요법이란?

　　한방좌약(韓方坐藥) 요법이란 순수한 한약을 혼합하여 가루로 만들어서 직장(항문)이나 여성의 질부터 자궁경부 사이에 삽입하는 요법을 말한다.

　이러한 한방좌약 요법의 장점은 많다. 요약하면 다음과 같다.

　① 입으로 먹는 내복약에 비해서 환부에 직접 퍼지므로 흡수력이 빠르다.

　② 환부의 가장 근접한 부위까지 약물이 도달하므로 치료 효과가 빠르다.

　③ 내복약을 하루에도 수회 먹는 것에 비해 좌약은 한 번 삽입하면 하루가 경과하므로 사용이 간편하다.

　④ 좌약은 직접 환부에 약 기운이 퍼지므로 내복약에 비하여 부작용이 덜하다.

　이러한 장점들로 인해 한방좌약은 한방 치료의 범위를 넓히는 또 하나의 계기가 될 수 있다.

2. 한약의 형태와 용법

질병이 있는 환자에게 약을 주는 방법에 있어 한약의 형태와 용법은 매우 중요하다. 한약의 형태와 용법에는 내복약과 외용약이 있다.

내복약(內服藥)

① 탕제(湯劑)

약탕기 속에 한약과 물을 넣고 졸이고 달여서 복용하는 방법을 말한다. 한방병원이나 한의원에서 가장 널리 사용하는 형태이다. 탕제란 한약을 물과 함께 넣어 적절한 시간을 달이는 도중 증기압으로 인하여 한약의 유효한 성분이 추출되는 것을 마시는 방법으로 인체에 흡수가 잘 되어 치료 효과가 잘 나타난다. 환자의 증상에 따라 한약재의 증감이 변화무쌍하여 어떤 질환이든 처방이 가능하다.

예) 보중익기탕(補中益氣湯), 사물탕(四物湯)

② 산제(散劑)

한약을 혼합하여 부드러운 가루로 만든 다음 물에 타서 복용한다. 한의원에서는 보험 약제로 많이 사용하고 있다. 휴대가 간편하다.

예) 오적산(五積散), 내소산(內消散)

③ 환제(丸劑)

한약을 혼합하여 분말한 다음 밀가루나 꿀을 이용하여 여러 형태의 환으로 만들어 사용한다. 장기간 복용할 수 있게 다양한 크기로 만든다. 약효가 비교적 완만하므로 만성질환이나 예방적 차원에서 많이 쓴다.

환약의 크기로 보아 여러 가지 명칭이 있는데 대표적으로 사용되는 것은 녹두 크기의 녹두대, 오미자 크기의 오미자대, 오동나무 씨 크기의 오자대, 매실 크기의 오매대, 청심원 크기의 탄자대 등 여러 가지가 있다.

예) 육미지황환(六味地黃丸), 소화제 계통

④ 고제(膏劑)

혼합된 한약을 은은한 불에 오래 달여 조청같이 끈적끈적한 형태로 만들어 농축시켜 장기간 보관하여 먹을 수 있게 만든 것이다. 이러한 고제는 주로 자양강정제(滋養强精劑)로 사용되며 건강 증진과 예방 차원에서 많이 복용하는 형태이다.

예) 경옥고(瓊玉膏)

⑤ 단제(丹劑)

한약을 정제하거나 귀중한 약(고가약)으로 만들어진 것을 말하며 환약에 속하지만 환약과는 구별하여 쓰고 있다.

예) 자보단(子補丹)

외용약(外用藥)

① 고약(膏藥)

한약재를 가루로 만들어 기름이나 식초를 사용하여 달여서 만든 외용약이다. 주로 외과적으로 악창이나 종기가 났을 때 환부에 붙여 치료하는 방법을 말한다.

예) 이명래식 고약

② 훈제(薰劑)

한약재를 태워 그 연기를 쏘이는 화훈법(火薰法)이 있고, 한약재를 달이거나 쪄서 그 수증기를 환부에 쏘이는 수훈법(水薰法)이 있다.

예) 파두훈(巴豆薰), 쑥뜸

③ 세제(洗劑)

한약을 달인 물로 환부를 씻거나 세척하는 방법이다.

예)생감초탕(生甘草湯), 사쑥탕

④ 도포제(塗布劑)

약초의 즙을 내어 상처가 난 환부에 바르는 방법이다. 타박상을 입었거나 관절이 삐었을 때 치자와 밀가루를 섞어 떡을 만들어 피부에 붙여 치료한다.

예) 병제(餠劑) : 치자(梔子)떡, 황백(黃栢)떡

⑤ 산제(散劑)

한약을 가루로 만들어 환부에 뿌리거나 바른다. 주로 중풍 환자의 등에 난 욕창에 뿌리거나 바른다.

예) 생기산(生肌散), 금황산(金黃散)

⑥ 좌제(坐劑)

혼합된 한약을 가루로 만든 다음 환제나 정제 형태로 만들어서 항문(肛門)이나 여성의 질내에 삽입할 수 있도록 만든 제제이다. 주로 부인병 질환 전반에 사용된다. 내복약에 비하여 사용이 간편하고 환부까지 약 성분이 도달하므로 치료 효과가 우수하다.

예) 반석환(礬石丸), 사상자산(蛇床子散), 좌궁단(坐宮丹)

이 외에도 10여 가지 이상의 제형들이 있는데 각각 그 치료 특징이 있으므로 증상에 맞게 임상에서 활용하면 된다.

3. 한방좌약의 역사

옛 한의서에 의하면 한방 좌약을 각종 질병 치료에 응용했다는 기록은 곳곳에서 찾을 수 있다. 그 종류를 살펴보면 다음과 같다.

① 반석환(礬石丸)

동한(東漢) 시기인 3세기 초에 장중경(張仲景)이 저술한 〈금궤요략〉에 의하면 생리불순, 무월경, 자궁어혈, 백대하 증상에 반석환을 좌약으로 사용했다는 기록이 있다.

※**처방내용** : 반석 9g, 행인 3g. 이 약을 분말하여 밀환(蜜丸)으로 만든다. 크기는 대추씨 만한 좌약으로 만들어 질내에 삽입한다.

② 사상자산(蛇床子散)

〈금궤요략〉에 의하면 사상자인으로 좌약을 만들어 사용했다는 기록도 남아 있다.

③ 금봉형주(金鳳衡珠)

1773년 심금오(沈金烏)가 저술한 〈심씨존생서(沈氏尊生書)〉에 금봉형주(金鳳衡珠)를 적·백대하, 월경불순, 생리시 복통증상에 사용한다는 기록이 남아있기도 하다.

※**처방내용** : 사상자 16g, 정향·육계·행인·백급·오수유·토사자·세신·의이인·사인·모려·천초 각각 12g, 사향 조금. 크기는 앵두대(櫻桃大) 즉 우황청심원 정도의 크기로 만들어 질내에 삽입한다.

④ 용염고(龍鹽膏)

명대(明代)에 편찬된 〈여과준승(女科準繩)〉의 내용에 의하면 용염고(龍鹽膏)를 허냉성 대하증 환자에게 사용한다고 기록돼 있기도 하다.

※**처방내용** : 현호색 20g, 후박 12g, 당귀(미)·회향(초)·방기·육계·홍두구(紅豆蔻)· 용골 각각 8g, 천오· 정향· 목향·양강·목통 각각 6g, 전충 5개, 고백반 2g. 크기는 오자대(梧子大) 정도이다. 오자대란 앵두대보다 작으며, 육미지황원 크기로 실을 만들어 삽입하였다.

⑤ 좌약도사환(坐藥度嗣丸)

청나라 시대 때 편찬된 〈진수원(陳修園)〉의 내용에 따르면 좌약도사환(坐藥度嗣丸)을 불임증 환자에게 사용한다는 기록이 남아있기도 하다.

※처방내용 : 사상자·행인·사인·세신·목별자(木鼈子) 각각 8g, 침향·정향·오수유·육계·백급 각각 4g. 목별자는 마전자라고도 하며 덩굴 같은 모양의 만초이다.

⑥ 회양단(回陽丹)

명나라 때 저술된 〈여과준승(女科準繩)〉의 내용에는 회양단(回陽丹)을 자궁허냉자, 대하증에 사용한다는 기록이 남아있다.

※처방내용 : 대산(大蒜)·파고지 각각 8g, 황백초 4g, 수지초흑 3개, 망충 3개, 천오·시호 3g, 대초(大椒)·삼분자(三奔子)·필발·고백반 각각 2g, 초오·강활 각각 1.2g, 전충·승마·감송향(甘松香) 각각 1g.

⑦ 가미사상자산(加味蛇床子散)

1931년에 편찬된 〈시씨가전정골술(時氏家傳正骨術)〉의 내용에 의하면 가미사상자산((加味蛇床子散)을 임신중 대하증상에 사용한다고 기록돼 있다.

※처방내용 : 사상자 20g 지골피 12g 천초 8g 백반 4g을 물과 함께 달여서 그 물로 음부를 세척한다.

⑧ 백급용골산

〈의종금감(醫宗金鑑)〉의 내용에 의하년 실이 찢어졌을 때 백급용골산을 가루로 만들어 환부에 뿌리면 된다고 기록돼 있다.

※**처방내용** : 백급 · 백용골(白龍骨) · 가자 · 황백초 각각 12g.

⑨ 초지탕(椒芷湯)

청대에 발간된 〈섭천사(葉天士)〉의 내용에 의하면 음부소양증상(가려움증)에 초지탕(椒芷湯)을 사용한다고 기록돼 있다.

※**처방내용** : 백지 60g 천초 40g을 물에 넣고 달여서 그 물로 환부를 씻는다.

⑩ 사상자충세제(蛇床子衝洗劑)

〈방제학〉의 내용에 의하면 사상자충세제(蛇床子衝洗劑)가 질내의 균을 살충한다고 기록돼 있다.

※**처방내용** : 사상자 30g 고삼 · 황백 각각 10g 천련자 7g 구기근 · 고백반 각각 15g을 끓여서 질내에 주입하거나 외음부를 세척하는데 1일 2회 사용한다.

⑪ 감초탕(甘草湯)

〈의종금감(醫宗金鑑)〉의 내용에 의하면 산후에 자궁이 완전히 아물지 않고 오로가 흘러나올 때 감초탕(甘草湯)을 사용한다고 했다.

※**처방내용** : 생감초 120g을 달여서 이 물로 음부를 세척한다.

4. 한방좌약 좌궁단(坐宮丹)을 개발하기까지

       한방좌약 좌궁단은 부인병을 간편하게 치료하기 위해서 만든 좌약식 한약이다. 남성들의 병은 남성병, 신사병, 남편병이라고 굳이 병명을 붙이지 않는다. 하지만 여성들만이 갖고 있는 질병은 부인병이라는 이름을 확실하게 붙인다. 그 이유는 옛부터 열 사람의 남성의 병은 고치기 쉬워도 한 사람의 여성의 병은 고치기 어렵다는 말이 있듯이 그 만큼 여성은 남성과 해부학적인 측면과 생리학적인 측면이 다르기 때문이다.

  따라서 여성에게는 월경, 임신, 출산, 폐경 등 여성 특유의 생리 현상이 나타난다는 것이 남성과 다른 이유라고 볼 수 있다.

  여성에게 있어 상부의 중심이 심장이라면 하부의 심장은 자궁이다. 여성의 병은 대부분 자궁질환과 깊은 관계를 맺고 있기 때문이다. 여성에게 두통이든 소화불량이든 어떤 병에 걸리게 되면 나중에는 반드시 하복부가 차가워지는 현상이 생긴다. 이런 증상이 결국 부인병을 유발하여 각종 자궁질환을 불러오게 하는 시발점이 되는 것이다.

  필자는 여성 자궁보호예찬론자이다. 여성 강좌나 세미나가 있는 자리라면 "여성에게 있어 가장 중요한 부분이 어디라고 생각하느냐."는 질문을 많이 던진다. 많은 사람들은 자궁이라고 대답한다.

그러나 여성들에게 있어 정작 소중한 자궁은 오히려 다른 신체 부위보다도 천대를 받는 것 같다. 쌍꺼풀을 만들거나 낮은 코를 세우기 위해서는 아낌없이 돈을 투자하지만 귀중한 보물창고인 자궁을 위해서는 별로 대책을 세워 놓지 않고 있다. 참으로 무엇이 소중한지 모르는 여성들이 많다.

여성에게 있어 가장 소중한 곳은 바로 자궁이다. 천지창조 이래 어느 영웅이나 인간치고 어머니의 자궁을 빌지 않고 태어난 사람이 있는가. 자궁은 생명의 신비를 탄생시키는 보물창고이며 역사를 만드는 주체이고 발행인이다. 자궁을 잃으면 진정한 여성의 가치는 없어진다. 자궁이 건강할 때 진정한 여성이 태어나는 것이다. 그래서 자궁의 건강이 전신의 건강으로 이어진다는 것으로 결론을 내릴 수 있는 것이다.

인간이 행복하게 살기 위해서는 자연보호가 잘 되어야 하듯이, 이 땅의 여성이 행복하게 살기 위해서는 자궁보호가 선행되어야 한다.

그런데 사회적으로나 개인적으로 볼 때 남성들이 정력에 관해서 대화하거나 관심을 갖는 것은 관대한 데 비해서 여성들이 자궁병을 얘기하거나 성에 관한 대화를 하는 것은 용납되지 못하는 경우가 많다. 한 예로 여럿이 만나는 회식 자리나 각종 언론매체에서는 틈만 나면 남성의 정력에 관심의 초점이 쏠리고 있다.

남성들은 정력에 좋다고 하면 지렁이 탕이든 뱀탕이든 닥치는 대로 먹어대는 기술을 가졌다. 얼마 전에는 전세계 남성의 비상한 관심을 끌기에 안성맞춤인 '비아그라'라고 하는 성기능 강화약이 개발되어 화제를 모았다. 우리 나라 모 대학 병원에서도 이 약을 임상 실험하기 위해 지원자를 모집하는 광고를 냈더니 수십 명 모집에 수천 명이 지원했다는 웃지 못할 일들이 벌어지기도 했다.

이것 하나만 보더라도 남성의 성기능을 강화하기 위해서는 별별 약이 다 만들어지고 있는데 반해 여성의 자궁을 보호하고 증진하기 위해서는 무엇이 있는가? 기껏해야 염증치료제 정도가 고작이다. 필자가 알기로는 자궁질환이 생기기 전이나 생겼을 때 간단히 예방하거나 치료하는 여성용 약제는 거의 없다고 본다.

필자는 여성에게 있어 제일 중요한 부위를 한 곳 들라면 역시 자궁을 첫 번째로 꼽는다. 만약 자궁보호가 되지 않아 자궁에 이상이 생기면 미혼 여성인 경우에는 생리통과 불임의 원인을 제공할 수 있고, 주부들에게는 각종 부인병으로 고통의 멍에를 드리울 수 있다. 여성에게 있어 자궁보호는 백 번을 강조해도 지나침이 없다. 우리 나라의 환경이 깨끗해지기 위해서 자연을 보호하듯이 여성의 건강을 지키기 위해서는 자궁이 보호되어야 한다.

필자는 임상을 하면서 여성이 겪는 다양한 증상을 직접 눈으로 확인하고는 여성을 위한 자궁병 예방 약제나 치료용 약제가 개발되어야 한다고 일찍부터 확신하고 있었다.

일반적으로 부인병을 치료하기 위해서는 먹는 내복약, 즉 덩약 위주의 치료제가 그 동안 많이 사용되고 있었다. 그러던 중 필자는 자궁

속의 어혈을 가장 효과적으로 제거해 내는 것이 무엇일까 고심 끝에 생각하기를 종기가 날 때 고약을 붙여 고름을 **빼내듯이** 깊숙한 자궁에 좌약을 삽입하여 간편하게 어혈을 **빼내는** 방법을 도입하게 되었다. 왜냐하면 여성병의 원인은 자궁에 있기 때문이다.

여성은 평균적으로 $2 \times 7 = 14$세에 하늘의 문과 자궁의 문이 열려 처음으로 초경이 시작되고 $7 \times 7 = 49$세에 땅의 문과 자궁의 문이 닫혀 폐경에 이르게 된다. 여성은 생리기간 동안 총 41 l 가량의 월경혈을 배출하고 배출할 때마다 콜레스테롤을 비롯한 자궁내의 찌꺼기를 내보낸다. 그리고 주기적인 출혈은 골수의 조혈기능을 강화시킴으로써 기의 순환을 원활하게 만들고 대사기능도 촉진시킨다.

그런데 이런 주기적인 월경 현상이 어떤 원인에 의해서 월경불순, 생리통, 냉증 등이 생기면 몸에도 하나둘씩 이상반응이 생기게 된다. 이것은 여성의 월경 현상이 신체에 지대한 영향을 미칠 수 있다는 얘기와 일맥상통한다고 할 수 있다.

특히 여성은 결혼과 동시에, 또는 어느 정도 시간이 지난 후라면 아기를 갖게 될 수 있다. 이것은 개인의 문제뿐만이 아니라 조물주가 인간에게 허락한 여성의 특수한 사명이기도 하다. 10개월 동안 자궁 안에는 인류의 역사를 이끌어나갈 우리들의 후손이 계속해서 자라고 있으며 만일 어떠한 노력 여하에도 불구하고 여성 모두에게 임신이 허락되지 않는다면 역사는 그 날로 종지부를 찍을 수밖에 없을 것이다. 이처럼 여성에게 있어 자궁은 매우 중요한 기관이며 동시에 위대하다.

미혼 여성에게 자궁 이상이 생기면 주로 많이 나타나는 증상이 생리통과 비만이며 무리한 다이어트로 인하여 생리불순이나 무월경이 올 수도 있다. 또한 냉으로 고생하는 미혼 여성도 주위에서 많이 볼 수 있다. 결혼한 여성들은 대부분 아기를 낳기 원하나 낳을 수 없는 불임 여성들도 의외로 많다.

오랫동안 불임증을 갖고 있는 여성들은 일반 사람들이 상상하기 힘들 정도의 고통을 갖고 있다. 또한 많은 여성들이 전통적인 남아선호 사상의 영향으로 수많은 인공유산과 출산시 제왕절개로 인한 임맥의 손상도 허리힘을 못 쓰게 하는 여성들을 양산해내는 데 일조를 담당하였다.

부인병은 다시 말해 자궁의 건강 척도에서 비롯된다고 해도 과언이 아닐 정도로 자궁이 건강할 때 여성의 피부와 정신도 깨끗해진다. 그런 반면 자궁이 건강하지 못할 때는 하복통, 요통, 골반통, 비만, 기미, 전신통, 두통 등 말로 표현되지 못하는 온갖 질병들의 굴레에 빠지게 된다.

필자는 여성의 병은 자궁에서 비롯된다고 감히 말한다. 자궁은 수정란을 발육하는 아기집의 역할도 하고 있지만 생리와 노폐물을 배출시키는 하수구의 역할도 갖고 있다. 자궁의 건강이 전신 건강으로 이어지고 자궁이 제 기능을 발휘하여 체내의 노폐물을 정상적으로 배출할 수만 있다면 생리 현상도 정상을 되찾을 수 있다고 본다. 이에 부응하여 만든 약이 바로 여성들을 위한 한방좌약 '좌궁단' 이다.

일반적으로 부인병 치료에 사용되는 여성용 좌약은 서양의학의 전유물로만 여겨졌지만 우리 한방에서는 지금으로부터 1600년 전인

A.D. 3세기경에 장중경이 지은 〈금궤요략〉이라는 책에 사상자산을 한방좌약으로 만들어 부인병 질환에 사용했다는 기록이 있다. 오히려 서양보다 동양에서 좌약식 한약을 먼저 도입하여 사용했던 것이다.

이 같은 근거를 거울삼아 한약으로 만든 좌약을 여성의 부인병에 응용해도 좋다는 결론을 얻었으며, 이른바 부인병의 통치방으로 사용되기 시작한 것이 좌약식 한약인 좌궁단이다. 좌약식 한약인 좌궁단은 짙은 밤색의 둥그스름한 타원 모양으로 만들어졌다.

그 동안 각종 부인병 환자의 임상을 통하여 얻은 지식과 약 7,000명 정도의 한방좌약 좌궁단을 사용해 본 환자들의 임상사례를 통하여 조사한 결과 생리통인 경우는 매우 높은 효과를 보였고 월경불순, 냉대하, 무월경, 질의 수축력 증대와 불감증, 아랫배가 차갑거나 수족이 냉한 여성, 불임, 난소낭종, 자궁근종 등에도 만족할 만한 효과를 보였다. 아직 미진한 부분들은 한방좌약연구회를 통한 약물연구 실험을 통해서 부족한 면을 더욱 보완하고 발전시켜 나갈 것이다.

결론적으로 다수의 한의원과 한방병원에서 폭넓고 객관적인 임상경험을 토대로 더 나은 효과와 효능을 기대할 수 있는 한방좌약이 개발될 것이다. 부인병 치료를 위하여 개발된 한방좌약이 각종 부인병으로 고생하는 여성들에게 잘 사용되어 질병의 고통으로부터 벗어나기를 간절히 기원하는 바이다.

5. 한방좌약 좌궁단의 작용

　　한방좌약 좌궁단은 자궁내 어혈 제거, 생리통, 월경 불순, 냉대하, 여성 불감증 등 각종 부인과질환 치료에 효과적인 약제 조성물을 말한다.

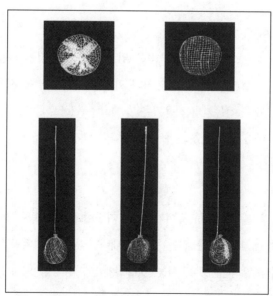

한방좌약 좌궁단의 실제 사진

이러한 좌궁단은 30여 가지의 순수한 한약으로만 구성, 제조되었다. 이를 적당량으로 혼합하여 환제로 제조하였고, 제조된 환제를 거즈로 싸서 개구부를 적당한 길이의 실로 동여매어 좌약 형태로 완성한 것이다. 이것을 질을 통과하여 자궁의 경부까지 부드럽게 손으로 밀어 넣은 다음 1일 단위로 교환함으로써 자궁내 어혈제거, 미혼 여성의 생리통, 월경불순, 냉대하, 여성 불감증 치료 등 부인과질환을 효과적으로 치료할 수 있다.

이러한 좌궁단에 들어간 약제 조성물은 청몽석, 건칠(그대로 사용), 유향, 몰약, 삼릉, 봉출 등 30여 가지의 순수한 한약만으로 구성되었다. 이들 조성물들의 내용을 살펴보면 다음과 같다.

① 청몽석

암석의 일종으로 가능한 한 작은 입도로 분쇄한 것을 사용하며, 바람직하게는 320메시(mesh) 이하의 입도를 갖는 분말을 사용하는 것이 효과적이다. 청몽석의 사용량은 2~4wt(weight, 중량비)%가 효과적이지만 나머지 다른 성분과 함께 첨가되는 것이 제조에 용이하다.

② 합개

도마뱀의 일종으로 몸 길이가 12cm 가량이고 몸 바탕은 회갈색이며 등에 담록색 띠를 두른 검은 무늬가 네 줄 있다. 부패되지 않도록 잘 건조하여 분말화 한 것을 사용한다. 합개의 사용량은 역시 2~5wt%가 효과적이다.

③ 건칠

옻나무의 즙을 말려서 만든 약재로서 통경, 파적, 항암, 살충, 냉증, 위장병 치료에 사용되고 있다.

④ 유향

감람과에 속하는 열대지방의 식물인 유향수의 분비액을 말려 만든 수지로서 옹저·창양·복통 등의 약재로 사용되며 방향·방부제로도 사용된다.

⑤ 몰약

감람과에 속하는 관목으로서 잎은 겹잎이고 꽃잎은 넷이다. 열매는 핵과이며 옛날부터 방향 및 방부제로 쓰였다. 줄기에서 나오는 즙을 말린 덩이는 특이한 향기와 쓴맛이 있으며 방광·자궁 등의 분비과다를 멎게 하고 통경제 및 구강 소독·건위제·향수 등에 사용된다.

다른 한약들도 이상과 같은 구성 방법으로 만들었다. 한방좌약 좌궁단은 30여 가지 한약재를 각 양에 맞게 섞은 다음 꿀을 첨가하여 혼합한 후 직경 1~2cm 정도 크기의 환제로 제조하고 미리 살균 처리한 거즈로 개구부를 실로 묶어 좌약 형태의 좌궁단을 제조하게 되었다.

이상과 같이 만들어진 좌궁단은 가느다란 실을 밖으로 노출시킨 채 좌약을 부드럽게 밀어 넣고 20~24시간마다 실을 잡아당겨 빼내는 방법으로 교환한다. 특히 적용될 질환의 종류에 따라 탕약과 힘께 복용하면서 치료 효과를 관찰하고 일정기간 사용하면 각종 부인과 치료에 효과적이다.

 특히 생리통, 월경불순, 무월경, 아랫배가 차갑거나 수족이 냉한 여성, 냉대하, 얼굴에 기미가 많이 낀 여성, 출산이나 중년기에 질의 수축력이 떨어져 여성 불감증을 일으킬 때 성적 만족감을 얻을 수 있고, 자궁내 어혈이 있어 사소한 물체와의 충격(부딪힘)에도 피멍이 잘 드는 여성의 경우에도 효과를 볼 수 있다.

< 한방좌약 좌궁단의 올바른 사용법 >

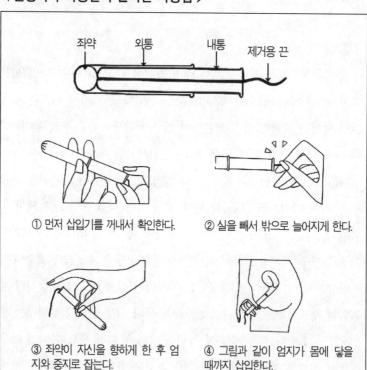

⑤ 그림과 같이 더 이상 밀리지 않을 때까지 내통을 밀어넣는다.

⑥ 삽입기를 빼내면 제거용 실만 몸 밖으로 조금 나온 상태가 된다. 실은 피부용 종이 테이프를 이용하여 허벅지나 음모 위에 부착시켜 놓는다.

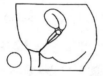

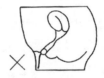

⑦ 삽입 후 이물감이 느껴지면 정확하게 삽입이 안 된 상태이다. 이때는 삽입된 좌약을 빼내어서 다시 삽입기에 끼운 다음 재차 삽입한다.

※ 좌궁단은 1일에 한 번씩 교환한다. (20시간 사용, 4시간 휴식)

※ 좌궁단을 사용하는 중에는 노폐물이 흘러나오므로 심할 때는 패드를 착용한다. (액체상태의 분비물, 각종 어혈 덩어리, 기체상태의 냄새)

6. 한방좌약 좌궁단의 개발 이후

　　　　부인병 치료를 위하여 개발된 한방좌약 좌궁단은 각
종 부인병으로 고통받는 많은 여성들이 사용하기를 원한다. 현재 한방
좌약 좌궁단은 특허청에 등록을 마쳤으며 의장등록증 : 제218351호,
상표등록증 : 제402886호, 서비스표등록증 : 제046326호 등 좌궁단에
관한 내용은 법의 보호를 받게 되었다.

　특허의 명칭은 부인과질환 및 여성 비만치료용 약재조성물과 이를
이용한 약재의 제조방법이고, 의장특허의 명칭은 부인과질환 치료용
한방좌약이다.

　모든 약을 만들 때는 혼신의 힘을 다해 100%의 완벽한 효과를 기
대하면서 만들었겠지만 임상에서 100%란 기대하기 어려운 수치라 본
다.

　모든 약이 그렇듯이 한방좌약 좌궁단도 결코 완벽한 약이라고 생각
하지 않는다. 임상을 거듭하면서 부족한 점을 더욱 개선하고 연구하여
부인과 환자들의 고통을 다소나마 해결하는 데 한방좌약이 부인과 영
역에서 초석이 되었으면 하는 바람이다.

또한 한방좌약이 세상에 많이 알려져서 한국의 모든 여성과 더 나아가 전세계의 모든 여성들도 간편하게 쓸 수 있는 한방좌약으로 더욱 성장 발전시킬 수 있는 계기가 되기를 바라는 마음이다. 국내에서는 제약화시켜 어느 곳에서도 쉽게 구입할 수 있어야 하며, 국외에서는 미국 LA와 뉴욕의 한의원에서 처방하고 있으며 남미 브라질에서도 한방좌약이 시판되고 있다.

한국의 한의학을 세계에 소개시키는 첫걸음이며 한국에서 만든 한방좌약이 세계로 수출되어 민족적 자긍심을 갖는 계기도 될 것 같다. 관심 있는 해외 교포들은 연락 주셔도 좋다.

제 3 장

월경병(月經病)

1. 부인병 특강을 시작하며…

　　세상에 반은 남자고 반은 여자다. 세계적으로 남자가 많은지, 여자가 많은지 정확한 통계는 모르겠지만 그 수가 거의 대등한 것은 분명하다. 그러기에 여성과 남성은 자연스럽게 존재하게 되며 대우주 속에 소우주의 형상을 그대로 유지한다고 볼 수 있다.

　　남성의 병을 남성병 또는 신사병이라고 병명을 굳이 붙이지는 않지만 여성의 병에 대해서는 부인병이라고 말하고 있다.

　　그 이유는 여성의 병이 남성의 병과는 달리 단순하지 않기 때문이다. 그래서 여성의 병을 부인병이라고 하고, 여성의 질병과 치료에 대해서 연구하는 학문을 부인과학이라고 한다.

　　한방에서는 옛부터 "열 사람의 남성의 병은 쉽게 고칠 수 있어도 한 사람의 여성의 병은 고치기 어렵다."는 말이 전해 내려오고 있다.

　　여성은 해부학적 측면이나 생리적 측면이 남성과 다르고 복잡하기 때문에 치료가 그 만큼 어렵다는 것이다.

　　특히 여성은 월경, 임신, 출산, 폐경 등 특유의 생리현상이 나타나므로 이것과 연관된 질병도 자연히 많이 생길 수밖에 없다.

이런 질환은 대부분 자궁과 관련된 경우가 많다. 따라서 여성은 남성보다 병에 걸리면 10배 이상 고치기 힘들다는 논리가 동서고금을 막론하고 성립되는 것이다.

더 나아가서 여성의 심리적인 측면도 치료를 어렵게 만드는 요인이 되고 있다. 직접적으로 드러나고 있지는 않지만 여성의 욕망은 남성에 비해 강하며, 병을 느끼는 감성도 강하다. 그 뿐만이 아니다. 세심함, 자부심, 연모의 감정, 애착심, 질투심, 증오심도 남성에 비해 강하기 그지없다.

그렇기에 질병이 생기면 뿌리가 깊어지고 치료를 시작해도 쉽게 낫지 않는 경우가 많아서 부인과 질환은 한층 복잡할 뿐만 아니라 섬세한 진단과 세심한 치료가 뒤따라야 한다.

거의 우리 나라 여성들은 칠거지악(七去之惡)이라 하여 숨소리 한 번 크게 내지 못하고 살아온 것이 사실이다. 마음 속에 있는 감정을 입 밖으로 말하지 못하므로 가슴이 답답하고 한숨을 깊게 쉬면서 마음의 병을 얻게 되는 것이다.

우리는 이것을 한(恨)이라고 표현하며 이런 현상의 원인으로 인해 나타나는 병을 화병(火病)이라고 한다. 화병이 남성보다 여성에게 많이 나타나는 것도 우리 민족의 정서와 환경, 문화습관에 기인한 것이라 본다.

현 세대의 젊은 층은 자기의 주장과 개성이 강하므로 이런 화병도 점차 사라지게 되겠지만 아직도 남성에 비해 여성이 사회적으로 더 많은 제약과 편견을 받는 것은 엄연한 사실이다.

그러나 여성에게는 장점 또한 많다. 여성은 생리기간 동안 총 41 *l*
의 월경혈을 배출시키고 생리가 나갈 때마다 콜레스테롤을 비롯한 체
내 찌꺼기를 체외로 내보낸다.

이처럼 정상적인 생리출혈은 골수의 기능을 강화시킴으로써 기의
순환을 원활하게 만들고 대사 기능도 촉진시킨다. 결국 이러한 여성
특유의 생리작용이 건강과 장수로 연결되고 있다는 게 여성에게는 큰
축복이 아닐 수 없다.

이와 같이 천부적인 혜택에도 불구하고 적지 않은 여성들이 갖가지
안 좋은 질병에 시달리고 있다. 그 구체적인 여성의 질병을 살펴보면
크게 4가지로 나눌 수 있다. 일반적으로 경(經), 대(帶), 태(胎), 산(産)
이 여성에게 있어 중요한 요인이 되고 있다. 이 네 가지 부분은 모든
여성의 고유한 생리적 특징 및 병리적 측면과 밀접한 관련이 있다.

부인병은 대개 초경이 시작되는 14세부터 50세 전후의 폐경기까지
생기는 각종 현상과 그에 따른 질환을 총망라한 것이다. 부인병을 종
합해 보면 크게 네 가지로 나눌 수 있는데 월경병, 생식기병, 임신병,
산후병이 바로 그것이다. 부인병은 대부분 이 범주 안에 포함된다.

이 책에서 다루는 요점은 여성의 일생 중 대부분을 차지하는 생리
활동과 자궁의 질병관 및 자궁의 일생에 관한 내용을 임상례와 함께
전반적으로 다루게 된다.

2 월경병(月經病) 이란…

월경병이라 함은 여성 고유의 월경과 관련이 있는 신체 전반의 병적 상황을 포함한다. 이러한 월경병은 크게 월경불순, 무월경, 월경시에 동반하는 신체적인 변화 등 크게 세 가지로 분류할 수 있다.

월경은 자궁 내막에 쌓여진 양분이 임신이 되지 않아 밖으로 배출되는 현상이다. 그 내용물을 살펴보면 혈액을 비롯하여 자궁경관의 점액, 자궁 내막의 박탈물, 외음부 피지선의 분비물 등이 섞인 혼합물로 개인적인 차이는 있지만 한 번에 100~300cc 가량 나오게 된다. 이 가운데 순수한 혈액은 30~70cc 가량 된다. 나머지는 몸 안에 고였던 찌꺼기가 배출되는 것이다.

이처럼 월경은 자궁경관을 통해 혈액뿐 아니라 체내의 노폐물도 같이 배출시킨다. 만일 생리불순이나 생리주기가 긴 여성의 경우 턱 주위와 얼굴에 트러블이 생기거나 피부가 거칠어지는데, 이것은 자궁 속의 노폐물이 제대로 잘 빠져나가지 못했기 때문이다. 그럼, 월경병에 나타나는 각종 사례와 정의에 대해서 알아보도록 하자.

3. 월경불순

　　건강한 여성에게 있어서 월경은 보통 한 달에 한 번
씩 찾아오는 것이 정상이다. 그런데 월경의 주기가 일정하지 않고 제
멋대로 하며 양도 많거나 적거나 종잡을 수 없다고 말할 때 흔히 월경
불순(月經不順)이라고 한다.

　　월경은 여성에게만 일어나는 선택받은 생리현상이다. 근래에는 일반
적으로 초등학교 고학년이나 중학생 정도의 12~16세 전후에 초경을
경험하게 된다.

　　그리고 임신이나 출산 과정을 겪으면서 50세 전후의 폐경까지 한
달에 한 번 규칙적인 월경이 있는 것을 정상월경이라고 한다.

　　마치 하늘의 달이 한 달에 한 번씩 초생달과 보름달로 변화의 과정
을 거치듯이, 또는 바다에 썰물과 밀물이 있어 조수간만의 차이를 보
이듯이 여성의 몸도 다달이 월경이라는 생리적인 과정을 거치면서 신
체적인 변화를 체험하고 있다.

　　그런데 월경의 병적 이상은 의외로 다양한 것이어서 여성의 자궁
및 그 부속기관의 장애, 정서적인 불안정, 외기(外氣)의 환경, 신체내

타 장기의 이상, 기타 질병 등에 의하여 여러 가지 형태로 나타난다. 하여간 어떤 원인에 의해서든지 생리기간이 일정치 않고 너무 빠르거나 혹은 너무 늦거나, 생리량이 많거나 혹은 적든지, 생리 색에 변화가 있으면서 냄새가 나는 등 생리 현상에 이상이 나타나는 것을 월경이상이라고 한다.

월경 이상에는 월경 기간의 이상에 따른 것, 다시 말해 정상 월경기 이전에 출혈이 시작되는 빠른 월경인 경조(經早), 월경 주기 이후 며칠씩 늦어져서 나타나는 늦은 월경인 경지(經遲)로 구분한다. 월경량의 이상에 따른 경우에는 출혈량이 이상적으로 소량인 과소월경(過少月經), 정상보다 다량으로 출혈되는 과다월경(過多月經)으로 분류한다.

정상적인 월경색은 암적색 또는 갈홍색을 띠나 죽은 피와 같이 검은 암흑색이나 너무 색이 열은 담홍색 또는 선홍색을 띠는 경우는 모두 비정상적인 월경색으로 분류한다.

각각의 원인과 증상 치료를 간단히 살펴보면 빠른 월경(經早)의 원인은 첫째 신(腎) 가운데 화(火)가 왕성하면 월경이 많고 열이 있으며 가슴이 두근거리고 색이 자색 또는 홍색이고 허리와 배가 아프다. 또 손발에 화끈거리는 열도 난다.

이럴 경우 그 치료는 화(火)를 제거해 주면서 부족한 수(水)를 보충해 주는 치료법을 쓴다.

둘째 스트레스나 분노 등으로 화(火)가 왕성하면 신체적 증상은 추웠다, 더웠다 하고 가슴과 옆구리가 아프며 머리도 지끈지끈 아프다.

월경량은 많으면서 월경색은 붉거나 자색이다.

이럴 경우 그 치료는 간의 화를 꺼준다. 아울러 울체된 기를 풀어주는 방법을 사용한다.

셋째 심장과 비장의 기운이 허약하면 월경색도 묽고 양도 적다. 피곤하고 어지러우며 가슴이 두근거린다.

이럴 경우 그 치료는 기와 혈을 보충해 주고 심장과 비장의 기운을 돋우어 준다.

월경의 주기가 며칠씩 늦게 나타나는 늦은 월경(經遲)의 원인은 간장과 비장, 신장이 허약하거나 자궁에 기와 혈이 뭉쳐 있거나 담습과 차가운 기운이 막힌 것으로 볼 수 있다.

간, 비, 신 3가지의 기운이 허약할 경우 피가 적고 빈혈이 나타나며 월경의 색도 담백하고 얼굴은 창백하다.

이럴 경우 그 치료는 부족한 장기의 기운과 피를 북돋아준다. 자궁에 기와 혈이 뭉쳐 있을 경우 아랫배가 아프고 누르면 통증이 심하다. 월경색은 맑고 양은 적으며 허리도 당기고 배도 아프다. 또한 속에 열이 뭉쳐 있을 경우 월경색은 자흑색이 되고 갈증을 느끼며 변비도 생길 수 있다.

이럴 경우 그 치료는 자궁을 따뜻하게 해주고 피와 기운을 소통시켜 주는 치료법을 쓴다.

담습과 차가운 기운이 막혀서 나타나는 경우 월경색은 묽고 양은 적으며 평상시 하얀 냉대하가 있고 간혹 속이 메슥거릴 수 있다.

찬 기운이 막혀 있을 경우 허리와 아랫배가 아프며 소변은 맑고 변도 묽다. 이럴 경우 그 치료는 뭉쳐 있는 담과 습을 제거해주고 정체된 찬 기운을 풀어준다.

출혈량이 이상적으로 소량인 과소월경의 원인은 간과 신장이 허약하고 자궁이 차고 어혈이 몸에 쌓여 나타난다. 간과 신장이 허약한 경우 어지럽고 손발이 차며 옆구리가 아프다. 이럴 경우 그 치료는 간과 신장을 보해주고 풍사(風邪)를 제거해준다.

또 월경색이 맑고 하얗거나 양이 감소되고 아랫배가 은근히 아프면서 맑은 냉이 흐르기도 한다. 이럴 경우 그 치료는 월경을 조절하면서 자궁의 찬 기운을 몰아낸다.

어혈이 몸에 쌓여 나타나면 월경색은 자흑색이고 비린내가 나며 냄새가 심하다. 또한 입이 마르면서 혀끝이 붉다. 이럴 경우 그 치료는 자궁 및 몸 안의 어혈을 제거하여 월경을 조절해주는 치료법을 쓴다.

다음으로 정상보다 다량으로 출혈되는 과다월경의 경우이다. 주요 원인은 피에 열이 많거나 피와 기운이 부족해서 나타난다. 피에 열이 많은 경우 월경에 덩어리가 많고 비린내가 나며 혀는 홍색이다. 이럴 경우 그 치료는 간의 기운을 도와주면서 피의 열을 식혀준다.

피와 기운이 부족한 경우는 어지럽고 귀에서 소리가 나며 눈이 침침하고 피곤하다. 자리에 눕기를 좋아한다. 이럴 경우 그 치료는 전신의 기운과 피를 돋우어 주며 비위의 기능을 보강해 준다.

이 외에도 월경 기간 동안 정상적인 혈도로 출혈이 되어야 함에도 불구하고 자궁에서는 월경이 없고, 대신 월경이 입으로 나오는 토혈(吐血)이나 코피로 나오는 육혈 등의 역경 월경이 있을 때, 구토나 설사가 동반되는 경우, 다른 장기에 아무런 이상이 없는 데도 월경만 있으면 기침과 해수를 하는 혈해(血咳) 등도 모두 원인 치료를 해야 할 월경이상인 경우다.

또 월경에 점액 같은 것이 혼합하여 나온다든지, 농혈과 같은 것이 섞여 나온다든지, 혹은 맑은 물 같은 것이 나오는 경우나 비린내나 악취가 심한 경우도 정상월경이 아니다. 월경 전후에 전신이나 사지에 부종이 생기는 때에도 심한 경우에는 반드시 치료를 받아야만 한다.

한의학 고전에 열 명의 장부를 치료하기보다 한 명의 부인을 치료하기가 더 어렵다는 말이 있다.

부인의 질병을 치료하는 데 있어서 남성과 달리 복잡한 처방을 사용하는 것은 부인에게 임신, 출산, 생리 등 여성 특유의 생리현상이 있기 때문이다. 아무튼 건강한 여성에게 있어서 월경은 한 달에 한 번씩 찾아오는 것이 정상이다.

사례① 월경불순

김청연(가명), 27세, 청주시 거주

결혼한 지 3년째가 된다는 김청연 씨가 본원을 방문한 것은 1997년 10월경이었다.

병력을 물어보니 97년 5월경에 소변에서 피가 섞여 나오는 증상이 있어 병원에서 검사를 해보니 사구체신염이라고 하여 치료를 꾸준히 받아왔으나 완전히 낫지 않고 지금까지도 간간이 그런 증상이 나타난다고 하였다.

본 한의원을 찾아온 이유는 흰색 냉이 심하게 나오고 생리가 너무 불순해서였다. 생리주기는 환자 자신도 모를 정도로 불규칙했다. 생리가 너무 불규칙해서 한 달에 두 번 하기도 하고 두 달에 한 번 하기도 해서 언제 생리가 있을 지 종잡을 수 없는 상황이었다.

생리 기간은 평소에도 일주일 정도 하는 데 양이 무척 적은 편이었고, 냉은 하얀색이 비치다가 심할 때는 누런색으로 변하여 많이 나오고 이런 때는 가끔씩 외음부에 가려운 증상이 생긴다고 했다.

진찰 결과 몸에 습기가 많으면서 간장과 신장기능이 저하되어 있었고 자궁내 염증이 심한 것으로 판단되었다.

이럴 경우 그 치료는 몸 안의 습기를 말리면서 간의 울체된 기운을 풀어주고, 자궁내 염증을 제거하는 약물과 한방 좌약인 좌궁단을 투여하면서 동시에 침 치료도 병행하였다.

치료를 시작한 지 20일 정도 지나서 생리가 있었다. 4일 동안 생리를 했는데 지난번보다 양이 많이 늘어났다. 계속해서 신장기능을 돕고 자궁내 혈액순환을 촉진시키는 자보단을 투여하면서 한방좌약도 지속적으로 사용하였다.

다시 한 달이 지나자 정상적인 생리가 있었으며 치료 초기의 심한 냉증과 가려운 증상은 호전된 상태였다. 또 본원에서 치료를 한 이후로는 혈뇨증상이 개선되어 한 번도 소변에서 혈뇨가 비치지 않았다.

월경불순, 혹은 월경부조를 한방적으로 진단해 보면 월경주기의 이상, 월경량의 이상, 월경색의 이상 등 크게 세 가지로 나누어지는데, 이 세 가지 병세가 각기 개별적으로 나타나는 경우는 드물고 두 가지 이상 복합적으로 나타나는 경우가 대부분이다.

즉, 이 환자의 경우처럼 월경 주기에 이상이 있으면서 월경량에도 이상이 있는 복합적인 증상이 나타나게 되는 것이다.

따라서 치료의 요점은 자궁내 혈액순환 상태를 개선시켜 주는 것이며, 그와 병행해서 나타나는 증상에 따라 원인이 되는 내부 장기의 불균형을 없애주면 생리와 함께 나타나는 자궁질환들을 어렵지 않게 치료할 수 있다.

사례② 월경불순
이정희(가명), 33세, 서울 서초동 거주

이정희 씨는 초경 때부터 생리시에 통증이 심하고 주기와 양이 불규칙했으며, 대학 때부터 생리기간은 길어지고 생리량이 줄어들기 시작했다.

그후 갑자기 몸무게가 줄기 시작해서 8kg이나 빠졌다. 그런 상태로 지내다가 결혼을 하였고, 첫아이 출산 후 자연유산과 인공유산을 각각 한 번씩 했다. 그 뒤로는 임신이 잘 되지 않고 몸무게도 다시 10kg 늘었다. 이때가 결혼한 지 7년이 지난 해였다.

병원에서 검사를 받아보니 난소의 기능이 약해서 배란에 장애가 생기고 임신이 잘 되지 않는다는 이야기를 들었다.

그 뒤로는 임신을 위해 한 달에 한 번씩 배란기마다 병원에 가서 주기적으로 초음파를 해보았다. 환자는 어릴 적부터 알레르기성 천식이 있었으며 그 때문인지 피부에 항상 각질이 많은 편이었다. 자궁 계통도 좋지 않아 평소 누렇고 냄새가 심한 냉이 흘러나왔다.

생리는 덩어리가 많이 나왔고 보통 5일 정도 하지만 생리량은 극히 적은 편이었다.

혀의 상태를 보니 비위의 기능이 좋지 못해서 혀 주변에 치흔(齒痕)이 많이 생겼다. 항상 소화가 잘 되지 않아 배가 그득한 느낌이 자주 들었다.

이 환자의 전체적인 상태를 보면 몸에 어혈이 많고 비위의 기능이 약해져서 진액을 제대로 보내주지 못하여 습열이 하복부로 흘러 누런 냉이 계속 나오곤 했다.

초음파상에 별다른 소견은 보이지 않았으며 일단 생리와 연관되어 살이 많이 빠지고 다시 찌기 시작했으므로 어혈을 풀어주는 좌약과 자궁의 상태를 건강하게 유지시켜 주는 자보단을 처방하게 되었다. 그리고 비위순환 장애와 혈액순환에 장애가 생겨 습열이 아래로 내려가고 아울러 간과 신의 기능도 울체되어 자궁의 상태 뿐 아니라 난소의 기능도 원활하지 못한 것으로 보아 습열 및 어혈을 풀어줄 목적으로 청대탕가감방을 사용하였다.

이런 치료를 하니 처음에는 분비물이 냉처럼, 그리고 약간 붉게 보일 정도로 나왔고, 시간이 흘러서는 액체상태로만 나왔다.

한약을 먹으면서 소화상태도 호전되었고, 무엇보다도 놀라운 것은 자보단과 좌궁단을 사용하는 동안 몸무게가 5kg이나 줄어들었다는 사실이다.

얼굴과 피부의 각질도 깨끗이 없어졌다. 생리는 4~5일 정도 했는데 양이 이틀 정도는 많이 나오고 생리통도 약간의 허리 통증만 있었다.

한방 좌약의 효능 중 비만과 관련된 얘기를 잠깐 해보기로 하자. 좌궁단을 비만에 사용할 때는 생리기능의 연관관계를 잘 살펴서 사용해야 한다. 만약 이에 해당되지 않을 경우에는 별 효과를 보지 못한다.

비만이 생기는 경우는 크게 두 가지가 있다. 생리불순이 선행되면서 체중 증가가 오던가, 혹은 비만 후에 생리불순이 오는 경우다. 다른 하나는 음식을 과잉 섭취하여 비만이 되는 경우다.

후자인 경우는 한방 좌약을 사용하여도 효과를 보기 어렵다. 이 환자의 경우는 전자에 해당되므로 좌궁단 치료를 통하여 생리불순과 비만이 동시에 해결되었던 좋은 사례였다.

사례③ 자궁염증이 유발한 월경색의 이상
신영미(가명), 30세, 구미시 거주

신영미 씨의 피부는 최근 젊은 여성들이 선호하듯이 태운 것처럼 가무잡잡하고 유난히 검으면서 마른 체형의 여인이었다. 멀리 경북 구미에서 치료를 위해서 마음먹고 올라왔다고 했다.

그녀는 평소 신경성 위염으로 소화상태가 좋지 않았다. 치료를 받았지만 위기능이 더욱 약해져 얼마 전에는 위경련까지 일으켰다. 몇 년 전부터 냉이 심해 병원에서 질염 치료를 받게 되었고, 그때그때 약을 복용하면서 염증 치료를 받았다.

그녀가 자궁에 염증이 생겼다고 생각한 것은 평소에 수영을 즐기는 편이라서 수영장의 오염된 물로 감염이 되었을 거라고 판단하였고 그

때부터는 수영을 하지 않았다.

그러나 염증은 계속되었고, 병원에서 검사한 결과 염증이 난소와 나팔관까지 퍼진 상태라는 진단을 받았다. 그후로 염증 때문인지 생리통은 점점 심해지고 색도 커피 찌꺼기처럼 검붉었으며 생리 후에도 깨끗하게 멈추지 않고 분비물이 계속 흘렀다.

분비물은 많이 나왔지만 생리량은 서서히 줄기 시작했다. 혀끝은 매우 붉게 돋아나 있었고 맥은 약하면서 빨랐다.

보통 질염이나 생리불순의 경우는 수술 후유증으로 내막이 상처를 입어 치유가 완전치 못해 일어나는 수가 많다. 그 영향이 자궁을 비롯한 난소에까지 미치고, 평소 간장, 신장 및 자궁과 난소의 기능이 약해져서 자궁 내막의 증식과 탈락의 과정에 장애가 생겨 나타나게 된다.

그녀의 경우 유산의 경험은 없었으나 평소 비위를 비롯한 소화기의 상태가 좋지 않았고 신경이 예민한 점을 미루어 이 상황들이 간장과 신장 및 자궁에 파급되어 염증과 생리불순이 생긴 것으로 보았다.

일단 항생제의 과다 사용으로 저하된 소화기능을 회복시키면서 자궁 상태의 개선을 위해서 동북탕에 어혈과 염증 제거 및 난소기능을 회복시키기 위한 약물을 가감해서 좌약과 함께 처방했다.

아울러 찬물 운동인 수영이 지금의 상태에 좋지 않으므로 당분간 중단하자고 말했다. 자궁이 차가울 때 부인병이 잘 생기기 때문이다.

한 달 반 정도 경과한 뒤 그녀의 상태는 많이 호전되었고, 분비물도 덩어리로 많이 배출되었다. 그리고 생리시 통증과 염증으로 인한 냉이 대부분 사라졌다. 염증 자체가 치료되면서 난소와 자궁기능이 회복됨으로써 생리 후 오랫동안 흐르던 분비물도 없어져 생리가 깨끗했다. 소화도 잘 되고 식욕도 좋아졌다. 소화기를 비롯한 중하초에 치료의 초점을 맞춘 것이 적중했다.

그 후로 몇 달간 연락이 없던 신영미 씨는 어느 날 밝은 표정으로 한의원을 찾았고 계속 치료를 받았어야 했는데 얼마 전 서울로 이사를 오게 되어 그동안 바빴다면서 이제 거리상 가까우므로 침 치료까지 열심히 받기를 원했다.

그 후 한 달 정도 침 치료를 함께 받는 동안 전체적인 순환상태나 컨디션이 좋아져 더 큰 효과를 보았다.

수영이 건강 관리에 좋다고 평가하지만, 주의할 점은 자궁이 약하고 평소 염증이 잘 생기며 손발이 차면서 혈액순환이 잘 안되는 여성에게는 권할 만한 운동이 되지 못한다. 하지만 완전히 치료된 후에는 수영을 해도 좋다.

신영미 씨는 현재 아침마다 등산과 조깅으로 자궁의 건강과 아름다움을 유지하고 있다.

 월경불순을 다스리는 가정요법

월경 주기에 이상이 있을 때는 산성식품을 비롯한 자극성 음식과 술, 커피, 담배 등을 삼가야 한다. 주기가 일정하지 않으면서 아랫배가 차다면 쑥과 익모초 200g을 하루 분량으로 해서 달여 마시거나 당귀와 숙지황을 환으로 만들어 장복하는 것이 좋다.

월경이 정상주기보다 늦게 나오면 인삼이나 녹용을 같은 분량으로 달여서 마시면 효과를 볼 수 있다.

3. 과소월경

　　　　　과소월경(過少月經)이란 월경의 지속일수가 2일 이하로 월경량이 매우 적은 것을 말한다. 이때 월경량이 극소한 것은 월경출혈이 불리(不利)한 결과이므로 이것을 한방에서는 경행불리(經行不利)라 표현한다.

　양방적인 원인을 알아보면 자궁이 온전히 발육하지 못했거나 자궁의 근육이 위축된 경우와 자궁의 혈량이 매우 적은 경우라든가 내막의 면적이 협소하여 오는 경우가 있고 무배란주기증이나 황체기능 부전으로 야기되는 경우가 있다. 또한 난소이나 자궁 자체에 이상이 없으면서 단지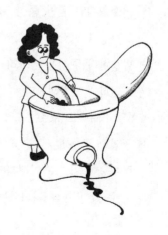 출혈만 적은 경우가 있는데 이때는 임신 및 출산 등 생리상 하등의 지장이 없으므로 특별한 치료를 필요로 하지 않는다.

　주요 증상은 월경량이 지나치게 적고 하루나 이틀이면 깨끗하거나 혹은 한두

정도로 끝나며 머리가 어지러우며 손발도 차다. 이때는 주로 인삼보혈
탕을 치료제로 쓴다.

양방적인 기전은 시상하부에서 뇌하수체로 신경물질을 내보내어 호
르몬 생성을 시작하도록 명령하면 뇌하수체에서 성선자극호르몬을 분
비하게 된다.

이때 성선자극호르몬은 난소에 도착하여 난포호르몬을 생성하게 하
고 월경 14일쯤 배란을 일으키게 된다. 이때 난소에서 형성된 난포 호
르몬은 자궁내막을 증식시켜 부드럽게 하고 수정이 일어나지 않으면
난소에서는 황체호르몬이 생성되어 자궁내막의 성장은 멈추고 자연히
탈락하게 되는 데 이것을 월경이라고 한다.

이러한 과정의 장애로 인해 나타나게 되는 것은 호르몬을 주입해
배란을 촉진시키고 내막을 증식시켜 생리상태를 유도하여 치료하게
된다.

① 과소월경의 원인, 증상 및 치료 4가지

① 간장과 신장이 허약한 상태에서 풍사(風邪)가 자궁 내에 침입하
면 발생한다. 증상은 옆구리가 아프고 어지러우며 몸이 추웠다 더웠다
온도 변화에 민감해진다.

이럴 경우 그 치료는 간신이 허약한 경우 간장과 신장을 보해주면
서 침입한 풍사(風邪)를 제거시켜 준다.

② 자궁이 차갑고 약해져서 기혈순환이 장애를 받아 과소월경이 나
타날 수 있다. 이때 나타나는 증상은 월경색이 담백하고 선홍색을 띠

며 맑게 나오면서 역시 월경량은 감소된다. 냉의 색은 하얀색을 띠고 있고 청냉한 대하가 나오면서 설사 등이 동반되기도 한다.

이럴 경우 그 치료는 자궁 자체를 따뜻하게 해주는 한방 좌약요법이나 쑥뜸요법, 훈증요법 등을 사용하고 내복약으로 생리 조절과 자궁보호를 목적으로 한 자보단과 한약을 처방한다.

③ 차가운 과일이나 음료 등을 과식하여 체내에 한습이 만들어지던가, 풍우(風雨)에 감촉되어 외부의 차갑고 습한 기운이 침입하면 인체의 기혈순환에 장애를 받게 된다. 특히 여성일 경우 즉각 자궁질환에 걸리기 쉽다. 이 경우 온몸이 아프고 아랫배가 특히 불쾌하면서 묵직하며 맑은 설사가 있다. 색은 담백하며 양이 적어진다.

이럴 경우 그 치료는 자궁이 차갑고 습한 기운이 쌓여 있으므로 자궁을 따뜻하게 해주면서 습을 말려주는 방법을 사용한다.

④ 나쁜 열 기운에 의해 자궁의 혈(血) 등이 뭉쳐서 어혈 덩어리를 형성하고 이로 인해 순환장애가 되어 월경량이 줄어들 수가 있다.

증상은 월경이 자흑색이고 월경 후에 백대하가 나오며 나쁜 냄새가 동반되어 나온다. 신체적인 증상으로는 가슴이 답답하고 두근거리며 갈증을 느낄 수도 있다.

이럴 경우 그 치료는 어혈이 자궁에 쌓여 있을 경우 자궁 자체의 나쁜 열을 제거해 주면 되는데 이때 자궁의 어혈을 풀어주는 좌약요법을 사용한다.

위의 4가지 증상은 통치방인 한방좌약 좌궁단과 내복약인 자보단을 사용하며 탕약으로는 현부이경탕을 체질과 증상에 맞게 적당히 가감하여 처방한다.

<hr>

사례① 과소월경
정영순(가명), 41세, 부산시 거주

부산에 사는 정영순 씨는 5~6년 전부터 평소 아랫배가 자주 아프고 생리통이 심하면서 생리 때만 되면 두통과 속이 메슥거리는 증상이 있었다.

또한 장의 상태도 좋지 않아 소화가 잘 되지 않았고 변비도 심했다.

이런 증상으로 병원에 가서 검사한 결과 자궁내막증과 대장폴립이라는 진단을 받았고 바로 수술을 하게 되었다.

그후 얼마간 호르몬 치료도 함께 받았다. 수술을 받고 나면 완전히 증상도 없어지고 몸의 상태도 전처럼 회복될 줄 알았는데 그후 3~4년 동안은 수술 후유증으로 시달림을 받았다. 그 전처럼 힘들지는 않았지만 몸의 컨디션이 좋은 상태는 아니었다. 그런데 시간이 지나면서 생리의 양이 점점 줄어들기 시작했다. 생리가 나오는 일수는 하루 정도며 진한 커피색으로 약간의 덩어리가 나왔다. 생리통도 다시 심해져서 생리 전과 생리 시작 약 3일간은 생활을 할 수 없을 정도로 심한 괴로움을 당했다. 또한 냄새가 나면서 가려움증을 동반한 냉대하도 생겼다.

다시 병원을 찾아 검사한 결과 수술 후유증으로 인해서 자궁이 유착되었고 그 때문에 생리시 생리혈의 배출이 원활하지 못해 생리량이 줄어들면서 덩어리와 통증이 생긴 것이라고 하였다.

병원에서는 내막의 상처 없이 흡입술을 통해서 어혈을 제거하는 수술을 하자고 권유했으나 수술을 받지는 않았다. 한의원을 찾기 전까지 모 침술원에서 침 치료와 쑥뜸을 함께 받았다.

한의원을 방문했을 때 정영순 씨는 병원에서 찍은 자궁 초음파 사진을 소견서와 함께 가지고 왔다. 소견서상에는 자궁이 약간 커져 있었고 난소에 낭종이 발견된다고 했다. 진맥을 해보니 간장과 신장, 심장의 기능이 전체적으로 매우 가라앉은 상태였고 그로 인해 자궁 및 난소의 기능이 약해져 있었다.

일단 자궁내 유착으로 인해서 정체되어 있던 어혈을 제거하기 위해서 현부이경탕에 소화상태가 좋지 않았으므로 신곡과 맥아 등의 소화약재를 가감했다. 아울러 한방 좌약도 함께 처방했다.

한 달 동안 약을 사용하면서 처음에는 냉과 한방좌약이 섞여 질 부위에 가려움증은 있었으나 시간이 지나면서 냄새와 가려움증도 사라졌다. 또한 갈색의 분비물이 액체와 덩어리로 흘러나왔고 생리시 통증이 감소하기 시작했다. 이때 덩어리가 함께 빠지면서 생리의 색깔 및 양이 서서히 늘어났다. 이처럼 자궁의 상태가 전체적으로 개선되면서 생리를 전후해 나타나던 두통과 메슥거림도 많이 사라졌다.

집이 부산이라 거리상으로 방문하기가 쉽지 않아 전화 통화만으로 그때그때의 증상과 상태를 알려주었다. 그 후로 2달 정도 꾸준히 치료를 해온 그녀는 이제 생리의 양이 만족스러울 정도였고 생리기간도 4~5일 정도로 늘었다.

그러나 신경성으로 생리를 전후해서 약간의 하복부 불쾌감과 뻐근

함 정도는 가끔 느끼고 있었다. 아직 한방 좌약 좌궁단에 의한 분비물
은 약간씩 있다고 해서 남아있는 노폐물의 제거를 위해 보름 정도 더
사용하도록 했다.

몇 달 후 그녀는 멀어서 찾아 뵙지는 못하고 전화상으로 감사와 인
사를 전한다며 서울에 올 일이 있으면 꼭 한 번 찾아오겠다고 했다.

사례② 과소월경
윤순정(가명), 34세, 대전시 거주

대전에 사는 윤순정 씨는 두 아이를 키우고 있는데 결혼 후 일곱 번
이나 임신중절 수술을 받은 경험이 있었다. 최근 들어 월경량이 지나
치게 감소하고 복통이 심하여 산부인과에서 초음파 검사를 받은 결과
자궁내 유착이 심한 것으로 진단을 받고 치료를 했으나 호전이 되지
않고 오히려 다른 전신증상들이 나타나자 친지의 소개로 본원을 방문
하였다.

내원 당시 환자는 허리 이하의 하체가 붓는 증상이 자주 나타나고
하복통과 소화불량 증상이 보였다. 생리 주기는 규칙적인 편이나 생리
가 이틀이면 끝날 정도로 아주 적었다. 또한 어지럽고 가슴이 답답한
증상도 호소하였다. 이 환자의 경우는 잦은 중절수술로 인해 자궁내막
손상이 심하고 더불어 신장기능도 저하되어 있었기 때문에 그로 인해
서 월경량이 감소된 것으로 판단되었다.

따라서 저하된 신장기능과 기혈의 순환을 돕는 처방을 하고 손상받
은 자궁 내의 어혈 및 유착을 제거할 목적으로 자보단과 한방 좌약을

한 달간 사용하도록 했다.

그렇게 한 달이 지나서 다시 내원했을 때는 전반적인 증상이 감소하기는 하였으나 생리상태가 정상적으로 회복되지는 않았다.

지속적으로 신장과 난소의 기능을 북돋는 처방과 좌궁단을 병행하여 사용하도록 하였다. 이렇게 3개월간 꾸준히 치료를 받자 생리도 3~4일 동안 지속될 정도로 자궁 기능이 정상을 되찾았고 수반되었던 다른 증상들도 사라지게 되었다.

월경량은 개인에 따라 차이가 있으므로 일률적으로 말할 수는 없으나 대체적으로 3~7일 동안 지속되는 것이 정상이다. 한방에서는 임상상 월경의 지속일수가 2일 이내이거나 또는 월경량이 극소량인 경우를 과소월경이라 하고, 월경의 지속일수가 8일 이상이거나 양이 지나치게 많은 것을 과다월경이라 한다.

과소월경은 주로 간신(肝腎)기능이 저하되거나 자궁내 어혈, 허냉(虛冷)한 경우에 발생하게 된다. 그러므로 자궁내 어혈과 냉한 기운을 제거하고 간장과 신장의 기능을 회복시키는 것이 치료의 원칙이다.

월경과소증이 오래도록 지속되면 무월경 증상에 이르게 되고 이를 방치하면 결국 조기폐경이 올 수도 있으므로 월경과소증 초기에 즉각 치료하는 것이 자궁의 건강을 지키는 지름길이다.

5. 과다월경

월경량이 너무 많이 배출되어 가슴이 몹시 두근거리고 빈혈과 어지럼증이 생기는 것을 과다월경(過多月經) 이라고 한다.

과다월경증의 원인으로는 자궁의 근육이 이완되었거나 자궁의 내막이 제때 재생되지 않았을 때, 자궁근종이 생겼거나 자궁 안에 혈액이 많아졌을 때 등이다.

일반적으로 정상적인 월경 주기는 28일형이나 보통 24~45일까지의 정상적 변동이 있을 수 있다. 월경기간은 개인차가 있으나 보통 3~7일이며 순수한 혈액은 평균 30~70cc 가량 된다.

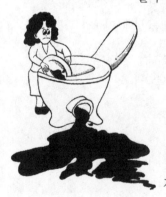

과다월경은 80cc 이상이며 이때를 병적으로 보고 있다. 이처럼 과다월경은 월경 지속일수가 8일 이상이거나 또는 출혈량이 평소보다 과다한 경우를 말한다. 기질적인 이상을 제외하고는 보통 특별한 원인이 없고 스트레스나 정신적 긴장에 기인되거나 피임약과 호르몬제의 오용 또는 유산, 잔류 태반, 자궁외 임신, 포상기태 등 임신성으로 오기도 한다.

보통 기초체온 측정이나 내진, 자궁내막의 조직 검사 등을 통해서 난소형, 자궁형, 전신형으로 나뉜다.

① 난소형(卵巢型)

사춘기 또는 폐경기 여성의 과다월경에 해당하며 무배란주기증이나 황체기능 미숙 등에 기인하고 전체 월경과다의 80%를 차지한다. 즉 배란이 일어나지 않으면 생리 주기의 황체기에 이상이 생겨 분비되지 않고 에스트로겐의 영향을 많이 받아 내막이 이상증식을 하게 되어 출혈량이 많아지는 것이다.

사춘기 여성에게 있어 특별한 치료가 필요하지 않지만 일상 생활에 불편할 경우 황체호르몬요법이나 피임약을 통해 치료할 수 있다. 그러나 폐경기의 월경과다는 자궁내막 검사를 위해 소파수술을 시행하고 재발될 경우 자궁 적출을 하게 되는 경우도 있다.

② 자궁형(子宮型)

자궁근종(특히 내막면을 확대시키는 점막하근종), 만성염증, 자궁내막염, 자궁내막증식증, 골반염증 및 궤양, 자궁후굴 등에 의한 월경과다이다.

③ 전신형(全身型)

혈액순환 장애나 생리에 관계되는 간장이나 신장 등의 전신적 질환으로 인해 자궁내막에 충혈이나 울혈을 일으키는 것이다.

그 외에도 기질적인 이상에 의한 경우 자궁암 세포진 검사, 초음파 검사, 자궁내막 검사, 호르몬 검사, 갑상선 검사, 혈청 임신 검사 등을 통해서 원인을 찾아 그에 따른 치료를 하게 된다.

한방적으로 과다월경은 출혈이 폭주(暴注)하여 혈붕(血崩)과 같은 경행과다증(經行過多症)과 월경출혈이 비정상적으로 장기간 지속되는 경행부지증(經行不止症)으로 나뉘며, 경행부지증은 붕루로 이행하기 쉽다.

경행과다증(經行過多症)

① 경행과다의 원인 & 치료

○ **혈열망행(血熱妄行)** : 평소 화를 잘 내거나 의기소침하게 되어 화(火)가 지나치게 생기거나 또는 맵고 뜨거운 음식을 많이 먹어 체내에 생긴 열이 자궁에 침입하거나 생각과 노동이 과하여 생긴다. 이때 나타나는 주요 증상은 혈액에 자흑색의 덩어리가 섞여나오고 나쁜 냄새나 비릿한 냄새가 동반된다.

이럴 경우 그 치료는 열을 제거하여 지혈시키는 청열양혈법(淸熱凉血法)을 이용하며 선기탕, 고경탕, 소요산 등에 가감한다.

○ **기혈허약(氣血虛弱)** : 평소 심장과 비장이 허약하여 기운이 혈을 이끌어나갈 능력이 없어서 생긴다. 이때 나타나는 주요 증상은 어지럽거나 창백하고 기운이 없으면서 맥은 가라앉아 약하게 나타난다.

이럴 경우 그 치료는 기운을 북돋아 혈을 조절할 수 있는 보중익기탕, 인삼영양탕, 귀비탕 등에 가감한다.

경행부지증(經行不止症)

월경출혈이 장기간 지속되는 경행부지증의 원인은 크게 여덟 가지로 볼 수 있다.

① 경행부지증의 원인 & 치료

ㅇ**충임맥허손(衝任脈虛損)** : 충임허손의 경우 아랫배가 차고 아프면서 출혈이 그치지 않고 맥은 허하다. 이때의 치료는 보혈(補血)하며 지혈시키는 궁귀교애탕을 사용한다.

ㅇ**기허하함(氣虛下陷)** : 기운이 없고 머리가 아프며 갈증과 가슴이 두근거린다. 이때의 치료는 비(脾)를 보하고 기운을 끌어올리는 보중익기탕을 사용한다.

ㅇ**분노상간(分怒傷肝)** : 평소 잘 놀라고 쉽게 화를 내며 아랫배에 당기는 듯한 통증이 있고 맥은 활시위를 당길 때처럼 단단하며 빠르다. 이때는 울체를 풀고 간을 평정시키는 소요산 계통을 사용한다.

ㅇ**비기울결(脾氣鬱結)** : 잘 잊어버리고 식사를 적게 하며 땀을 많이 흘린다. 이때의 치료는 비를 보하여 울체를 풀어주는 귀비탕을 사용한다.

ㅇ**음허유열(陰虛有熱)** : 밤에 땀을 많이 흘리고 허리가 당기듯이 아프며 혀가 붉고 태가 약간 있다. 이때의 치료는 음을 보하여 고경(固經)시키는 고경환을 사용한다.

○**열입혈실(熱入血室):** 학질처럼 더웠다 추웠다를 반복하고 밤에 증상이 심하며 헛소리를 하기도 한다. 이때의 치료는 소시호탕에 혈열을 풀어줄 수 있는 약재를 가감한다.

○**적취(積聚):** 혈적(血積)- 배꼽 아래서부터 기운이 위로 치받아 토할 것 같으며 배꼽 주위가 단단하다. 이럴 경우 그 치료는 혈적을 풀어줄 수 있는 도인산이나 실소산을 사용한다.

기적(氣積)- 덩어리를 만져보면 이동하며 작은 것은 계란만하고 점점 커진다. 이럴 경우 기운을 소통하여 덩어리를 푸는 계지도인탕을 사용한다.

○**혈해허손(血海虛損):** 경혈이 쏟아지듯 나오며 대하가 섞여 있기도 하다. 맥은 매끄럽지 않고 거칠다. 이럴 경우 원양(元陽)을 보하여 경혈을 수렴시킬 수 있는 용부탕, 모려산을 사용한다.

사례① **과다월경**

김순자(가명), 44세, 고양시 거주

몇 년 전까지만 해도 우리 나라는 국민 전체가 IMF라는 최대의 경제 위기를 맞았던 적이 있었다.

그 여파로 각 가정마다 힘들어 하는 경우를 많이 볼 수 있었는데 김순자 씨가 바로 그 경우였다. IMF로 인해 남편 직장에서는 월급이 나오지 않게 되어 대학에 다니는 아이들 학비 문제며, 각종 문제로 스트레스를 받고 있었다.

평소 신경이 예민한 김 여사는 어느 날부터인지 허리가 아프고 생리의 색이 검고 덩어리가 나오면서 특히 생리의 양이 눈에 띄게 많아졌다.

전에는 한 번도 이런 일이 없었는데 갑자기 몸에 이상이 생기니 걱정이 되어 종합병원에 가서 검사를 받게 되었다.

검사 결과 6㎝ 정도의 근종이 하나 생겨 자리잡고 있었다. 그 때문에 생리의 양이 늘었다는 것이다. 엎친 데 덮친 격으로 앞이 막막했다. 병원에서는 나이도 많으니 큰 걱정 말고 수술하자고 권했다. 수술은 쉽게 결정을 내리는 사항이 아니기 때문에 더 관찰하기로 하고 병원에서 말한 3개월 동안 경과를 지켜보기로 했다.

시간이 지나면서 정신적, 육체적으로 여러 가지 신경 쓸 일이 많이 생겼고 그 때문인지 생리의 양은 점점 더 늘어났다. 한 달 사이에 근종이 2개로 늘어났고 크기도 1㎝나 더 자랐다.

더 이상 가만히 지켜볼 수가 없어 수소문 하던 중에 수술하지 않고서도 근종을 줄일 수 있다는 소식을 듣고 한의원을 찾았다.

생리 때 하혈이 심해서인지 얼굴이 아주 창백했고 턱 아래로 여드름 같은 것이 생기면서 그늘도 가득했다.

한눈에 자궁의 상태가 좋지 않음을 알 수 있었다. 맥과 혀의 상태를 보니 간의 기운이 매우 울체되었고 혈액순환에 장애가 생겼으며 어혈도 그대로 남아 있었다.

아울러 심장에 열이 있었고 신장의 기능도 약해져 있었다. 초음파상으로는 초사양번성으로 액체상태와 합쳐 있는 7㎝ 가량의 근종을 확인했다.

환자는 경제적으로 어려운 상황이지만 수술을 하지 않고 근종을 줄여 나갈 수만 있다면 한방적 치료를 받기 원했다.

지금 상황에서는 근종이 석회화 되지 않았으며 크기도 작은 편이 아니므로 완전한 치료보다는 더 이상 근종이 자라지 않고 서서히 줄어들면서 동반되는 증상의 치료에 중점을 두기로 했다.

일단 간의 울체를 풀면서 어혈을 제거하고 하혈의 상태를 개선시키기 위해서 귀출이경탕에 지혈작용이 있는 포황을 가감하고 좌궁단을 함께 투여했다.

침 치료를 권유하여 일주일에 한두 번 정도 시간을 내어 치료를 받기로 했다.

치료를 시작한 지 한 달 보름이 지났고 그 동안 분비물이 많이 나오고 허리의 통증은 느끼지 못할 정도로 좋아졌다.

생리 시 덩어리와 양이 눈에 띄게 줄어들었다. 생리량이 줄어드니 빈혈상태도 개선되어 얼굴에 혈색이 돌았다. 몸의 상태가 호전되고 차도가 있자 환자도 열심히 치료에 임했다.

꾸준히 치료를 하는 동안 김순자 씨는 힘든 상황이지만 성격도 밝아졌다. 그런 환자의 태도가 도움이 되었는지 3개월이 경과된 후 초음파상 2cm 가까이 근종이 줄어 있었고 이제는 가끔씩 힘이 들면 아랫배가 뻐근하면서 약간 피가 비칠 뿐 근종으로 인한 증상은 거의 느끼지 못했다.

이 정도면 걱정하지 않아도 되고 근종 자체가 더 이상 커질 염려는 없다고 보았다. 이 환자는 생리시 하혈이 심해 생리 후에 어지럽고 힘든 증상이 없어져서 좋아했다. 그러나 완전히 치료된 단계는 아니므로 앞으로 3개월 정도 경과를 지켜보기로 했다.

치료를 시작한 지 5개월에 접어든 요즘도 가끔씩 한의원을 방문하여 침 치료와 함께 상담을 하고 간다.

이처럼 근종이 생기게 되면 일반적으로 생리의 양이 늘어나게 되는데 그 원인을 찾아 제거하게 되면 문제가 쉽게 해결될 수 있다.

이때 생기는 과다월경은 단순한 생리기능의 문제가 아니라 근종으로 인해 발생되는 현상이기 때문에 근본적인 치료가 되려면 꾸준한 인내를 가지고 치료하는 마음가짐이 중요하다.

사례② 과다월경

이숙미(가명), 39세, 서울시 강서구 거주

이숙미 씨는 13년 전 둘째 아이를 제왕절개로 출산한 이후부터 생리에 변화가 생기기 시작했다. 그 전에는 생리 시작 2~3일 정도는 생리량이 많고 그 후에는 양이 줄어들기 시작하여 보통 일주일 정도 하면 생리가 끝났는데 점차로 생리 기간과 생리량이 늘어나기 시작했다. 일주일 동안 생리가 끝난 후에 그 뒤로도 2~3일에 한 번 정도 하혈을 해서 약 보름 동안을 지속했다.

생리색도 갈수록 어두워지고 냄새 나는 누런 냉도 생리와 함께 배출되었다. 부부관계를 하고 나면 반드시 아랫배가 뻐근하면서 통증이 있어 남편이 옆에 오는 것이 무서워졌다. 또한 생리를 전후해서 유방 주위는 저리고 통증도 있었다. 작년에는 신우신염으로 병원에 입원한 병력이 있었다.

　병원 검사상 특별한 기질적 이상은 없었고 호르몬 불균형으로 인한 자궁출혈로 보았다. 그래서 먹는 피임약으로 생리량을 줄이는 치료를 하였다. 최근에는 일주일 전 자궁암 검사와 초음파 검사를 했는데 이상은 없었다.

　그렇지만 환자는 일상 생활 중에서도 괴로움을 느끼고 있었고 항상 배변상태가 불규칙했으며 배뇨시에도 잔뇨감이 있었다. 혀는 붉으면서 윤택했고 맥은 세미하게 잡혔다. 환자는 평소 사소한 일에도 흥분을 잘하고 성격이 매우 급하여 주변 사람과 잦은 마찰이 있는 편이었다.

　모든 증상과 환자의 얘기를 종합해서 진찰해 본 결과 두 번의 아이를 출산하는 과정에서 제왕절개를 하였고, 이로 인해 신체에서 중요한 충임맥(衝任脈)에 손상을 준 것이 화근이 되었다. 또한 간기능의 울체로 인한 난소의 기능부전으로 생리시 내막의 증식과 탈락에 문제가 생긴 것으로 보았다.

　충임맥은 혈해(血海)라 하여 혈(血)의 본체인 여성에게 있어서는 무엇보다도 소중한 부분이며 중요한 의미를 갖는다. 한방에서는 다른 수술보다 특히 제왕절개를 바람직하지 않게 생각하는 이유도 여기에 있다.

　이 환자의 경우 만약 일상생활을 하기에 불편할 정도라면 양방적으로 황체호르몬이나 피임약 등을 이용한 호르몬 요법을 사용하는 방법이 있고 간혹 폐경 이후라면 조직 검사를 위해 소파수술을 받는 경우가 있다.

그러나 한방적으로 일단 손상된 충임맥의 기능을 회복시키면서 울체된 간의 기운을 풀어주고 난소기능 회복에 도움을 줄 수 있는 약물을 사용한다면 좋은 결과를 볼 수 있다.

이 환자의 경우에는 지혈 위주의 약인 가미석홍전에 어혈지제를 첨가했다. 동시에 한방좌약도 함께 처방했다. 한 달 정도 한방좌약과 약물 치료를 하면서 환자는 소파수술을 한 것처럼 많은 양의 분비물이 흘러나왔고 몸이 전체적으로 상당히 가벼워지면서 특히 아랫배 쪽의 냉기가 거의 사라졌다.

생리는 전과 비교했을 때 시기적으로 5일 이상 줄어들었고 색도 밝아졌다. 아울러 식욕도 좋아지고 기운이 솟는 것 같다는 표현을 했다.

그러나 성교 후에 하복부의 통증은 여전했고 손발에 냉기도 약간 남아있어 아직 자궁의 어혈이 깨끗이 빠지지 않고 순환상태가 완전히 회복되지 않은 것으로 보고 다시 좌궁단과 자보단을 처방했다.

그 후로 한 달 가량 지난 뒤 환자가 방문했을 때는 생리의 양도 줄었고 생리 뒤에 지속적으로 나오던 분비물도 없었다. 냉도 없어지고 손발의 냉기와 하복부의 뻐근함이 사라졌다.

이 환자의 경우처럼 자궁에 별다른 기질적 이상 없이 기능적인 출혈이 있을 경우 응급을 요하는 급박한 상황이 아니라면 한방적인 치료가 정말 유효하다.

6. 빠른 월경

빠른 월경(경조증:經早症)이란 정상적인 월경 예정일보다 4~5일 이상 빠르게 나오는 것으로 빈발월경과 임상 개념이 동일하다. 빈발월경은 대체로 월경 주기가 20일 이내인 것을 말하는데 극심한 빈발월경은 과다월경을 동반하기 쉽고 심한 경우 붕루로 이행하는 경향이 있으므로 주의를 요한다.

보통 무배란주기증, 황체기능부전증, 배란성 주기부정증 등에 의해 나타나게 된다.

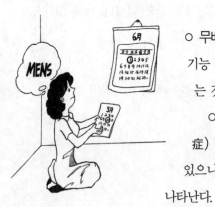

○ 무배란주기증(無排卵週期症) : 난소 기능 부전에 의해 배란이 일어나지 않는 것으로 사춘기나 갱년기에 많다.

○ 황체기능부전증(黃體機能不全症) : 황체기능 장애로 인해 배란은 있으나 호르몬의 분비가 불완전하여 나타난다.

ㅇ 배란성주기부정증(排卵性週期不定症): 주로 19세 이하의 소녀에게 많으며 배란이나 황체의 기능은 정상이다.

이밖에 대체로 경조를 유발할 수 있는 국소의 병변으로는 난관 및 자궁 주위의 만성염증, 자궁의 위치 이상, 종양이나 변비 등에 의한 자궁내막의 울혈, 자궁근종, 내분비장애 등을 들 수 있다.

이상의 경우에 있어 미혼 여성이나 사춘기 소녀에서는 특별한 치료를 요하지 않으나 기혼 여성의 경우 불임의 원인이 될 수 있으므로 반드시 치료하는 것이 좋다.

1 빠른 월경의 원인&치료

① 신음허손(腎陰虛損)으로 인한 신중화왕(腎中火旺)

선천적으로 신기가 부족하거나 병을 오래 앓았던지, 위중한 병으로 인해 출혈을 많이 해서 신음이 손상되어 나타난다.

이때 나타나는 주요 증상은 생리의 양이 적고 색이 맑으며 요통이나 대하 등도 겸하여 나타난다.

이럴 경우 그 치료는 화(火)가 왕성할 경우는 열을 제거하면서 수(水)를 보충해주는 청경탕, 지백팔미환 등을 사용한다.

② 간경울화(肝經鬱火)

분노가 심하면 간기가 울체되어 혈액의 순환에 장애를 일으키게 되는 데 그로 인해 나타난다.

이때 나타나는 주요 증상은 가슴이 답답하고 갈증을 느끼며 생리의 양이 많기도 하고 적기도 하며 검고 덩어리가 많다.

이럴 경우 그 치료는 간경에 화가 왕성할 경우 간의 울체를 풀어주면서 열을 내려주는 소시호탕에 가감하고 간혈이 부족하면 소요산에 가감한다.

③ 심비허약(心脾虛弱)

음식의 부적절함과 노심초사, 과로 등으로 심비가 허약해서 기혈의 생성이 원활치 못하고 충임맥이 허약해져 나타난다.

이때 나타나는 주요 증상은 피곤하고 잘 잊어버리며 음식 생각이 없고 어지러움, 두근거림 등의 증상이 있다.

이럴 경우 그 치료는 심비가 허약해 울체되었을 경우 귀비탕으로 보심비개울(補心脾開鬱)하고 기혈 모두 약할 경우 십전대보탕, 성유탕 등을 통용한다.

이밖에 평소 생활하면서 주의할 점으로는 차거나 매운 음식은 먹지 말고 월경시 성생활은 삼가며 지나친 감정 변화에 의한 칠정(七情)의 손상을 피한다.

사례① **빠른 월경**

이순정(가명), 40세, 울산시 거주

이 환자는 결혼 10년 된 주부로서 현재 두 아이의 엄마다. 아이를 가진 상태에서 두 번 모두 임신중독증으로 고생을 했다. 어렸을 때부터 약골이라는 소리를 많이 듣고 자랐으며 19세 때 위하수로 위를 잘라내는 수술을 한 이후로 항상 소화가 되지 않았고 배변상태도 불량해 건강식품을 상복하고 있었다.

주로 나타나는 증상은 평소 손발이 차고 항상 허리가 편치 않았다. 그런데 둘째 아이를 낳고 3~4년 정도 지나면서 아침에 일어나면 아랫배가 묵직하고 허리가 아팠다. 생리도 보통 때보다 3~7일 정도 앞으로 당겨진 듯 싶더니 한 달에 두 번이나 하게 되었다.

두 아이를 키우는 것도 쉬운 일이 아닌데 거기에 생리를 보름 간격으로 하게 되고 양이 많다보니 힘도 들고 한편으로는 다른 큰 병에 걸린 것은 아닌가 하고 걱정이 되었다.

그래서 병원을 찾게 되었고 검사 결과 크지는 않지만 여러 개의 근종이 있는 것을 확인하였다. 그로 인해 생리량이 늘어 빈혈상태가 심했다.

병원에서는 빈혈이 심하니 철분제를 한 달 정도 복용하라고 했다. 근종의 크기는 걱정할 단계가 아니니 신경 쓰지 말고 5~6개월에 한 번씩 경과를 지켜보자고 했다.

환자의 상황을 평소 잘 알고 있는 친구가 한방으로 근종을 더 이상 자라지 않게 하면서 몸의 상태도 호전시킬 수 있다며 한약을 써보는 것이 어떻겠느냐고 의견을 제시했다. 그래서 평소 친분관계가 있는 한 의사로부터 한두 달 정도 한약을 복용했고 그로 인해 빈혈상태도 좋아지고 아랫배의 묵직함도 줄어들었다.

그러나 특별히 정기검사를 받지 않고 2년 정도 시간이 흐르는 동안

근종은 약간 더 자라 있었고 병원에서는 수술을 하자고 권했다. 아마도 전의 치료가 완전하지 않은 상태에서 피로함과 신경성으로 다시 재발이 된 듯 싶었다.

증상이 전처럼 힘들거나 심하지 않아서 수술을 하지 않고 완전히 뿌리를 없앨 생각으로 본원을 찾았다고 했다.

환자의 상태는 본인이 느끼는 것처럼 심각한 정도는 아니었다. 그러나 눈 주위가 어둡고 혀에 치흔이 있는 것으로 보아 자궁과 하복부에 어혈이 정체되어 있음을 금방 알 수 있었다.

아직도 생리는 일주일 정도씩 앞당겨 나오고 덩어리와 양이 많았다. 위장절제수술로 인해 비위가 혈을 통제하는 기능이 무력해진 상황에서 자궁 쪽의 혈액순환에도 영향을 미쳐 근종이 형성된 것으로 보았다.

근종 자체가 작은 것이 여러 개 있으므로 큰 것 한 개가 있는 경우보다는 경과가 좋다는 말과 함께 치료에 들어갔다. 약을 사용하자마자 하얀색의 찌꺼기와 액체상태의 분비물이 쏟아져 내렸다. 평소 더부룩하면서 답답했던 것과 허리 및 아랫배의 통증도 점차 감소되기 시작했다. 무엇보다 환자가 만족스러워 한 것은 생리 주기가 치료를 받은 뒤 두 달간 30일 간격으로 정확하고 생리기간도 4~5일로 일정해진 것이다. 생리 중에 나오는 덩어리와 색도 좋아졌다.

3개월간의 치료를 마친 뒤 이순정 씨는 전처럼 치료 후 얼마 동안 괜찮다가 다시 증상이 나타날 것을 염려했다. 보통 근종이 치료됐다 해도 그후 몇 개월간은 몸의 상태와 경과를 잘 지켜보아야 한다.

한방적으로 자궁근종 치료는 양방의 수술요법처럼 그 부위를 완전히 제거해 내는 것은 아니다. 보통 근종이 생기면서 나타나는 생리의 변화(생리의 양과 주기 및 색의 변화)와 요통, 하복통, 빈혈, 피곤함, 관절통, 대소변 장애 등의 동반증상과 자궁근종이 발생할 수 있는 저하된 오장육부도 불균형을 해결해 줌으로써 치료가 된다.

한방적인 치료는 장기간 시간이 걸릴 수 있지만 한 번 치료가 되면 쉽게 재발되는 일이 드물다.

왜냐하면 한방적인 치료는 자궁과 관계되는 모든 장기의 면역기능을 향상시켜 줌으로써 우리 몸의 정기(正氣)가 외부로부터의 사기(邪氣)를 이길 수 있게 도와주는 종합적이고 근원적인 치료를 하기 때문이다.

치료가 끝난 후에도 자궁질환을 예방하기 위한 방법과 지속적인 관찰을 하게 되면 재발되는 일이 없이 자궁을 건강하게 지킬 수 있다.

7. 늦은 월경

　　늦은 월경(경지증:經遲症)이란 월경의 시작이 지연
되는 것으로 월경불순 중에 월경주기의 이상에 해당되며 경조와는 대
조적인 현상이다. 희발월경과 동일하며 늦은 월경을 유발하는 국소적
인 원인으로는 배란장애, 자궁내막이상, 내분비장애 등을 들 수 있다.
　　늦은 월경의 양방적 원인과 한방적 원인을 살펴보면 다음과 같다.

1 양방적 원인 3가지

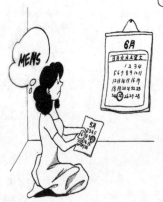

① 배란장애(排卵障碍): 배란이 늦어지
면 월경도 점차 지연되고 양이나 기
간에는 큰 변화가 없게 된다.

② 자궁내막이상(子宮內膜異
常): 인공유산후유증, 자궁결핵
으로 내막에 손상이 생기면 난
소기능에 이상이 없어도 월경이
지연된다.

③ 내분비장애(內分泌障碍): 뇌하수체기능 실조, 난소염증, 난소종양 등 난소의 기능에 영향을 주는 내분비 계통의 장애가 있을 때 월경이 늦어진다.

늦은 월경이 오래 지속되면 무월경이 올 수도 있으므로 기초체온 검사나 내막조직 검사, 분비물의 배양 검사, 형광현미경 등을 통해 원인을 알아내기도 한다.

② 한방적 원인 3가지

① 간비신(肝脾腎)의 허손(虛損): 간은 혈액을 저장하고 비는 혈액을 통섭(統攝)하며 신은 혈액의 근본이 되는 정(精)을 저장하므로 이 세 장의 기능은 월경과 밀접한 연관이 있다. 만약 세 가지 장(臟) 중에서 하나의 기능이라도 손상되면 월경과 관련이 깊은 충임맥의 기혈이 손상되어 월경에 이상을 초래한다.

② 혈실(血室)의 기혈응체(氣血凝滯): 혈실은 보통 자궁을 의미하는데 오랜 기간 자궁에 차가운 기운이 남아 있어 혈액순환에 장애가 생기거나 또 체내에 화열(火熱)이 많아 진액을 말리게 되면 자궁내 혈액이 부족하게 되어 월경이상을 초래한다.

③ 담습(痰濕) 및 생냉(生冷)의 저체: 평소 기름진 음식이나 술 등을 많이 먹게 되면 인체의 순환기능에 장애가 생겨 담습이 형성되고 이것이 자궁에 오랫동안 머물게 될 경우 늦은 월경이 생긴다. 월경시 찬 음식이나 날 음식을 먹으면 차가운 기운이 포궁(胞宮)에 들이기 늦은 월경을 유발한다.

③ 늦은 월경의 증상

① 간비신(肝脾腎)의 허손(虛損): 빈혈증상이 있어 얼굴은 창백하며 광택이 없고 월경량이 적으며 색은 담백하다.

② 혈실(血室)의 기혈응체: 아랫배 및 허리에 통증이 있고 때로 변비와 소변 장애를 동반하며 월경색은 밝거나 혹 어둡게 나온다.

③ 담습(痰濕) 및 생냉(生冷)의 저체: 평상시 하얀 색의 대하가 흐르고 몸에 살이 찌며 피곤하다. 혀에 두꺼운 태가 끼며 소변은 맑고 대변은 풀어져서 나온다. 월경색은 담백하거나 회흑색을 나타낸다.

④ 늦은 월경의 치료와 처방

① 간비신(肝脾腎)의 허손(虛損): 간신 허약에는 육미지황탕을 사용하고 증상의 한열(寒熱)에 따라 가감한다. 비허(脾虛)로 피가 적을 경우 비(脾)를 보하고 혈을 보충해 주는 온경섭혈탕을 사용한다.

② 혈실(血室)의 기혈응체(氣血凝滯): 피가 부족하고 포궁(胞宮)의 기혈이 응체 되었을 경우 보혈(補血)·조기(調氣)·통경(通經)하는 통경사물탕을 사용한다. 혈실이 한(寒)하여 기혈이 응체되었을 경우 보혈(補血)하고 축한(逐寒)하는 온경탕에 가감하고 아울러 쑥탕으로 음부를 닦아준다. 체내에 열이 많아 혈이 울체되면 열을 꺼주면서 어혈을 풀어 주는 금련사물탕을 가감한다.

③ 담습(痰濕) 및 생냉(生冷)의 저체: 담습으로 인한 경우 거담제습(祛痰除濕)하기 위한 이진탕에 통경행혈(通經行血)시키는 약을 가감한다. 생냉의 저체로 인한 경우 기운을 통하게 하여 저체를 풀고 따뜻

하게 해주는 오약산을 가감한다.

사례① 늦은월경

윤선희(가명) , 38세, 서울시 서초구 거주

윤선희 씨는 97년 인공유산을 한 후 하혈이 심해 검사한 결과 자궁에 태반 잔유물이 남아 있다고 하여 소파수술을 하게 되었다. 그 후로 생리전 일주일만 되면 편두통과 어깨통증이 심했고 얼굴에 열이 오르는 증상이 생겼다. 얼굴에도 갑자기 기미가 생겨 안색이 어두워졌고 생리도 전에 비해 보름 가량 늦어져 보통 두 달에 한 번 정도 하게 되었다. 생리량도 정상일 때보다 반 이상 줄었고 체중도 일 년 사이에 10Kg 정도 늘었으며 동시에 어지럼증과 손가락이 저린 증상도 함께 생겼다.

올해 초 종합검진시 오른쪽 난소에 낭종이 보였고 약간의 동맥경화 증상이 있다는 진단이 나왔다. 이렇게 생리에 문제가 생긴 이후로 체중이 불어나고 전체적인 몸의 상태도 나빠졌다. 살을 뺀 후에라야 모든 증상들이 사라질 것 같아 주위에서 각종 부인병과 비만클리닉에 대한 정보를 찾게 되었다. 여성의 병적 비만은 자궁과 밀접한 관계가 있으며 자궁의 순환·배출기능이 약해질 때 자궁에도 살이 쪄 생리에 이상이 오고 비만을 초래한다는 기사를 보았다고 한다.

이것을 계기로 한의원을 찾았고 치료를 시작했다. 생리가 늦어지면서 특히 하복부에 살이 많이 찌고 변비가 심했다. 혀와 맥의 상태로 자궁의 혈액순환 장애로 인한 어혈의 울체와 그로 인한 전신의 순환부전을 확인할 수 있었다. 초음파상으로는 약간의 염증소견과 내막의 상태가 좋지 않음을 알았다. 이런 상태가 지속되면 생리의 양은 물론이고 생리주기도 길어지면서 급기야 생리가 중지할 수도 있다는 설명을 했다.

치료는 자궁염증 및 어혈의 제거와 순환을 통한 생리의 회복에 중점을 두면서 좌약요법과 자궁보호를 위해 자보단을 사용하였다. 동시에 체중 조절을 위한 방법으로 이침도 병행했다.

일주일에 두 번 침을 맞고 좌약 치료를 시작하자 10일 정도 지나면서 하얀 색 분비물이 골프공 모양의 덩어리로 흘러나오기 시작했다. 그 뒤 아랫배 살이 빠져 홀가분하면서 상쾌한 느낌이 들었다. 머리와 어깨의 통증도 약해지고 고생했던 변비도 사라졌다. 처음에는 느끼지 못했지만 시간이 지나자 식욕이 줄어들고 식사 양도 적어졌다. 치료한 지 한 달이 조금 지나 4일간 생리를 하였고 전보다 보름 정도 앞당겨 지난번 생리 이후로 30일 만에 나왔다.

이 환자는 생리주기뿐만이 아니라 자궁순환 장애로 인해 나타났던 비만, 어지러움, 두통, 기미, 변비, 견비통 등 부수적인 증상들도 치료 후 상당한 개선을 보였다. 물론 조기에 회복되었다고 해서 치료를 중단하면 재발할 확률이 있으므로 향후 2개월간은 생리상태를 관찰하고 집에서 올바른 음식 조리와 섭생을 취하는 것이 좋다. 비만 방지를 위해서는 음식을 조심하고 걷는 운동을 꾸준히 하도록 권하였다.

8. 월경곤란증

월경곤란증(月經困難症)이란 말 그대로 월경장애가 심한 것을 말한다. 월경곤란증의 증상은 월경이 시작되기 전이나 수 시간 내에 하복부가 아프면서 발열, 전신통, 복통, 구토, 설사, 부종 등이 나타나는데 단독으로 또는 두 가지 이상의 증상이 복합적으로 나타나게 된다.

원인으로는 자궁내막에서 분비되는 프로스타그란딘에 의해 자궁근이 수축되어 생기거나 유전적인 소인, 자궁내막에 있는 동맥의 경련, 자궁 협부의 장애 등이며 주로 초경 후 몇 개월이 지나 난소가 정상기능을 회복하는 시기에 나타난다. 즉 10대 후반에서 20대 초반에 5% 정도에서 나타난다.

이는 초경 후 수개월 지난 후 골반에 기질적 병변이 없을 때 나타나는 원발성과 20대 후반에서 30대에 골반의 기질적 병변(자궁후굴, 점막하 자궁근종, 자궁선근종, 만성골반염, 자궁내막증, 자궁협부 장애)을 동반하면서 나타나는 속발성으로 나뉜다.

기간은 주로 월경 전 1~2일 혹은 수 시간 전에 나타나서 보통 1~2일간 지속하게 된다.

치료는 원인에 따라 내분비요법으로 황체호르몬이나 프로스타그란딘 억제제를 사용하며 아울러 정신적 요인에 의한 경우 정신과 치료를 동반하며 자궁 자체에 문제가 있는 경우에 자궁적출술을 시행하여 원인을 제거한다.

한의학적으로 월경곤란증은 월경 전 긴장증과 더불어 월경장애에 속하게 되며 경행병이라 한다. 월경 전 긴장증은 월경 전 수일간에 일어나는 장애를 말하고 월경곤란증은 월경중의 심한 병적 증상을 말한다.

일반적으로 월경장애란 무배란성 월경기와 성숙기에는 희소하고 성숙기에 가까워지면서 심하게 나타나는데 난소의 기능이 순조로워 본격적인 성 주기가 이루어지면 장애는 가벼워진다.

월경곤란증은 기능성 외에 뚜렷한 기질적 병변에 의하여 기인하는 경우가 많으며 이를 분류해 보면 기계성 월경곤란증, 종양성 월경곤란증, 염증성 월경곤란증으로 나뉘는데 기계성 월경곤란증은 고도의 자궁전굴 또는 후굴, 자궁점막의 부식반흔 등으로 경관협착 등이 있으면 심한 월경장애를 야기한다.

종양성 월경곤란증은 자궁근종 특히 점막하근종이 있으면 유발되고, 자궁내막증은 심한 월경곤란증을 수반한다.

염증성 월경곤란증은 자궁장막이나 난관 및 골반조직에 염증이 있을 경우 나타나며 발병빈도가 높다.

월경 전 긴장증은 정상적 생리주기에 월경 시작 2주 전 신체에 나타날 수 있는 정서적·신체적·복합적 행동증후군으로 월경기가 가까워지면서 신경질적으로 되어 잘 흥분하거나 잘 노하는 등의 정신증상을 나타내고 유방이 부으면서 아프거나 혹 하복부의 불쾌감, 중압감이 있고 변비 혹은 설사의 경향을 나타낸다.

때로는 구토, 부종, 피부 건조, 여드름 등이 생기기도 한다. 원인은 월경곤란증과 크게 다르지 않고 증상에 있어서 심하지 않으며 특별한 치료를 요하지 않는다.

───────────── **사례①** 생리 전 긴장증

조인선(가명), 36세, 서울 강남구 거주

현재 세 아이의 엄마이기도 한 환자는 평소 생리 시작 전 일주일부터는 이유 없이 모든 일에 짜증이 나서 아이들에게 화를 잘 냈다. 이때는 불안하고 초조하며 임신한 것처럼 몸 전체가 붓고 식욕 또한 왕성해졌다. 세 아이 모두 자궁경관무력증으로 임신 8~9개월만에 출산을 하였다.

다른 증상으로는 속이 더부룩하고 변이 시원치 않으며 약간의 치질기도 있었는데 생리 때 더욱 심했다. 그러다 보니 생리를 전후해서 체중이 1~1.5Kg 정도 증가하였고 체중 유지를 위해 운동하는 습관이 생겼다. 아이들은 처음에 엄마의 짜증과 잔소리에 대해 무서워하고 불

만을 가졌지만 차츰 철이 들면서 엄마의 병을 이해하게 되었다.

그녀는 남들도 자신처럼 생리 때에 흔히 겪는 증상일 것이라 생각하고 산부인과에서 일 년에 한 번 정도 암 검사만 받았다. 병원에서는 호르몬 부조화에 의한 것이니 생리에 특별한 변화가 없으면 치료받을 필요는 없다고 했다.

이렇게 생활하던 중 계획 없이 운동하는 것보다 규칙적으로 자신의 몸매를 가꾸기 위해 친구와 함께 헬스를 시작했다. 처음 며칠간은 늘어난 복부의 살을 제거하기 위해 몸에 무리가 갈 정도로 열심히 운동했다. 일주일쯤 지났을 때 갑자기 물처럼 분비물이 쏟아지는데 3~4일간 지속되고 자궁 쪽이 붓는 느낌이 들었다.

그녀는 왠지 느낌이 좋지 않아 병원에 가서 조직 검사를 하였다. 검사 결과 자궁경부염증이라는 진단을 받았다. 그 후 냉동 치료를 받고 분비물은 줄었지만 몸의 상태는 예전 같지 않았다. 오후만 되면 오한을 느꼈고 생리도 불규칙해져 색이 어두우면서 양은 줄어들었다. 검사상으로 별 이상이 없었지만 본인이 느끼는 상태는 분명 전과 달랐다. 그래서 친구의 소개로 본원을 찾았다.

검사를 받기 전인 98년 6월까지 건강에 누구보다도 자신이 있었던 환자는 7월 이후부터 세 달 동안은 생활조차 하기 힘들 정도로 피곤을 느꼈다. 가끔 병원 종합검사 후 후유증으로 병을 얻게 되는 수가 발생하기도 했다.

종합적으로 진찰해 본 바로는 자궁뿐 아니라 주변의 장기와 이를 지탱해 주는 기혈(氣血)이 순환 장애를 일으켜 생리 때마다 불편한 증상들을 느꼈다. 이런 지친 상태에서 여러 검사가 자궁에 무리를 주었던 것이다. 또한 순환 장애가 생겨 기혈이 울체(鬱滯)되고 중하초 소화기가 밑으로 하수되었다.

이럴 경우 치료는 자궁내 손상된 곳의 어혈 및 염증을 없애고 자궁 기능을 상승시키는 한방좌약과 자보단을 처방했다. 치료의 효율을 높이기 위해 침 치료도 병행했다. 또한 체중 조절과 식욕 억제를 위해 이침을 시술했다.

침 치료를 2회 받았을 무렵부터 살덩이 같은 어혈 덩어리가 쏟아져 나왔고, 그 후로 복부의 팽만감과 변비 및 몸의 부기가 없어지기 시작했다. 오후에 느꼈던 오한증상이 바로 사라졌다. 좌약 사용 시부터 분비물은 계속 나왔고 몸도 전에 비해 가볍고 기분도 상쾌했다. 그녀는 일주일에 두 번 지속적인 침 치료를 받았다. 한 달 후 생리가 있었는데 결혼 전부터 현재까지 10년간 있었던 생리 전의 불안과 초조, 짜증스러운 증상은 이번 달에는 거의 느낄 수 없었다. 본인은 물론이고 주변 가족들도 매우 놀라워했다. 생리의 색과 양도 세 달 전과 같았다. 치료에 대한 본인의 의지와 노력, 신뢰가 도움이 되었던 경우이다.

하지만 완전히 회복되기 위해서는 꾸준히 치료받기를 권면하였다. 몸이 너무 지쳐 있을 때 무리한 검사를 받는 것은 한 번쯤 고려해 볼 만하다.

9. 무월경

무월경(無月經)이란 출산 후나 별다른 이유 없이 월경이 없는 것을 무월경증이라고 한다. 무월경은 어떠한 상황에서건 월경의 체외 배출이 결여된 현상을 말하는데 한의학 문헌에 경폐(經閉)라 함이 바로 이것이다. 다시 말해 무월경은 월경폐지라는 뜻이다.

무월경의 가장 큰 원인은 스트레스다. 이밖에 중절수술로 인해 배란에 이상이 생기거나 자궁 주위에 염증이 생긴 경우, 그리고 자궁이 제자리를 잡지 못했거나 내분비장애가 있어도 무월경증이 생긴다. 몸이 아주 허약하거나 빈혈이 심한 경우에는 특별한 병적 증상이 없어도 무월경이 될 수 있으므로 평소 자신의 건강 상태를 잘 살펴야 한다.

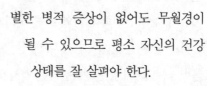
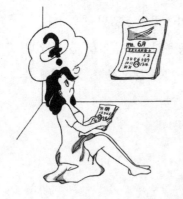

대부분은 월경이 잠깐 멎었다가 정상으로 회복되지만, 몇 달 또는 몇 년씩 월경이 멎는 경우도 있기 때문에 월경이 없을 경우에는 원인

을 파악하여 빨리 치료를 해주는 것이 좋다.

유산으로 출혈을 많이 했거나 아기를 낳고 수유를 한 경우에는 자궁의 혈액이 부족해져 무월경증이 생긴다. 이때는 혈을 보해 주는 팔물탕과 대영전을 복용하는 것이 좋다. 혈액순환 장애로 인해 자궁과 난소에 혈량이 부족해지거나 자궁의 혈액이 완전히 자궁 밖으로 배출되지 못하고 자궁 안에서 그대로 응고되어 무월경증이 생기기도 한다.

이처럼 혈액순환 장애로 생기는 무월경증에는 계지복령탕을 복용하는데 이 약은 자궁 안의 어혈을 제거해 주는 역할을 한다.

출산 후나 결혼 후 갑자기 비만해져 무월경증이 생기는 경우도 있는데 이때는 도인승기탕과 가감위령탕을 처방한다. 모든 무월경증에 쓰이는 통치방에는 한방좌약 좌궁단을 기본적으로 사용한다.

무월경의 분류 방법에는 현상 분류와 임상 분류가 있다. 현상 분류는 무월경을 진성(眞性)과 가성(假性)으로 분류하는 방법이고, 임상 분류는 원발성과 속발성으로 분류하는 방법이다.

① 진성 무월경(眞性無月經)

자궁점막에서부터 근원적으로 월경혈이 발생하지 않는 무월경을 말한다. 진성 무월경은 생리적 무월경과 병적 무월경으로 구분할 수 있다. 생리적 무월경이라 함은 임신성·수유성·환경성의 무월경으로 대부분 일시성 무월경이다.

○임신성 무월경(姙娠性無月經) - 부부생활 후 수정이 되면 임신황체가 성숙하기 때문에 자궁내막의 탈락이 일어나지 않아서 오는

무월경이다.

○ **수유성 무월경(授乳性無月經)** – 수유중이나 산욕기에는 성선자극호르몬에 대한 난소의 반응기전이 일시적으로 일어나지 않기 때문에 배란 및 자궁내막의 주기성 변화가 결여되어 무월경이 된다.

비수유(非授乳)의 경우는 산후 2~3개월 만이면 월경이 다시 나오게 되나 수유의 경우는 반 년 내지 1년 이상 무월경을 지속하며 수유를 중지하면 곧 월경을 개시하는 것이 보통이다. 만약 수유를 중단하여도 무월경이 계속되는 경우는 치료를 요한다.

○ **환경성 무월경(環境性無月經)** – 급격한 환경 및 심리상의 변화와 장기간의 여행 및 결혼 등으로 일시적인 무월경이 나타나는 경우를 말하는데 주로 대뇌의 작용에 영향이 있다. 이 경우도 장기화 하면 역시 치료를 요한다.

② 가성 무월경(假性無月經)

자궁경관이나 질강 등 월경혈의 배출로인 자궁경부와 질외음부위가 기질적으로 폐색되어 월경혈의 질외 배출이 방해되는 것을 말한다. 다시 말하면 외견상으로만 무월경이므로 이것을 음폐월경(陰蔽月經)이라고도 한다.

③ 원발성 무월경(原發性無月經)

제2차 성징이 있으면서 16세까지 생리가 없는 경우와 제2차 성징이 없으면서 14세까지 생리가 없는 경우로 나뉘며 난소기능 부전, 염색체

이상, 골반이 작거나 선천적인 자궁발육 부진, 기형 등이 원인이다.

④ 속발성 무월경(續發性無月經)

정상인이 6개월 이상 생리가 없는 경우와 정상 생리주기의 3배 이상 기간 동안 무월경인 상태를 말한다.

이상에서와 같이 무월경은 지속기간의 여하에 따라 일시성 무월경과 지속성 무월경으로 구분할 수 있다. 치료에 있어서도 여러 방법이 있겠으나 사춘기의 난소발육이 아직 미숙하여 월경주기가 일정하지 않고 일시성의 무월경이 나타날 때는 특별한 치료를 요하지 않는다. 그러나 이런 기간이 6개월 이상 지속되면 그 원인을 찾아 치료해야 한다. 대부분 임상상 문제가 되는 것의 상당수는 진성 무월경에 해당한다.

한의학 문헌에서는 앞서 얘기했던 것처럼 무월경을 경폐(經閉)라 한다. 이는 다시 3가지로 나누는데 혈고경폐, 혈체경폐, 독신녀경폐 등으로 나뉜다. 이 가운데 독신녀경폐는 환경 및 심리적·정신적 요인으로 유발되는 일이 많고 대체로 앞의 두 가지 유형에 속하는 증세로 볼 수 있다.

⑤ 혈고경폐(血枯經閉)

혈액이 고갈되어 오는 무월경을 말한다.

원인은 과다출혈이나 아기를 많이 낳거나 젖을 많이 먹여 피가 모

자라는 경우, 심한 노동, 과식, 설사약 복용 등으로 소화기 계통이 약화되어 피가 생성되지 못한 경우, 극심한 고민이나 골똘한 생각으로 비장기운이 울결되어 피를 생산·공급하지 못하는 경우, 땀을 심하게 흘리거나 과도한 토사 설사로 인해 위에 열이 생겨서 피가 뜨거워진 경우, 심장과 비장에 화기가 많아 먹지 못하여 피를 생성하지 못한 경우, 병을 앓은 후, 들어온 감기 기운을 풀지 않고 보약을 써 속열이 풀리지 않아 진액이 마른 경우, 분노 등으로 간의 기운이 상하여 피를 저장하지 못한 경우, 신장이 허약한 경우, 너무 맵거나 뜨거운 음식, 유독물질을 과다 복용하여 피가 마른 경우 등 대체적으로 이러한 것이 원인으로 작용하는데 이때 그 원인을 잘 살펴 알아보고 그것이 허한 증상인지, 실한 증상인지를 구별하는 게 우선이다. 그에 따라 화를 풀고 피의 순환을 돕는 처방을 선택하여 치료하게 된다.

즉, 허증에는 기와 혈을 보하는 방제를 선택하고 실증의 경우에는 어혈을 풀어 주면서 월경을 통하게 해야 한다.

이 외에 허로(虛勞) 등으로 혈이 고갈된 경우는 기혈을 보하는 동시에 비위도 함께 조화하여 피를 만들어 줄 수 있는 원천을 마련해야 한다.

⑥ 혈체경폐(血滯經閉)

혈액순환의 장애로 오는 무월경을 말하는데 원인은 생리기간 중에 찬 기운이 자궁에 들어가서 오는 경우, 감기·독감·열병 중에 생리가 겹쳐 증상이 생긴다. 이때 피와 열이 엉겨 생기는 경우, 너무 찬 음식이나 설익은 과일 등에 비위가 손상된 경우, 뚱뚱한 사람이 기름진 음식을 과도하게 먹어 신진대사에 장애를 일으킨 경우, 지나친 근심, 억울함, 노기로 가정이 순탄치 못해 기운과 피의 순환에 장애가 오는 경우, 월경 중 부부생활을 해서 정액과 피가 서로 엉겨붙어 생기는 경우 등으로 외부 작용에 의한 것인지, 음식으로 인한 것인지, 환경 및 감정변화에 연유한 것인지 그 원인을 규명하고 그에 따른 치료를 한다.

⑦ 독신녀경폐(獨身女經閉)

문자 그대로 수녀, 비구니, 독신 여성 등 주로 혼자 사는 여성에게 발생한다. 원인은 사람에게 나타나는 일곱 가지의 감정상태가 마음먹은 대로 발산되지 못할 때 생길 수 있다. 즉, 칠정울결(七情鬱結)과 분노 등의 여러 가지 기운이 상호 결합되어 나타나거나 간장의 기운이 몸 전체로 퍼지지 못하고 어느 한 곳에 뭉쳐져서 나타난다.

병증의 내용은 일반 무월경과 다른 점이 있다. 즉, 피를 돌게 해서 월경을 소통시켜 주거나 피를 보충하면서 월경을 통하게 한다. 또는 뭉쳐진 화(火)의 기운을 풀어 주면서 식혀 주고 이때 월경을 통하는 방법으로 치료를 하면 무월경이 해소될 수 있다.

사례① **무월경 4개월**

김소현(가명), 26세, 광주시 동구 거주

앳돼 보이는 아가씨와 엄마로 보기에는 너무 나이가 낮아 보이는 아주머니가 함께 병원을 찾았다. 엄마로 보이는 주인공은 알고 보니 할머니였고, 손녀는 결혼한 지 일년 반 된 새댁이었다. 손녀딸이 걱정되어 같이 방문하게 되었다.

증상은 지난 3월을 마지막으로 4개월간 아직까지 생리가 없었다며 걱정스러워했다. 전에도 생리가 좀 불규칙한 편이었으며 생리가 끊어지기 두 달 전부터 생리통이 심했다고 했다. 평소 손과 발이 찬 편이며 다리 쪽에 어혈로 보이는 붉은 반점이 생겼고 얼굴 부위와 복부 배꼽 주위에 항상 여드름과 같은 작은 종기가 잘 생기곤 했다.

그래서 항상 피부과 약을 상복하고 있으며 생리가 없어진 다음 달에도, 나중에 임신이 안 되면 어떻게 하나 걱정이 되어 주위에서 소개해 준 한의원에 가서 한약을 한 달간 복용하고 있었다.

지금 살고 있는 곳은 남편이 모 대학병원 비뇨기과 의사로 있는 광주지만 친정이 서울이라 치료차 방문하게 되었다. 생리는 보통 4~5일 정도 하지만 색이 검고 점차 양도 줄어들고 있으며 지금 당장 불임이라고 단정할 순 없지만 무월경으로 인해 아기가 생기지 않을까봐 걱정하고 있었다. 이와 같은 경우를 속발성 무월경이라고 하며 초경부터 규칙적으로 있던 월경이 갑자기 없어진 상태를 말한다. 반면에 초경 자체가 없는 것을 원발성 무월경이라 한다.

무월경에는 병적인 것과 생리적인 것이 있는데 생리적 무월경은 초경이 오기 전, 임신기간, 수유기간, 폐경기 이후에 생리가 없는 것을 말한다. 병적 무월경은 가성과 진성의 두 가지로 볼 수 있다.

가성 무월경은 자궁강 내에서 출혈할 때까지는 정상적이나 그 혈액이 처녀막 폐쇄, 경관 폐쇄, 질의 결손 등으로 배출되지 못하는 경우이다.

진성 무월경은 자궁강 내에도 출혈이 오지 않은 상태로 자궁에 원인이 있는 경우에 발육이 늦거나 자궁이 흔적상태로만 있는 경우이다.

신체적 발육이 늦으면 초경도 보통 늦어지는 경우가 많다. 수술로 자궁을 적출하였거나 자궁내에 결핵성 변화가 와서 파괴되었을 경우에도 무월경이 오게 된다. 또한 난소의 기능이 약해졌거나 제거되었을 경우, 양측 난소에 다낭성 난소의 병변이 왔을 경우도 이에 해당한다.

아울러 심한 빈혈, 결핵, 당뇨병과 아편 등의 만성중독상태와 내분비 계통의 이상으로 뇌하수체 종양, 비만증, 갑상선기능장애, 부신피질기능 장애가 있을 경우에도 무월경이 오게 된다. 일시적으로 생활환경에 변화가 오거나 갑작스런 체중 저하, 정신적인 쇼크, 전쟁, 고민, 히스테리 등이 원인이 되어 유발되기도 한다.

이 환자의 경우 선천적으로 약하게 태어난 데다가 평소 성격도 예민하였다. 결혼 후에는 생활환경이 바뀐 탓도 있겠지만 손발이 차고 혈액 순환이 잘 되지 않아 활동 시에 제일 부담을 많이 받게 되는 하지부위에 혈액이 뭉치게 되고 이로 인해서 혈액이 부족하여 소모성 열이 밖으로 분출되어서 양의 기운이 제일 많은 부위인 얼굴과 배꼽 주위로 종기가 생기게 된 것이다.

치료는 어혈을 풀어내고 순환을 도와주는 현부이경탕에 위장과 심장, 신장의 소모성 열을 제거하는 약재를 가감해서 좌궁단과 함께 처방했다.

한 달이 지난 어느 날 전화 한 통이 걸려왔다. 광주의 김소현 씨였다. 한방좌약과 탕약을 한 달간 계속해서 복용해 거의 다 떨어질 무렵에 생리를 5일간 정상적으로 했다는 것이다. 아랫배 쪽이 너무너무 시원한 느낌이 들고 얼굴의 종기도 많이 들어간 상태였다. 생리가 없었던 기간이 길지 않고 초기에 치료를 받게 되어 생각보다 빠른 결과가 있었다. 감사의 말을 전하기 위해 일부러 전화를 준 김소현 씨에게 새로운 고마움을 느꼈다.

자궁에 병이 들면 얼굴에 기미가 생기거나 피부에 트러블이 생길 수 있는데 이때 자궁을 치료하게 되면 깨끗하고 윤택한 피부를 유지할 수 있다.

사례② 무월경6개월
이수경(가명), 37세, 용인시 거주

훤칠한 키에 나이에 비해서 훨씬 젊어 보이는 미시족 이미지를 풍기는 이수경 씨는 과거에 폐결핵을 앓았던 것을 제외하고는 비교적 건강한 여성이었다. 평소 건강에 자신이 있다고 자부하였고 건강을 유지하기 위해 꾸준히 수영을 즐겨했다. 그런데 아무 이유 없이 서서히 건강에 적신호가 드리워지기 시작했다.

96년 12월부터 생리의 양이 줄어들면서 일주일 정도 하던 생리가 3~4일 정도로 줄었고 색도 검어지고 덩어리가 나오기 시작했다. 체중도 10Kg 정도 서서히 불어나면서 급기야는 생리가 끊어지게 되었다. 체중이 늘어나다 보니 전보다 몸의 움직임이나 활동이 둔해져서 생활하기조차 불편했다. 그러던 중 여성의 비만과 관련해서 생리가 없어졌거나 생리가 없어지면서 갑자기 체중이 늘어나게 될 경우에 효과적인 한방좌약이 있다는 소식을 듣고 97년 4월 청주로 내원했다.

소화상태는 과식을 하지 않고 오히려 소식을 하는 편이며 대신 과일을 즐겨 먹었다. 소식을 해서 약간의 변비가 있었다. 자신의 몸 관리에 철저한 편이었던 그녀의 성격이 말해 주듯 신경은 보통 사람보다 약간 예민하였다. 맥은 미약했고 혀에는 얇은 백태가 끼었으며 끝 부분이 붉었다.

이 환자의 경우는 평소 수영을 즐겨 하고 찬 음식을 선호하였으며 찬 과일과 음료수를 많이 먹는 것으로 보아 이것이 자궁병을 일으키는 원인으로 판단하였다. 이 때문에 자궁뿐만 아니라 주위 장기들의 기능 자체가 약해지고 그로 인해서 순환에 장애가 생겨 어혈이 정체되고 생리에 영향을 미치는 것으로 보았다. 생리를 통해 노폐물의 배설이 원활하지 못하다 보니 세포에 영향을 주어 자연히 체중은 증가하게 되었다. 마치 하수구가 막히면 물이 빠져나가지 못하고 가득 고이는 현상과 같다.

치료는 일단 정체되어 있는 자궁 및 부속 장기의 순환상태를 개선시키면서 어혈을 제거해야 한다. 이때는 현부탕 가감방에 좌궁단을 처방했다. 거리상으로 멀리 떨어져 있어 침 치료는 접어두고 약물 치료만을 하게 됐다.

약을 사용하는 한 달 동안 질을 통해서 많은 양의 분비물이 흘러내렸고 약간씩 흐르고 냄새 나던 냉도 거의 사라진 상태였다. 특별히 운동을 하지 않았는 데도 체중은 줄어들기 시작했다. 그러나 아직 생리

가 나오지는 않았다. 일단 몸의 순환상태가 많이 회복되었고 맥상으로
도 호전 단계에 있었으므로 한 달간 치료 경과를 더 지켜보기로 했다.
두 달이 거의 지났을 무렵 체중이 5Kg 정도 줄어든 상태였고 기다리
던 생리도 약간 있었는데 만족스럽지는 않았다. 아직 약이 남아 있다
고 해서 남은 약을 꾸준히 쓰고 다시 연락을 하기로 했다.

그 후 1년 가까이 지난 98년 8월, 낯익은 얼굴의 여성이 빙그레 웃
으며 진료실로 들어왔는데 바로 이수경 씨였다. 청주로 전화하니 원장
님이 서울로 옮기셨다는 얘기를 듣고 물어서 찾아왔다고 했다. 그간의
안부를 물으니 한약과 좌약을 거의 다 사용할 무렵인 97년 6~9월까
지는 소량이지만 생리가 있었다. 이후 10월부터는 예전과 같은 양의
생리가 나와 생리기능은 완전 회복되었다. 체중도 예전의 상태로 돌아
왔다. 그 후로 체중 유지를 위해서 계속 운동을 했다. 물론 전에 즐겨
하던 수영을 제외한 운동이었다. 수영은 건강을 위해서 좋지만 찬물
운동이기 때문에 자궁이 약하거나 몸이 피곤할 때는 하지 않는 것이
바람직하다. 아울러 식사도 적절히 하면서 가능한 찬 음식은 피하는
것이 좋다. 어쨌든 이렇게 다시 찾아와 준 환자가 고마웠다.

이수경 씨의 컨디션은 전체적으로 좋은 상태인데 약간의 냉이 나와
자궁을 예방하는 차원에서 한방좌약과 자궁을 보호하는 자보단을 얼
마간 더 사용하였다. 그 후로 가끔 이수경 씨는 전화를 통해서 안부를
전하고 있다.

사례③ 무월경 8개월

송지혜(가명), 34세, 서울시 서초구 거주

서울에 사는 송지혜 씨는 결혼해서 아이가 하나 있었고 임신중절수술 경험이 두 번 있었을 뿐 별 탈없이 건강하게 생활하고 있었다. 그러던 중 97년 1월경부터 생리량이 점차 줄어들더니 3월부터는 아예 생리가 나오지 않는 것이었다. 혹시 임신이 아닌가 병원에 가서 검사를 받아도 별 이상이 없다고만 할 뿐 시원한 해결책이 나오지 않는 것이었다. 여러 병원과 한의원에 가서 치료를 받아 보았지만 별 변화가 없자 치료를 포기하고 지내던 중 우연한 기회에 본원을 방문하게 되었다. 그 때는 벌써 생리가 끊긴 지 8개월이나 지난, 97년 10월이었다.

내원한 환자는 외모상으로는 상당히 왜소한 모습이었는데 이전의 생리상태를 물어 보니 생리할 때 아랫배와 허리에 통증이 심했으며 생리량도 결혼 전보다는 상당히 줄어든 편이라고 하였다. 평소에도 백대하가 조금씩 흐르고 외음부에 이따금씩 가려운 증상이 있었으며 가끔씩 어지럽고 팔꿈치가 쑤시는 증상도 갖고 있었다. 또한 변비증상이 있었고 소변도 시원하게 보지 못하였다.

여러 임상증상과 맥진을 종합해 볼 때 전체적으로 기혈이 상당히 부족해진 상태였으며 비위기능 또한 저하된 상태였다. 따라서 기혈을 보하는 처방에 비위기능을 높이는 약물을 가하였고 또한 자궁내에 정체된 어혈을 풀어 주기 위하여 좌궁단도 병행하여 한 달 동안 사용하도록 하였다.

이렇게 꾸준히 한 달 동안을 치료한 결과 11월 중순에 드디어 생리가 있었다고 환자로부터 전화가 왔다. 치료 효과가 빨라 다행이기는 하나 아직 정상기능을 찾았다고는 볼 수 없었기 때문에 조만간 다시 한 번 다녀가라는 얘기를 하고 전화를 끊었다. 그 뒤로는 소식이 끊어졌다가 98년 1월말에 이차로 본원을 다시 찾게 되었다. 환자로부터 얘기를 계속 들어보니 그 뒤로도 생리는 계속 있었으나 주기가 너무 불규칙하여 병원에서 각종 검사를 받아 보았다고 한다. 결과는 별 문제 없는 것으로 확인되었다. 일단 생리가 다시 시작되었으나 아직 난소와 자궁의 기능이 완전히 회복되지 못하여 주기가 불규칙하게 나타나는 것이므로 난소와 자궁의 기능을 돕고 생리주기를 조정하는 자보단과 한방좌약도 더 사용하도록 했다.

이 무월경 환자의 경우처럼 없던 생리가 치료 후 다시 시작되면 치료를 곧 중단하는 경우가 많은데, 최소한 3개월간은 생리주기와 생리량 등에 대해 주의 깊게 살펴보면서 그에 맞는 조치를 해야 재발이 되지 않는다는 것을 명심해야 한다.

사례④ 무월경 1년

이연숙(가명), 28세, 울산시 거주

정상적인 여성에게서 주기적으로 일어나는 생리 현상인 월경은 여성 건강의 지표라 할 만큼 여성 건강과 밀접한 관계가 있다. 성숙한 여성에게는 폐경이 될 때까지 임신이나 수유기간을 제외하고는 항상 주기적으로 월경이 있게 되는데 만약 어떠한 이유로든지 월경이 중단된다면 여성은 신체적으로 뿐만 아니라 정신적으로도 큰 충격을 입게 된다. 97년 10월 중순에 내원한 환자가 바로 이러한 경우였다.

　울산에 사는 이연숙 씨는 93년에 결혼하여 그 해 아이를 낳은 후부터 체중이 갑자기 늘기 시작하더니 동시에 생리가 불규칙해지기 시작했다. 5~6일이던 생리기간도 3일로 줄어들었고 생리량도 현저하게 줄어들었다. 처음에는 대수롭지 않게 여겼는데 시간이 지날수록 생리가 점점 불규칙해지더니 96년 10월부터는 아예 생리가 나오지 않는 것이었다. 다급해진 그녀는 이때부터 여러 병원을 수소문해 온갖 방법을 다해 치료를 받아 보았으나 별 효과를 보지 못하였다. 그러던 중 친지 소개로 필자를 찾아왔으니 무월경이 시작된 지 만 1년이 조금 지난 97년 10월이었다.

　내원 당시 체중은 출산 전보다 20Kg 이상 늘어 있었고 백대하와 방광염 증세도 있었으며 소화불량과 어지러운 증상도 호소하였다. 무엇보다도 걱정스러운 것은 1년간의 무월경으로 환자의 기분이 몹시 침체되어 있다는 것이었다. 다행히 출산 후이기는 했지만 젊은 나이에 생리기능을 잃었다는 좌절감이 마음에 큰 상처를 남긴 것이었다.

　상담을 통해 증상이 비슷했던 환자들의 체험 사례를 보여 주며 치유될 수 있다는 희망을 주는 것이 중요하였다. 또한 냉한 자궁을 따뜻하게 해주고 난소기능을 돕는 한약과 자궁내 혈액순환을 돕는 좌궁단을 한 달 분 지어 주었다.

　3주 정도가 지난 11월 초 편지 한 통이 날라 왔다. 이연숙 씨였다. 내용을 읽어보니 한약과 한방좌약을 사용한 지 열흘 후인 10월 26일부터 일주일간 생리가 있었다는 것과 어지러운 증상도 아주 좋아졌다는 내용이었다. 생리가 시작되던 날 믿기지 않을 정도로 너무 좋아 어쩔 줄을 몰랐다고 했다. 생리를 하고부터는 우울한 마음도 사라지고 몸도 점차 가벼워진다고 했다. 또 편지 마지막에는 며칠 후 방문하겠다는 말과 고맙다는 인사도 빠뜨리지 않고 적혀 있었다. 편지를 읽어 내려가면서 처음 내원했을 당시 우울했던 이연숙 씨 얼굴에 환한 미소가 가득 찼을 것을 상상하니 의사로서 큰 보람을 느낄 수 있었다.

여성에게 정상적인 생리는 하늘이 내린 큰 축복이라 할 수 있다.

사례⑤ 무월경 1년

조윤희(가명), 38세, 제주도 거주

제주도에 살고 있는 조윤희 씨가 생리불순과 요통을 주소증으로 본원을 방문한 것은 96년 8월이었다. 내원 당시 두 아이의 엄마였는데 병력을 들어보니 95년 가을부터 갑자기 생리가 없어지더니 벌써 1년이 다 지나도록 생리가 나오지 않는다는 것이었다. 그 동안 산부인과에서 치료도 하고 가까운 한의원에서도 치료를 해보았으나 별 효과를 볼 수 없었다고 한다. 그러던 중 이웃에 사는 언니의 소개로 본원을 방문하게 되었다.

내원 당시 환자는 심한 요통을 호소하였고 양쪽 손가락에 저린 느낌이 있었다. 생리가 없기 전의 상태를 물으니 두 아이를 출산하고 나서부터 생리량이 줄었으며 생리혈에 덩어리가 많이 섞여 나왔다고 한다. 또한 그 전부터 생리주기가 불규칙했으며 현재도 누런 냉이 흘러 나온다고 했다.

진단 결과 신경이 매우 예민한 편이며 간기능이 상당히 저하된 것으로 판단하였고 그로 인하여 자궁과 난소가 제 기능을 발휘하지 못하였다.

따라서 간기능을 풀어 주는 데 효과가 좋은 소요산 가감방을 보름간 처방하였고 1주일에 2~3회 정도로 침 치료와 물리 치료를 병행하였다. 보름이 지나면서부터 요통이 많이 감소되어 그 다음부터는 자궁과 난소기능을 돕는 처방인 자보단을 투여하면서 동시에 자궁내 혈액순환 개선과 어혈 제거에 효과가 좋은 한방좌약 좌궁단을 사용하도록 했다. 환자의 개인 사정으로 침 치료는 1주일에 1~2회 정도를 시술하였다.

이렇게 치료하기를 3개월 정도 꾸준히 계속하자 12월초에 드디어 생리가 비치기 시작하였다. 환자는 힘든 치료 끝에 효과를 보아서인지 무척 기뻐하였고 필자의 마음도 매우 흐뭇하였다.

다만 무월경의 경우 난소와 자궁의 기능이 완전치 못한 상태이므로 3개월 정도의 꾸준한 관찰이 요구되어 한 달에 한 번 정도 내원하도록 하였다.

97년 9월까지 생리가 정상으로 있었던 것이 확인되었으며 전반적인 건강상태도 양호하였다. 그 뒤로는 소식이 끊어졌는데 98년 2월 초 발목을 다쳐 다시 내원하여 생리상태를 물어 보니 지금까지 생리는 정확하게 한다며 감사의 말을 전해왔다.

강선희(가명), 30세, 서울시 은평구 거주

강선희 씨는 고등학교 때부터 생리주기가 불규칙하더니 졸업 직후부터 현재까지 생리를 3~4개월에 한 번 정도 하고 있었다. 결혼한 지 2년 가까이 됐지만 아이는 아직 없는 상태였다. 걱정이 되어 여러 병원에 가서 검사를 해본 결과 난소의 기능이 좋지 못해 배란이 제대로 이루어지지 않는다는 진단을 받았다. 그래서 생리가 없을 때마다 병원에 가서 호르몬 주사를 맞고 생리를 하곤 했다. 그러나 치료를 받았을 때만 생리를 하고 그 후에는 지속적인 생리가 없었다. 근본적인 치료가 되지 않아 고민하던 중 98년 4월 13일 소개를 받고 찾아오게 되었다.

96년 겨울, 난소에 물혹이 생긴 것을 발견했으나 특별히 치료는 받지 않았고 그전에 소파수술을 두 번 한 적이 있었다. 그리고 최근 1년 동안 몸무게가 무려 8Kg 늘어났다. 이 환자의 경우는 비만 치료도 같이 받기를 원하였다. 많은 사람들이 좌궁단만 쓰면 무조건 살이 빠지는 것으로 알고 있는데 사실은 그렇지 않다. 비만인 경우의 예를 들어보면 본인 스스로가 음식을 잘 먹거나 많이 먹어서 살이 찐 경우는 좌궁단 치료가 해당되지 않는다. 좌궁단으로 비만을 치료할 수 있는 경우는 생리가 계속 불규칙하면서 살이 점차로 쪘다던가, 갑자기 살이 찌기 시작하더니 생리가 불순해지거나 무월경이 되는 경우가 이에 해당된다. 이때 생리 치료가 되면 살도 자연히 빠지며 또는 살이 먼저 빠지면서 생리가 정상으로 돌아오는 것이다.

이 환자의 경우 생리가 본래 불규칙했고 갑자기 체중이 늘어났기 때문에 이에 해당될 수 있다고 보였다. 우선 급한 것은 생리를 정상으로 되돌아오게 하는 것이다. 생리가 정상으로 돌아와야만 순조롭게 임신도 가능하고 살도 빠질 수 있다고 설명했다. 평소 소화가 잘 되지 않는 편이고 변비가 있으며 생리시 약간의 통증이 있고 덩어리가 많으며 1주일 정도 하지만 양은 적은 편이었다. 초음파상에 특별한 이상소견은 없었다.

일단 뇌하수체와 간장의 기능, 난소로 이어지는 호르몬 체계에 문제가 생겨 배란이 잘 되지 않고 그로 인해 생리가 불규칙해졌으므로 어혈을 풀고 난소의 기능을 회복시켜 주기 위해 현부탕 가감방과 좌궁단을 처방했다. 이와 동시에 체침과 이침요법을 실시했다.

좌약 분비물은 소량 지속적으로 나왔고 한 달 가까이 했지만 별다른 효과가 없자 약간의 실망스러움을 느끼고 치료를 계속해야 되는지 물었고, 그런 환자를 설득시켜 지속적으로 치료에 임하게 했다. 환자가 어둠 속에서 길을 잃고 헤맬 때 끝까지 치료를 이끌어 나가는 것도 의사의 책임이라 생각한다.

두 달 가까이 치료를 하던 어느 날 약간의 적색 분비물과 갈색의 찌꺼기가 나오더니, 그 뒤 한 일주일 정도 후에 드디어 생리가 5~6일 정도 있었고 그 기간 동안 덩어리가 계속해서 많이 나오면서 색은 점점 밝아졌다. 그 후 컨디션도 호전되고 기분도 날아갈 것 같다고 말했다. 초음파상으로 난소가 약간 커져 있었지만 그리 문제가 될 정도는 아니었고 변비가 아직 있다고 해서 한 날산 약을 두여했다.

만약 환자가 중도에 치료를 포기했거나 의사로서 환자에 대한 설득

력의 부족으로 치료가 중단됐다면 한약과 의사에 대한 신뢰도가 어땠을까 하고 되돌아보는 계기가 되었다. 환자 한 사람마다 인내심으로 더욱 세심한 주의와 관심이 필요함을 느꼈다. 이제 그녀는 임신을 기다리는 듯 했으며 또 하나의 숙제가 주어진 셈이다.

<hr />

사례⑦   무월경 5년
김재인(가명), 32세, 인천시 거주

김재인 씨가 한의원을 찾게 된 때는 봄이 한창 무르익는 5월이었다. 키는 작지만 제법 몸무게가 나가 보일 듯한 그녀는 근심 어린 표정으로 이야기를 시작했다. 몇년 전 청주의 한의원에서 몸이 너무 차고 냉이 심해서 치료를 받은 적이 있다고 했다. 첫인상이 어렴풋이 낯설지 않은 이유가 아마도 그 때문인 듯 싶었다. 거리상으로 너무 멀어 치료를 충분히 받지 못한 것이 화근이었던 것 같다며 치료할 당시에는 몸도 많이 따뜻해지고 냉도 줄어 치료를 중도에 그만두게 되었다고 말했다.

그녀는 현재 두 딸을 낳았는데 둘째가 7살이 된 현재까지도 남편과 시댁에서는 아들을 너무 원하고 있었다. 하늘을 보아야 별을 딴다는 옛말도 있듯이 갑자기 5년 전부터 생리가 줄더니 급기야 생리가 멈추게 되었다. 그 후로 체중이 불어나기 시작해 현재는 결혼 전보다 15Kg이 늘었다.

병원에서 무월경과 불임에 관한 검사를 받아 보았지만 초음파상으로는 아무런 이상을 발견할 수 없었다. 다만 호르몬의 불균형으로 인해 배란에도 장애가 생긴 것 같아 호르몬제를 투여하면서 임신을 시도해 보자고 해서 한의원을 방문하기 전인 4월까지 호르몬 치료를 하고 생리를 했다. 여러 한의원에서 한약을 먹어 보았으나 손발도 다시 차가워지고 냉도 계속 흘렀다. 맥은 매우 약해 있었고 혀에는 어혈의 축적이 심한 것을 알 수 있었다.

임신을 하기 위해서는 우선 생리가 통하는 것이 순서이므로 그간 심한 정신적인 스트레스로 인해 울체되어 있던 기운과 어혈을 제거하기 위해 현부탕과 좌약을 처방하고 거리는 멀지만 침 치료도 함께 받도록 권했다. 그녀는 힘들지만 치료를 위해서라면 열심히 노력하겠다고 말하고는 일주일에 한두 번 체침과 비만침을 맞았다.

순환기능이 많이 저하되어 있어 매번 손과 얼굴이 붓고 피곤해 하였고 유방통증을 호소했다. 좌궁단을 사용하면서 황색의 액체 분비물이 계속 흐르기 시작했고 2주 정도 지나자 붓고 피곤한 증상이 서서히 사라졌다. 몸도 약간 가벼워진 듯하나 식욕이 당겨 절제하기가 힘들다고 했다. 여성의 병은 비만에서 시작되는 경우가 많으니 체중이 늘지 않도록 등산이나 산책 같은 적절한 운동을 하도록 하여 몸의 순환상태 개선에 도움이 되도록 했다.

그 후 두 달 정도 꾸준히 치료를 받던 그녀는 몸의 상태는 가볍고 좋아졌지만 생리가 나올 기미가 없자 조금씩 조바심을 느끼는 눈치였다. 두 달을 열심히 노력했으니 조금만 인내하면 분명히 생리가 나올 것이라고 확신을 심어 주었다. 세속해서 한방좌약과 난소와 자궁의 기능을 살리는 자보단을 함께 처방했다.

침 치료는 잠시 중단한 뒤 시간이 지난 8월말에 다시 방문했는데 전에 비해 체중이 줄어들었다. 냉증은 거의 사라지고 그 동안 집을 새로 도배하느라 매우 힘이 들었다며 피곤하면 유방과 아랫배의 뻐근함이 심해진다고 했다. 현재는 생리 전의 몸 상태처럼 전신이 뻐근하고 내일이라도 생리가 나올 것 같은 느낌이라고 했다. 그녀에게는 또 하나의 고민이 생겼다. 조금 있으면 추석이 돌아오는데 시댁의 동서가 아이를 가져 더욱 눈치를 봐야 한다는 것이었다. 정신적, 육체적으로 힘들어하는 환자를 지켜보는 의사의 마음도 아팠다.

그녀가 다시 치료를 시작한 지 보름 정도 지난 9월의 어느 날 아침 한 통의 전화가 걸려왔다. 김재인 씨였다. 울먹이는 그녀는 어제부터 배에 통증이 심하더니 저녁 때 드디어 생리가 시작됐다는 것이었다. 치료를 시작한지 4개월만의 일이다. 남편과 함께 눈물을 흘릴 정도로 기뻤다고 했다.

며칠 뒤 같은 증상을 가진 친구와 함께 방문했는데 밝은 얼굴로 감사의 인사를 하며 예전처럼 정상으로 생리를 했다는 것에 행복을 느끼고 있었다. 이번 명절에는 떳떳하게 시댁으로 인사를 갈 수 있어 다행이라며 이제는 함께 온 친구를 걱정했다. 앞으로 경과를 더 지켜보면서 아이를 기다려 보겠다는 환자의 여유스러움에 뿌듯함과 보람을 한껏 느꼈다.

10. 생리통

여성의 절반은 매달 생리통(生理痛)에 시달리고 있다. 생리통은 월경이 시작하기 전이나 진행 도중 혹은 끝난 후 허리나 하복부에 통증을 느끼는 것을 말한다. 대부분은 월경이 오기 1~2일 전 또는 월경이 오는 첫날에 시작하며 월경을 시작하게 되면 점차로 통증이 없어진다. 하지만 심한 경우에는 월경 시작부터 끝날 때까지 지속되기도 한다.

생리통의 증세는 대부분 복부통증뿐만 아니라 전신증상까지 동반하게 된다. 예를 들면 유방이 팽창하여 아프거나 속이 메슥거리고, 구토가 나며 허리가 아프고 심하면 하복부까지 아프다.

한방에서 월경통은 전통적으로 통경(痛經) 혹은 경행복통(經行腹痛)이라 한다.

서양의학에서는 월경통을 원발성 월경곤란증 혹은 본태성 월경곤란증으로 분류하고 있다. 생리통에 대해 양방에서는 아직 확실한 원인을 밝혀내지 못하고 있는 실정이나 다만 자궁근의 과도한 수축성에 의하여 이차적으로 나타나는 것이라는 설과 자궁내막과 자궁근층 속의 혈관경련이 원인이라는 설이 가장 유력하다. 그러나 치료는 진통제를 투여하는 정도 이외에는 근본 대책이 없다.

양방에서는 대부분 생리통을 원발성과 속발성으로 나누고 있다.

여기서 원발성 생리통(原發性生理痛)은 결혼 전의 여성에게 많다. 대다수가 초경이 있은 후 얼마 안 가서 월경통이 시작되고 결혼하여 아기를 낳으면 점차 나아지거나 없어진다. 이것은 골반내에 분명한 국소 병변이 없는 데에도 자궁근육이 경련을 일으키거나 자궁내막의 덩어리가 떨어져 나가거나 정신적인 원인 등으로 일어난다.

속발성 생리통(續發性生理痛)은 결혼한 여성에게 많이 온다. 대부분 월경이 시작된 지 수년 후 발생하는데 반수 이상은 골반내의 기질적 병변, 예를 들어 골반염·자궁근종이나 자궁종양·자궁내막증 등으로 일어난다. 이는 원인이 되는 병이 치료되면 자동적으로 사라진다.

한편 한방에서 보는 생리통의 원인은 크게 3가지이다.

① 한습저체(寒濕阻滯)

생리전이나 생리기간 중에 비를 맞고 오래 걸어다니거나, 물 속에서 오래 수영을 하거나 또는 습지나 콘크리트 바닥에 장시간 앉아 있거나, 아이스크림이나 찬 과일을 많이 먹음으로써 생기는 증상이다.

주요 증상은 생리 시작과 동시에 아랫배가 차갑고 송곳으로 찌르는 것 같은 통증이 오며 창자가 꼬이는 것 같고 허리나 등까지도 저리고 아프다. 이때는 생리량이 적고 덩어리도 나온다. 월경이 빠져나가도 상쾌하지 않고 주로 따뜻한 것을 찾게 된다. 이럴 경우 그 치료는 경락을 따뜻하게 해주고 찬 기운을 풀어 주는 온경탕(溫經湯), 온경화습탕(溫經化濕湯) 등을 처방한다.

② 기체어혈(氣滯瘀血)

평소 생리중에 위생이 청결하지 못했거나, 심한 운동을 했거나, 극심한 스트레스로 인해 기운이 정체되어 월경배출이 곤란해져서 통증이 오게 된다. 치료는 어혈을 풀어 주는 한방좌약 좌궁단(坐宮丹)과 현부이경탕(玄附理經湯)을 사용한다.

③ 기혈허약(氣血虛弱)

선천적으로 체질이 약해서 기운이 부족한 사람이거나 수술후유증이나 중병을 앓아 피가 부족할 경우 생리가 정상적으로 이루어지지 않는다. 치료는 기혈을 보해 주는 보중익기탕(補中益氣湯) 가감방을 사용한다.

월경통은 월경이 시작하기 전이나 진행 도중 혹은 끝난 후 하복부에 주로 나타나게 되고 대부분은 월경이 오기 1~2일 전 혹은 월경이 오는 첫날에 시작하며 월경이 나오면 점차 통증도 소실되는데 이것이 가장 일반적 유형이다.

그러나 월경중에 발생하거나 혹은 월경이 시작하여 끝날 때까지 지속되거나 월경이 끝나려 할 때 통증이 발생하는 등 증상이 다양하다. 대부분 전신증상까지 동반하게 된다. 예를 들어 유방이 팽창하며 아프거나 속이 메슥거리고 구토가 나며 허리가 아프고, 심하면 하복부까지 당기는 등의 증상이 와서 정상적인 생활을 하기 어려울 정도로 영향을 미친다.

증상을 분석하려면 반드시 통증이 오는 시기, 부위의 성질 그리고 전신증상과의 관련 여부를 근거로 한증(寒證)과 열증(熱證), 허증(虛證)과 실증(實證)을 구분해내고 그에 따라 처방해야 한다.

통증이 오는 시기로 볼 때 월경 전이나 월경중에 오면 실증(實證)에 속하고 월경 후에도 통증이 지속되거나 새로운 통증이 시작되는 것은 허증(虛證)에 속한다. 부위로 볼 때 아랫배 가운데를 기준으로, 뒤로는 엉치부위까지 당기고 아래로는 외음부·항문·넓적다리 안쪽까지 당기며, 위로는 상복부까지 영향을 미치고, 심한 경우 메슥거리고 구토가 나기도 한다. 통증이 아랫배 한쪽에 있거나 혹은 양쪽에 있는 것은 대부분 골반염 환자에게서 나타난다.

통증의 성질상 손을 대었을 때 부드럽게 느껴지면 허증(虛症)이요, 손을 떼면 더 아픈 것은 실증(實症)에 속하며, 따뜻하게 하여 통증이 감해지면 한증(寒症)에 속하고 따뜻하게 하여 통증이 심하면 열증(熱症)에 속한다. 복통과 더불어 속이 더부룩해지면 기운이 울체되어 온 것이고, 복통이 분만 진통하듯이 진행되다가 월경이 나옴과 더불어 통증이 덜해지는 것은 어혈로 인한 것이다.

더부룩함과 통증을 비교해 전자가 심하면 기운이 체한 것이요, 후자가 심하면 어혈에 의한 것으로 본다.

찌르는 듯이 아픈 것은 열증에 속하고, 잡아 짜듯하고 차면서 아픈 것은 한증에 속하며, 살살 아픈 것은 허증에 속한다. 임상상 대체로 허증과 실증이 섞여 있는 것이 일반적이다.

각각의 증상과 치료법을 살펴보면 기가 울체되고 어혈이 있는 경우 증상은 월경 전후에 아랫배가 더부룩하고 아프다. 월경이 나오면 통증이 감소되며 양은 적고 시원치 않으며 색은 어둡고 혹은 덩어리도 있다. 가슴, 옆구리, 혹은 유방이 딱딱해지고 아프며 혀 가장자리에 어혈점이 보이며 백태가 얇게 낀다. 치료는 기를 다스리고 어혈을 풀며 통증을 제거한다.

차고 습한 기운이 응체된 경우 증상은 월경 전후 혹은 월경중에 아랫배가 차고 아프며 허리와 등까지 저린다. 양은 적고 색도 흐리며 덩어리도 있다. 대변은 묽고 혀에 백태가 낀다. 이때는 경락을 따뜻하게 해주고 찬 기운을 풀어 준다.

기운과 피가 부족해서 오는 경우에는 월경이 끝난 후 아랫배가 살살 아프며 또한 자궁이 빠지는 듯한 느낌이 있다. 아픈 곳을 손으로 만지면 통증이 약해지고 허리가 아프며 저리다. 색은 흐리고 묽으며 얼굴은 창백하고 혀에 백태가 얇게 낀다.

치료는 기를 보하고 피를 늘리며 충맥(衝脈)과 임맥(任脈)을 조절해 준다. 생리통은 미리 조심을 하면 예방이 될 수 있는 질환이다.

- 생리 전에는 공기가 잘 통하고 보온이 잘 되는 옷을 입는다.
- 생리 중에는 위생을 철저히 한다.
- 정신적 긴장감을 해소하도록 하는 게 좋다.
- 생리 중에는 극렬한 운동이나 노동을 삼간다.
- 습기가 많은 곳이나 찬 곳에 노출되지 않도록 한다.
- 냉수욕이나 수영을 삼간다.
- 설익은 과일이나 찬 음식, 신맛이나 떫은맛의 음식은 피하는 것이 좋다.
- 쑥뜸이나 따뜻한 물수건으로 아랫배를 따뜻하게 해준다.

사례① 생리통

강금환(가명), 50세, 서울시 거주

강 여사는 평소 생리통이 심하여 진통제를 먹지 않고서는 일상 생활을 하기가 힘들 정도였다. 또한 최근에는 병원에서 검사한 결과 간장이 좋지 않고 단백뇨가 검출되는 등 신장기능도 몹시 안 좋다고 하여 치료를 받았으나 건강상태가 별로 호전되지 않고 있었다. 병원에서는 한약은 절대 먹지 말라고 하여 이러지도 저러지도 못하고 전전긍긍하던 중에 우연히 필자가 출연한 TV 프로를 보고 본원을 방문한 것이 97년 9월말이었다.

증상을 자세히 살펴보니 수족이 냉하고 어지럽고 가슴이 답답한 증상이 있었으며, 생리시 허리와 아랫배에 극심한 통증이 있었다. 생리혈도 검은 편이었다. 또한 소화도 잘 안 되고 가끔씩 붓는 증상도 있었다. 임상증상과 진맥을 종합해 본 결과 간기가 울체되고 신장기능이 허약하였으며 잦은 유산으로 인하여 자궁내 어혈이 정체된 것으로 판단하였다. 그래서 울체된 간기를 풀어 주고 자궁을 따뜻하게 하여 정체된 어혈을 제거하는 데 주안점을 두고 가미현부이경탕과 한방좌약인 좌궁단을 각각 한 달 분을 지어주고 상태 변화를 보기로 했다.

한 달여 남짓 지난 어느 날, 한 아주머니가 두 딸을 데리고 본원을 방문하였다. 바로 강 여사였다. 그간의 상태를 물으니 약을 사용하는 처음 보름간은 자궁내에서 냄새가 심한 배출물이 흘러나와 힘들었다고 했다. 그만둘까 망설이다가 그래도 한 번 믿고 계속해 보자고 하여 지속하니 보름 이후부터는 상태가 점점 좋아졌다고 했다. 그간에 생리도 한 번 있었는데 믿기지 않을 정도로 좋아져 미미한 통증만 있었을 뿐이었고, 부종과 가슴이 답답한 증상도 상당히 호전되었다고 했다. 단지 소화상태만이 약간 안 좋다고 하여 자궁의 순환기능을 도와주는 약물에 비위기능을 촉진시키는 약을 첨가하여 한 달 분 더 지어 주었다. 본인의 생각과는 달리 한방치료의 효과가 너무 좋아 평소에 생리가 불순한 두 딸들까지 데리고 와서 고쳐달라고 부탁했다.

두 딸들과 함께 고맙다는 인사를 하고 돌아가는 모습을 보면서 치료에 있어서 환자와 의사 사이의 신뢰감이 얼마나 중요한가를 다시한 번 생각해 보게 되었다. 만일 환자가 치료 초기에 불편함을 견디지 못하고 중도에 포기하였다면 이와 같이 빠르게 치료되는 결과를 얻지 못하였을 것이다. 또한 한방에 대한 그릇된 인식으로 치료받을 기회조차 스스로 포기하도록 강요받는 환자들이 수없이 많다는 것이 안타까울 뿐이었다.

곽혜린(가명), 25세, 서울시 거주

이 환자는 25세 된 여대생으로 몸은 약간 비만한 편이고 평소에도 아랫배와 손발이 항상 차가웠다. 초경은 중학교 2학년 때 처음 시작했고 고등학교 졸업 직후부터 생리통이 아주 심했다.

생리통은 전날과 당일, 이틀까지가 매우 심하여 진통제를 먹지 않으면 견디지 못할 정도였다. 생리가 있으려면 아랫배와 허리가 가장 많이 아프다고 했다. 현재 키 154cm, 53Kg의 체중을 유지하고 있는 환자는 여고 졸업부터 약간씩 살이 쪄서 각종 다이어트요법도 시도해 보았으나 실패했다.

우선 월경의 상태와 생리통에 관해서 알아보자. 앞에서도 밝혔지만 월경은 자궁내막이 자연적으로 괴사를 일으켜 발생하는 출혈 현상으로 성숙한 여성에게만 있는 자연적인 현상이다. 생리통은 난소의 기능과 밀접한 관련이 있는데 난소기능이 완전히 성숙되기 전인 사춘기와 젊은 여성에게 주로 많이 나타난다. 서양의학에서는 아직 확실한 원인을 밝혀내지 못하고 있으나 최근 프로스타그란딘이라는 호르몬의 과다분비로 인해 월경통이 유발된다고 학계에 보고되고 있다.

생리통은 크게 원발성 생리통과 속발성 생리통으로 나누고 있다. 원발성 생리통은 결혼 전 여성에게 많다. 대부분 초경이 있은 후 바로 시작이 되고 결혼하여 아기를 낳으면 점차 나아지며 없어진다.

속발성 생리통은 결혼한 여성에게 많이 온다. 반수 이상은 골반내의 기질적인 병변 즉 골반염, 자궁근종이나 자궁내막증 등으로 일어난다.

이 때 원인이 되는 병이 치료되면 자동적으로 낫는다.

한방에서는 생리통을 어떻게 진단하고 치료하는지 한 번 살펴보자. 생리통은 월경이 시작되기 전이나 진행 도중 혹은 끝난 후 하복부 또는 허리에 주로 나타나고 대부분은 월경이 오기 1~2일 전이나 월경이 시작되는 당일에 아픈 것이 가장 일반적인 유형이다. 그리고 대부분은 복부통증뿐만 아니라 허리가 심하게 아프거나, 유방이 팽창하고 아프며, 속이 메슥거리고 구토가 나며 심하면 정상적인 업무나 생활을 하기 어려울 정도로 악영향을 끼친다.

한방에서는 생리통의 원인을 3가지로 설명하고 있다.

한습저체(寒濕阻滯)와 기체어혈(氣滯瘀血), 기혈허약(氣血虛弱)이 바로 그것이다.

이 가운데 한습저체는 생리 전이나 생리기간 중에 비를 맞고 오래 걸어다니거나, 물 속에서 오래 수영을 하거나 또는 습지나 콘크리트 바닥에 장시간 앉아 있거나 아이스크림이나 찬 과일을 많이 먹음으로써 생기는 증상이다.

주요 증상은 생리 시작과 동시에 아랫배가 차갑고 송곳으로 찌르는 것 같은 통증이 오며 창자가 꼬이는 것 같고 허리나 등까지도 저리고 아프다. 이때는 생리량이 적고 덩어리도 나온다. 월경이 빠져나가도 상쾌하지 않고 주로 따뜻한 것을 찾게 된다.

치료는 경락을 따뜻하게 해주고 찬 기운을 풀어 주는 온경탕(溫經湯), 온경화습탕(溫經化濕湯) 등을 처방한다.

기체어혈(氣滯瘀血)은 평소 생리중에 위생이 청결하지 못했거나, 심한 운동을 했거나, 극심한 스트레스로 인해 기운이 정체되어 월경배출이 곤란해져서 통증이 오게 된다.

기혈허약(氣血虛弱)은 선천적으로 체질이 약해서 기운이 부족한 사람이거나 수술후유증이나 중병을 앓아 피가 부족할 경우 생리가 정상적으로 이루어지지 않는다.

이상에서 살펴본 바와 같이 혜린 씨의 증상은 한습저체의 현상으로 설명할 수가 있다.

최근 젊은 여성들은 여름철에 노출이 심한 의상을 많이 입고 다니며 한 겨울에도 짧은 치마를 즐겨 입는데 생리 전이나 생리중에 찬바람에 노출되면 차가운 기운이 역상하여 자궁 안으로 흘러들어 한습저체 현상이 생기게 되며 비만과 생리통을 유발시키는 것이다.

이럴 경우 그 치료는 찬 기운을 풀어 주고 자궁을 따뜻하게 해주는 가미온경탕을 복용하고 자궁 안에 있는 어혈을 제거하는 좌궁단을 사용함으로써 비만과 생리통을 개선시킬 수 있다.

젊은 여성으로서 마음껏 멋을 내는 것은 좋지만 생리 중에는 몸을 따뜻하게 해주는 것이 건강을 지키는 길임을 명심하여야 한다.

평소 생리통을 예방하기 위해서는 생리 중에 찬 음식을 피하고 소화하기 쉬운 음식을 섭취해야 한다. 정신적 긴장이나 흥분을 삼가고 몸을 따뜻하게 하여 기혈순환이 잘 되도록 해주는 것도 중요하다. 이 사항만 잘 실천하여도 생리통은 예방할 수 있으며 비만도 간단히 해결할 수가 있다.

고영선(가명), 32세, 뉴욕 거주

〈문〉 저는 30대 후반의 주부입니다. 결혼 전부터 줄곧 생리통이 심해서 진통제를 복용하지 않으면 견디지 못할 정도로 고통을 받았습니다. 결혼 후 아이 둘을 낳고 다소 생리통이 완화되기는 하였지만 아직도 생리 때만 되면 허리와 엉덩이가 심하게 아프고, 아랫배가 터질 듯이 부풀어오르면서 땅기는 고통이 심하고, 유방이 뻐근해지며 신경이 날카로워져서 조그만 일에도 짜증을 잘 내며 우울해집니다.

생리량도 매우 줄어서 2일 정도면 끝나는데 색깔도 검으면서 덩어리가 많이 나옵니다. 가끔씩 누런 냉이 나올 때는 가려우면서 지독한 냄새도 납니다.

생리 때만 다가오면 미리 겁부터 나는데 한방적인 치료로 고칠 수 있다면 방법을 설명해 주십시오.

〈답〉 생리통으로 고생하는 많은 여성들은 월경 때마다 진통제 복용을 당연하게 여기거나 생리 자체를 부끄러워하여 다른 사람에게 고민을 털어놓지도 못하고, 또한 적절한 치료도 받지 않은 채 묵묵히 고통받는 경우가 대부분입니다.

월경은 자궁내막이 자연적으로 괴사를 일으켜 발생하는 출혈 현상으로 청춘기로부터 갱년기에 이르는 여성만의 고유한 생리적 현상입니다. 생리통은 난소의 기능과 밀접한 관련이 있는데 난소기능이 완전히 성숙되기 전인 사춘기와 젊은 여성에게 주로 나타나지만 자궁질환이 있는 주부들에게도 흔히 보이는 현상입니다.

　서양의학에서는 아직 확실한 원인을 밝혀내지 못하고 있으나 최근 프로스타그란딘이라는 호르몬의 과다분비로 인해 월경통이 유발된다고 학계에 보고되고 있습니다.

　생리통은 크게 원발성 생리통과 속발성 생리통으로 나누고 있습니다. 원발성 생리통은 결혼 전 여성에게 많습니다. 대부분 초경이 있은 후 바로 시작이 되고 결혼하여 아기를 낳으면 점차 나아지며 없어집니다.

　속발성 생리통은 결혼한 여성에게 많이 옵니다. 반수 이상은 자궁내의 탁한 어혈, 골반내의 기질적인 병변, 즉 골반염, 자궁근종이나 자궁내막증 등으로 인해 나타납니다. 원인이 되는 병이 치료되면 자동적으로 낫습니다.

　한방에서는 생리통을 어떻게 진단하고 치료하는지 한 번 살펴봅시다. 생리통은 월경이 시작되기 전이나 진행 도중 혹은 끝난 후 하복부 또는 허리에 주로 나타나고 대부분은 월경이 오기 1~2일 전이나 월경이 시작되는 당일에 아픈 것이 가장 일반적인 유형입니다. 그리고 대부분은 복부통증뿐만 아니라 허리와 꼬리뼈 부위가 심하게 아프거나 유방이 팽창하고 아프며 속이 메슥거리고 구토가 나며, 심하면 정상적인 업무나 생활을 하기 어려울 정도로 심한 영향을 받습니다.

　이때 생리통의 치료는 크게 두 가지 원칙을 정하여 실증인지 허증인지를 구분하고 그 원인을 찾아 치료하는 것이 제일 중요합니다.

　일반적으로 월경전이나 월경이 시작되면서 통증이 극심하고 생리가 배출됨과 동시에 통증이 다소 감소되며 아랫배를 누르면 싫어하는 사람은 실증(實症)에 속하게 됩니다. 실증일 경우는 현부이경탕(玄附理經湯)을 복용하고 한방좌약 좌궁단을 삽입하는데 가벼운 경우는 1개월 정도 치료하면 효과를 보며 정도가 심한 경우에도 1개월 이상 꾸준히 자궁의 어혈을 배출하는 치료를 계속하면 반드시 생리통이 사라집니다.

항상 피곤하고 기운이 없으면서 빈혈증상이 있으며 월경 후에 가벼운 통증이 있고 아랫배를 지그시 누르면 오히려 통증이 사라지는 것은 허증(虛症)에 속하게 됩니다. 허증인 경우에는 기혈을 보하는 보중익기탕(補中益氣湯)과 자궁을 보호하는 자보단과 좌궁단을 이용하면 생리통을 쉽게 치료할 수 있습니다.

생리통이 있는 사람은 생리기간 동안 되도록 과로를 피하고 청결을 유지해야 합니다. 또 정신적인 긴장이나 흥분을 삼가야 하며 몸을 따뜻하게 해주는 것이 좋습니다.

되도록 소화가 잘되는 음식을 먹고 육류, 술, 찬 음식은 피하는 것이 좋습니다. 또한 산책이나 체조 등 가벼운 운동을 하면 혈액순환에 도움을 주게 됩니다.

가벼운 생리통은 생리가 있는 기간 동안에는 여성 모두에게 올 수 있는 자연 현상이지만 견디기 어려운 생리통은 반드시 전문 한의사의 진찰을 받고 치료에 임한다면 고통에서 벗어나 편안한 생활을 마음껏 할 수 있습니다.

이민숙(가명), 35세, 서울시 서대문구 거주

이민숙 씨는 둘째 아이를 출산한 후 탯줄이 깨끗하게 배출되지 않았다. 그 후로 생리 시작과 동시에 이틀간 생리통이 무척 심해서 진통제를 하루에 10알씩 먹어야 일상 생활이 가능할 정도였다.

생리 중에는 덩어리가 많고 색은 검으며 미색의 분비물이 항시 흐르고 평소에 손발이 상당히 차고 아랫배에 통증이 있으며 소변을 자주 보았다.

이런 증상들이 생기면서 피부도 거칠어지기 시작했고 특히 얼굴에는 기미가 많이 생겼다. 둘째 아이를 출산한 후 소파수술을 한 적이 있었고 4~5년 전에는 1년 이상 한약을 장기 복용했으나 별로 효과를 보지 못하였다. 병원에서도 한약 복용에 대해 호의적이지 않아 치료는 중지하다시피 했다.

환자가 본원에 방문했을 때는 초음파 검사와 자궁암 검사를 한 지 3년 이상 되었다. 진찰을 해보니 예민한 성격의 소유자였으며 심장에 열이 많았다. 또 간의 기운이 울체 되었으며 이로 인해 혈액순환에 장애가 생겨 전신에 어혈이 가득 차 있었다.

초음파상으로 특별한 기질적 이상은 보이지 않았으며 자궁이 심하게 후굴되어 있음이 확인되었고 골반 및 자궁에 어혈이 차 있었다. 전신적으로 몸이 찬 상태에서 기운이 울체되어 자궁과 간장, 심장, 신장의 혈액순환에 장애가 생겼다. 또한 출산 후에 자궁이 후굴되어 통증이 더욱 심했다.

치료는 간과 자궁의 울체를 풀어 어혈을 제거하면서 자궁 및 손발을 따뜻하게 해주는 현부탕 가감방과 한방좌약을 처방했다. 또한 후굴된 자궁은 후굴회복운동을 통하여 제 위치를 찾을 수 있게 도와주었다. 한약을 30제 이상 복용해 온 병력이 말해 주듯 생리통 치료를 위해 많은 노력을 했고 효과를 보지 못해 한약에 대한 신뢰도가 떨어진만큼 먹는 약보다는 한방좌약인 좌궁단 치료에 기대가 컸다. 그러나 올바른 치료를 위하여 한약은 보름분을 주었고 좌약은 한 달치를 처방했다.

한 달이 지난 후 활기찬 모습으로 환자를 만나게 되었는데 지난번 한방좌약과 한약을 가져간 후로 하루도 거르지 않고 열심히 사용했으며 4일 전부터 현재까지 생리를 하고 있는데 전에는 생리 때마다 하루에 진통제 두 알씩 5일간을 먹어야 생활할 수 있었는데 이번 생리 때는 진통제를 먹지 않고 지나갔다면서 너무너무 좋아했다. 덩어리도 별로 없었고 색도 전과 달리 맑게 나왔다고 했다. 전에 한약을 많이 먹어서 한약에 대한 불신으로 이번에도 효과를 보지 못하면 어쩌나 노심초사했는데 한 달 사용 후 증상의 호전을 보여서 안도의 한숨을 쉬었다. 초음파상 전에 보였던 어혈도 거의 보이지 않았다.

일반적인 생리통은 한약과 좌궁단을 함께 투여했을 때 한두 달 정도면 치료가 된다. 그러나 이 환자는 증상이 심한 편이어서 다소 시일이 걸릴 것이라 생각했는데 의외로 빠른 효과가 있었다. 손발이 아직 차고 냉도 조금씩 있다고 해서 손발과 자궁을 따뜻하게 하고 자궁을 보호하는 자보단과 냉 치료를 위한 좌약을 한 달분 더 지어 주었다.

자궁에 어혈이 있을 경우 나타나는 증상

· 아랫배가 차갑거나 수족이 냉해질 수 있다.
· 월경이 불순하고, 생리통이 생긴다.
· 생리량이 적어지고 결국 무월경이 되는 수가 많다.
· 냉과 염증이 생긴다.
· 피임을 하다가 막상 임신을 하고 싶은 때에는 임신이 되지 않는다(불임).
· 식욕부진과 소화장애 등이 올 수 있다.
· 어깨, 팔다리, 허리, 무릎, 손목 등 전신 관절통이 나타난다.
· 몸이 차고 얼굴에 기미가 잘 낀다.
· 어혈이 잘 생긴다(살짝 부딪쳐도 쉽게 멍든다).
· 성생활에 만족을 느끼지 못하고 성교 시에 심한 통증이 나타나므로 부부생활을
기피하게 되고 남편과의 불화를 만드는 원인을 제공한다.

11. 갱년기장애

갱년기장애(更年期障碍)는 보통 40대 후반에서 50대 초반의 여성에게 일어나는 증상이다. 갱년기장애는 난소기능의 쇠퇴로 인해 생식기(生殖期)에서 비생식기(非生殖期)로 전환되는 시기에 나타나는 여러 가지 증상으로 이때 신체적·생리적·정신적으로 여성의 몸에 여러 가지 변화가 일어나게 된다.

갱년기장애의 증상은 보통 월경불순, 안면홍조, 불면증, 정신적인 장애로 생기는 불안, 초조, 심계, 정충과 우울증, 이상성감증(異常性感症), 노인성 질염, 방광염, 골다공증 등이 나타나게 된다. 갱년기에 나타나는 대표적인 증상으로 골다공증을 들 수 있는데, 골의 질량은 대개 35~45세 사이가 절정에 이르게 된다. 그 후에 골세포의 형성과 재흡수 사이가 균형을 잃게 되면 골밀도도 점차 감소하기 시작하여 갱년기 폐경 이후에 에스트로겐의 영향력이 줄어들면서 극도로 감소하게 된다. 또한 칼습과 단백질의 결핍, 운동 부족, 유전적인 소인, 갑상선, 부갑상선 항진증, 노인성 소인, 불소결핍 등도 한 원인으로 보여진다.

이에 대한 치료는 부족해진 에스트로겐과 프로게스테론 호르몬을 보충해 주는 호르몬요법이 대표적인 양방식 치료법이다. 이런 치료로 심한 폐경기증후군을 다스릴 수도 있으므로 6~12개월 정도 이 요법을 받으면 가장 힘든 시기를 극복해 나갈 수 있다. 그러나 이를 잘못 사용할 경우 유방암의 위험이 높고, 다리의 경련·구토·두통·부종·발진 등이 나타날 수 있으므로 주의해야 한다.

호르몬요법이 부적합한 경우도 있는데 혈액관련 질환, 뇌혈관질환, 간질환, 자궁근종, 40대 이후 자궁출혈, 임신, 담낭질환, 자궁내막염을 앓은 사람 등이 이에 해당된다. 이밖에 지방은 적고 칼슘과 비타민이 풍부한 식사와 규칙적인 운동을 하면 심장병과 골다공증의 위험을 줄일 수 있다. 또한 갱년기 증세로 찾아오는 일과성 열감이나 두통에는 혈관의 팽창을 막아주는 약들이 효과적이다. 아울러 술과 카페인은 피하는 것이 좋다. 그 외에 이완법, 침술, 동독요법 등으로 효과를 볼 수 있다. 이러한 방법들은 호르몬을 투여하지 않아도 된다는 장점 때문에 여성들이 선호하고 있지만 잘 알려지지는 않았다.

갱년기장애를 한의학적인 면에서 살펴보면 〈소문(素門)〉 상고천진론(上古天眞論)에 "여자는 7×7세가 되면 임맥(任脈)이 허하고 태충맥(太衝脈)이 쇠하여 천계(天癸)가 고갈하고 지도(地道)가 불통(不通)하여 경수(經水)가 단절된다."하였는데 이것은 7×7세 전후, 즉 갱년기 여성의 생리적 변화를 설명한 것이다.

일반적으로 갱년기가 되면 난소의 기능이 쇠퇴하여 여성 생리의 상징이라 할 수 있는 월경이 폐지되고 심신 양면에 여러 가지 증상이 나타나는데 이것을 갱년기장애라고 한다.

따라서 갱년기장애는 생리적 현상이라 볼 수 있다. 그러나 고도의 장애는 병적 현상이므로 치료를 요하고 있다. 한의학 고전에서는 이러한 장애를 간기울역증(肝氣鬱逆症), 월경과기부지증(月經過期不止症), 연미로경수단증(年未老經水斷症) 등 3가지로 분류하여 변증론치 하였다.

① 간기울역증(肝氣鬱逆症)

간기의 부조로 인하여 일어나는 심인성 질환이다. 이 증상은 대체로 가슴이 답답하며 슬픔을 느끼기 쉽고 억압된 감정을 발산할 수 없는 경우에 주로 일어난다. 즉 충임맥의 허쇠로 인하여 타 장기에도 영향을 미치게 되며 장기화 되면 음혈(陰血)을 손상하여 오장이 모두 손상될 수 있다. 증상은 어지러움, 두통, 안면홍조, 이명, 심계항진, 신경통, 요통 등이 있다. 치료는 뭉쳐 있는 간의 기운을 풀어 주어 소통시키며 아울러 영향을 미치는 장기의 구체적인 증상에 대해서 변증론치(辨證論治) 한다.

② 월경과기부지증(月經過期不止症)

생년기 출혈을 의미하며 7×7세가 지나서도 월경이 지속되거나 임상상 50~55세가 지나서도 월경이 지속됨을 말한다. 원인은 풍한(風

寒)의 나쁜 기운이 자궁에 침입했거나 우리 몸에서 기(氣)의 원천인 원양(元陽)이 허탈되거나 간과 비장의 가운이 울결돼서 생긴다.

치료방법을 살펴보면 다음과 같다.

○기와 혈을 보하면서 풍냉(風冷)한 기운을 쫓아내야 한다.

○원양(元陽)을 보익하고 자궁의 수축력을 증강시켜 준다.

○간신을 보해 주고 비의 기운을 북돋우면 비장이 혈액을 잘 조정하고 간이 혈액을 잘 저장해서 월경이 조절된다.

③ 연미로경수단증(年未老經水斷症)

조기폐경으로 임상상 35~40세 정도에 오는 폐경을 말한다. 원인은 신기(腎氣)가 평소 허한데 간, 심, 비의 기운이 함께 막히면 경혈을 생성·운화하지 못하여 월경이 끊긴다. 치료는 혈허증일 경우 양혈(養血)을 위주로 하고 기허증일 경우 보정(補精)하고 개울(開鬱)한다.

사례① **자궁적출 후의 갱년기장애**

오영미(가명), 48세, 미국 시카고 거주

시카고에 사는 오 여사는 평소 질염과 성교통, 요통 등의 증상으로 고생을 하던 중 미국에서 한방좌약에 관한 기사를 보고 서울에 살고 있는 언니를 통해 좌궁단을 사용해 보길 원했다.

환자는 10년 전 남편과 이혼한 뒤 미국으로 건너가 현재 두 아이와 함께 잘살고 있었다. 한의원에 방문한 언니의 말에 의하면 환자는 어릴 적부터 잔병치레가 많았고 몸이 매우 약했다고 했다. 젊었을 때 유산경험이 몇 번 있었고 이후로 후유증이 생겨 자궁내 염증이 생기고 난소와 난관뿐 아니라 골반에까지 퍼졌다. 생리 때마다 생리통은 갈수록 심했고 생리량도 늘어나면서 보름 동안이나 했다.

이렇게 고통스런 나날을 보내다가 결국 작년에는 시카고에 거주하는 한국인 의사에게 자궁적출수술을 받게 되었다. 수술 당시 염증이 번져서 파급된 범위가 넓었고 그로 인한 심한 통증도 심했기 때문에 적출수술을 하는 데 큰 미련을 갖지 않았다. 의사 선생님께서도 더 이상 아이를 갖지 않을 것이고 폐경기도 가까워지니 고생을 하는 것보다 수술을 하는 편이 낫다고 했다. 수술을 한 뒤 병원에서 주는 호르몬제를 두세 달 정도 복용했다. 몇 개월 정도는 통증 없이 지낼 수 있었지만 자궁이 없다는 심리적인 문제 때문일까 약간의 우울증이 생겼고 성관계를 하고 나면 허리의 통증이 심했으며 질염으로 병원 약을 상복하고 있었다. 또한 무릎과 어깨가 시리고 저린 증상이 가끔씩 나타났으며 특히 춥고 흐린 날에 더 심했다.

환자의 증상과 상황을 듣고 보니 자궁적출 후에 생긴 갱년기장애였다. 거리가 멀기 때문에 탕약은 처방하지 못하고 한방좌약만 꾸준히 3개월 정도 사용해 보기로 했다. 연락처를 함께 보내서 궁금한 점이 있으면 본인이 직접 통화할 수 있도록 배려했다.

보름이 조금 지났을 때 아침 일찍 시카고의 오 여사로부터 전화가 왔다. 좌약을 14개 정도 사용한 후 모든 증상이 거짓말처럼 좋아졌다고 했다. 약을 질에 삽입하자마자 하얀색의 질 분비물이 많이 쏟아졌고 성교 후 허리의 통증도 사라져서 전에 복용하던 병원 약을 현재는 중단한 상태라고 했다. 너무 컨디션이 좋아져 약을 끊을 경우 다시 재발하지 않을지 궁금해 했다.

적출수술로 인해 약해진 간장과 신장의 기능이 회복되는 데 시간이 걸리고, 일단 회복 후에는 재발할 염려가 별로 없으니 걱정하지 말라고 한 뒤 치료의 과정에 있어 굴곡이 있을 수 있으므로 중단하지 말고 꾸준히 치료하자고 했다.

한 달 뒤 환자의 언니가 다시 방문했다. 약을 거의 다 사용해서 떨어지기 전에 보내러 왔다면서 나머지 두 달 분을 함께 가져갔다. 동생이 좋아져서 기쁜 마음으로 보낼 수 있어 다행이라고 말했다. 처음에는 몰랐는데 분비물 때문에 질입구가 가려워서 얼마간 고생을 했다며 선생님 말씀대로 증상이 완전하게 사라진 것이 아니라서 약을 쉬는 날에는 통증이 다시 나타났단다. 하지만 이제는 통증의 강도가 약해지고 몸도 날아갈 듯이 가벼워져 있다고 했다.

얼마 전 신문을 통해 LA에 있는 한의원에서 진료를 하셨다는 소식을 들었다며 시카고에도 꼭 한 번 방문해 부인병으로 고생하는 분들에게 희망을 주십사 하고 거듭 부탁했다.

이 땅에 사는 사람에게는 이 땅에서 자라나는 음식이 좋다는 '신토불이(身土不二)'라는 말이 생각난다. 몸은 비록 이역만리 미국에 있지만 한국인의 혼과 피가 흐르고 있기 때문인지 한국에서 만든 한방좌약 좌궁단을 사용하면서 많은 효과를 보았다. 육체의 건강이 다시 회복되어 하는 일에 최선을 다하는 것이 참다운 애국이고 국위를 선양하는 일이 아니겠는가.

제 4 장

생식기병(生殖器病)

1. 냉증(冷症)

　　　　　여성의 냉증을 통계적으로 보면 결혼한 여성에게 많이 나타나며 폐경기나 갱년기 여성, 평소 월경이상이 있는 여성에게서 최근 들어 더욱 증가하는 추세이다. 미혼 여성에게는 질 염증이 잘 생기지 않으나 결혼생활을 하다 보면 임신, 출산 성 관계 등으로 질염이 잘 생기게 된다. 일단 질염이 생기기 시작하면 치료를 받을 때는 증상이 좋아지다가 치료를 받지 않으면 또다시 냉이 흘러나온다. 그렇기 때문에 재발을 막기 위해선 원인을 찾아 충분히 치료를 받는 것이 중요하다.

　산부인과 영역의 냉증 발생빈도는 월경 이상이 33%, 갱년기증상이 62%, 자궁부속기질환(자궁근종, 선증, 난소낭종)이 68%를 차지한다.

　부인과적인 만성염증을 치료하는 데 항생제를 투약해도 다시 재발하는 이유는 국소적 염증 치료로 일시적인 균만을 소멸하므로 그 부위의 기능이 떨어져 면역력이 없어지면서 다시 냉증을 유발하기 때문이다.

한의학에서는 냉증을 전신적인 순환 장애의 일종으로 보고 있다. 다른 말로 표현하면 혈허(血虛)라고 하는데 이는 피가 차고 부족하다는 뜻이다. 냉증의 부위와 빈도를 보면 수족냉증 50%, 하복부 30%, 허리 10%, 무릎 8%이며 보통은 한 부위에서 나타나며 동시에 여러 부위에서 냉증을 호소하기도 한다.

냉증의 원인이 되는 질환을 살펴보면 소화기 계통에는 중기허약, 비기부족, 만성 소화불량, 설사, 장기능 부족으로 인한 혈액순환 장애 등이다.

생식기 계통은 월경불순, 만성질환, 자궁부속기질환, 임신중절을 여러 번 한 경우, 늦게 결혼하여 불임인 경우 등도 냉증을 유발하는 원인이며 간기울결, 간양상항 등 스트레스를 많이 받는 사람의 경우는 간기능 저하로 인한 냉증을 앓기 쉽다.

이에 대한 치료는 소화기 계통의 냉증은 복부를 따뜻하게 하여 기능을 살려주며 생식기 계통은 생식기에 남아 있는 병적인 혈흔을 제거하여 생리를 순조롭게 해주며 간 계통은 어떤 이유로 해서 막히거나 쌓인 기를 풀어주어 치료한다.

이때 쓸 수 있는 한약제로는 가미소요산, 당귀작약산, 오적산, 십전대보탕 등이 있는데 가미소요산(加味逍遙散)은 손발이 차면서 얼굴이 상기되는 사람에게, 당귀작약산(當歸芍藥散)은 월경불순이 있거나 피부가 희고 마른 사람에게 알맞은 약이다. 이밖에 빈혈이 있는 사람에게는 오적산(五積散)이나 십전대보탕(十全大補湯)이 잘 듣는다.

또한 한의학에서는 서양의학의 항생제나 소염제, 호르몬제 등을 모두 냉기를 지닌 약제로 간주한다. 이때 만성염증이나 재발되는 부인과 질환, 수술 전후의 기능회복은 한약 치료가 우수하며 냉증을 몰아내는 따뜻한 약품을 주로 사용해 큰 효과를 볼 수 있다.

그런데 간혹 냉증을 치료하다 보면 노화 현상처럼 나타나는 경우를 볼 때가 있다. 이때는 팔미지황환(八味地黃丸) 또는 가미팔진탕(加味八珍湯)으로 신장을 튼튼하게 해주거나 어혈 제거를 위해 계지복령환(桂枝茯笭丸)을 처방하기도 한다. 또 배와 허리가 아픈 경우에는 당귀사역가오수유생강탕(當歸四逆加吳茱萸生薑湯), 체력이 약한 사람의 경우는 사물탕(四物湯) 등이 효과적이다. 이 같은 한약재들은 보통 단독으로 사용하는 경우는 드물고 여러 약재를 합방하여 사용한다.

이밖에 냉증은 남성에게도 나타난다.

"더운 날씨에도 불구하고 온몸 또는 몸의 일정 부위가 차고 시려서 견디기 힘들어요."

냉증 환자의 말이다. 냉증은 여성만의 전유물이 아니다. 정확한 통계치는 없지만 최근 냉증이 남성 환자에게도 급증하고 있는 추세다. 남성 냉증의 대표적인 양상은 전신냉증과 무릎냉증이 있다. 손발이 찬 수족냉증과 배가 유난히 차고 시린 복부냉증이 여성과는 어느 정도 구별이 된다.

그러나 여성 냉증과 남성 냉증은 체내 호르몬분비 기능의 불균형과 관련이 있다. 전신냉증의 경우 허리 아래가 차고 정력이 약해져 조루

현상이 나타나며 맥주나 찬 음식을 먹으면 변이 묽어지거나 설사를 한다.

반면 무릎관절에 나타나는 무릎냉증은 신장의 기능이 허약하거나 찬 곳에서 생활하면 발생한다. 이에 대한 치료도 여성의 경우와 마찬가지로 변증하여 투약하게 된다.

또한 냉증을 예방하고 극복하려면 적극적인 생활습관이 요구된다. 조깅이나 산책, 등산 등 체력을 단련하고 몸을 따뜻하게 해주는 단백질, 지방, 탄수화물을 고루 섭취해야 한다. 비타민과 무기질을 많이 함유한 야채를 적당히 곁들이는 것도 좋다.

냉온욕과 따뜻한 물에 담그는 각탕법은 혈액순환에 도움을 준다. 평소 인삼·계피·율무·꿀·유자차를 자주 마시고, 쑥·인삼·마늘·고추·구기자·대추로 술을 담가 마셔도 좋다.

사례① 냉증

김은미(가명), 33세, 서울시 동작구 본동 거주

환자는 30대 초반의 평범한 주부였는데 처음 보았을 때 얼굴 표정이 매우 어두웠고 목소리도 작고 힘이 없었다. 평소에는 항상 전신이 찬 느낌이 있었으며 첫아이 출산 후 그 증상은 더욱 심해졌다. 아울러 하얗고 냄새가 나는 냉도 항시 나오고 있어 치료를 원했다.

치료를 위해 한약도 많이 복용했는데 그때뿐이고 별 효과를 보지 못하였다. 최근에는 냉이 심해 산부인과에서 치료를 받고 약간의 염증 소견으로 15일 정도 약을 복용한 병력이 있었다.

유산 경험은 한 번도 없었고 첫아이를 낳고 특별한 피임을 하지 않았는데 4년이 지나도록 임신이 되지 않았다. 환자가 약간의 우울증 증세를 보이는 것은 마음이 여린 것 뿐만 아니라 재차 임신이 안 되어서 자신의 처지를 비관한 듯 했다.

소변상태는 양이 적으면서 탁하였고 생리는 주기와 양, 색, 기간 등이 비교적 일정한 편이었다. 전신적으로 몸이 냉하므로 순환에 장애가 있어서 혀는 안쪽으로 위축되어 있었고 맥도 상당히 무력하면서 느리게 나타났다.

치료원칙은 전체적으로 냉한 상태를 개선시키는 것이 근본치료가 될 수 있다. 그 후에야 원하던 임신도 할 수 있을 것이다. 치료는 어혈을 풀고 전체적인 혈액순환의 개선을 위해 현부이경탕에 냉 치료를 위한 사상자와 금은화를 첨가했다.

아울러 전체적으로 침체되어 있는 상태를 개선시킬 수 있게끔 취미활동을 하도록 권면했다. 좌약도 함께 처방하고 시간을 내서 침 치료도 함께 받도록 했다. 초음파상으로 뚜렷한 이상소견이 나타나지 않았으므로 기능적인 원인으로 보았다. 이럴 경우는 한방적인 치료가 아주 우수하다. 한방적으로 쑥뜸은 냉증 치료에 효과적이므로 집에서 병행할 수 있도록 가르쳐 주었다.

보름 분량의 약과 좌약을 사용한 환자는 좌궁단 분비물인지 냉인지 구별되지는 않지만 약을 사용하는 동안 분비물이 많이 나오고 몸이 따뜻해지기 시작했다. 일주일에 한두 번씩 침 치료를 병행하고 있는데 그때마다 손발 및 전신이 많이 따뜻해지면서 순환이 훨씬 잘 된다고 하였다.

아직 냉증이 완전히 회복되지 않은 상태여서 우울증 치료도 함께 할 목적으로 환약과 함께 가미소요산 가감방을 처방해 주었다. 이번 달의 생리는 전에 비해서 색이 좀 선명해졌고 덩어리가 약간 있었다. 그 후 보름이 경과하는 동안 김은미 씨는 점점 표정이 밝아지면서 얼굴에도 전과 다르게 화색이 돌았다.

사례② 하복부냉증
주정신(가명), 41세, 서울시 강남구 거주

강남에 사는 주정신 씨는 남모를 고민으로 수십 년 동안 고생을 하고 있었다. 냉대하가 너무 심하고 아랫배도 항상 얼음장처럼 차서 일상생활 하기도 불편할 정도였다. 17세 때부터 냉증으로 산부인과를 다니면서 치료를 받았으나 치료받는 동안에는 약간 호전되는 듯 하다가도 다시 재발이 되곤 하였다. 그 동안에도 다른 곳에 이상은 없는가 걱정이 되어 여러 병원에서 모든 검사를 받아 보았지만 별 이상은 없었다. 이상이 없다고 하여 별 치료 없이 지내다 보니 증상은 그대로이고 호전될 기미가 보이지 않았다. 그러다 우연히 소문을 듣고 필자의 한의원을 방문하게 되었다.

임상증상은 냉이 심하게 흘러 소변을 볼 때도 똑똑 떨어지고 심할 때는 항상 패드를 차고 다닐 정도였으며, 악취도 심하게 나서 사람들과의 접촉도 꺼리게 되었다. 복부를 진찰해보니 하복부가 심하게 차서 손바닥으로도 냉기가 느껴질 정도였으며, 환자 본인도 허리 아래로는 항상 시리다고 하였다. 생리 시작 하루 전날부터는 아랫배로 통증이 오며 감기증상처럼 춥고 열이 난다고 하였다. 또한 소화불량과 소변시 불쾌감을 호소하였다.

차가운 기운이 자궁에 스며들게 되면 혈액순환을 저해할 뿐만 아니라 면역기능을 약화시켜 여러 가지 염증을 유발하게 된다. 따라서 차가워진 자궁과 하복부의 냉기를 따뜻하게 해주는 것이 치료의 첫걸음이 될 것이다. 한약치료는 청대탕가감방을 증상에 맞게 처방하고 한방 좌약 좌궁단을 한 달분 지어 주었다.

이렇게 치료한 후 한 달이 조금 지나고 환자가 다시 내원하였다. 한결 표정이 밝아 보이는 환자에게 변화상태를 물어보니 좌궁단을 삽입하기 시작한 지 이삼 일이 지나면서부터 많은 노폐물과 어혈 덩어리가 흘러나왔다. 그러기를 보름 정도 지나면서부터 냉이 줄어들고 심하게 나던 냄새도 사라졌다. 복진해 보니 아랫배도 상당히 따뜻해져 온기가 돌았으며 시리던 증상이 거의 사라졌다고 했다. 생리 중에도 통증이나 감기증상은 거의 없어졌다.

증상은 상당히 호전된 상태였지만 재발방지와 면역력을 향상시켜 주기 위해 처음 약처방에 비장과 신장을 보익하는 약재를 첨가하여 한 달분을 더 처방해 주고 좌약도 계속 사용하도록 했다. 두 달 정도 지나 다시 환자와 전화 상담을 하게 되었는데 냉증이 재발하지 않아 현재까지 건강히 잘 지내고 있다며 감사의 말을 전해왔다. 이 환자의 경우처럼 반복적으로 재발하는 만성적인 자궁 계통의 질환에는 내복약과 함께 한방좌약으로 내외치를 겸하면 좋은 효과를 얻을 수 있다.

2. 대하증

대하(帶下)를 흔히 '냉(冷)'이라고도 하는데, 생리현상에 따라 자연히 분비되기도 하지만 몸에 이상이 생겨 병적으로 분비되는 경우가 있다. 대하의 양이 지나치게 많고 탁하면서 심한 악취를 풍긴다면 병적 대하이므로 원인에 따른 치료를 해주는 것이 좋다.

대하증은 세균 감염이 주원인이다. 세균성은 원인을 제거하면 완치되며 여성 자체의 호르몬 불균형으로 나타난다. 일반적으로 여성 생식기로부터 나오는 분비물을 보통 대하라고 한다. 분비물이 약간 흐른다고 해서 모두 병적인 것은 아니며 다만 양이 많을 때나 누런 빛깔을 보일 때에는 적신호로 보아야 한다. 또한 생식기에 임균, 화농균, 결핵균, 트리코모나스, 칸디다 등의 균에 의해 염증이 발생하여 나오는 염증성 삼출액 같은 분비물과 함께

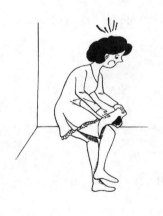

나오게 되면 양도 많고 빛깔도 나쁘며 악취까지 난다.

세균 감염 외에도 분비물 양이 많아지는 경우가 있는데 자체에서 호르몬 불균형이 생기면 분비물 과다 현상이 일어날 수도 있다. 또 종양이 생겼을 경우에도 냉이 나오는데 악성으로 진행되었을 때에는 분비물에 혈성을 띠게 되며 악취를 동반한다.

대하는 위생 관념이 없거나 처리 방법을 알고 있으면서도 실천하지 못할 때 발생하는 일이 종종 있다. 주위를 깨끗이 하고 신체와 자궁 부속기관을 항상 청결히 한다. 양방 치료는 균의 감염일 경우 항생제를 투여하고 호르몬의 이상일 경우 호르몬 치료를 한다.

한방에서 대하증이란 부인들의 생식기에서 비정상적인 생리 현상으로 악취와 함께 뒤섞인 불순한 분비물이 외음부로 유출되는 증상으로 보고 있다. 원인으로 중초와 하초에 위치한 간장과 신장의 기운이 손상되어 허약해지거나 정신적인 감정상태나 성생활 과다로 인해 기운이 울체되어 나타난다. 또한 마음이 울적하거나 갑자기 화를 내어 간을 상하게 되는 것과 평소 비위의 기능이 좋지 않아 생긴 습열이 아래로 내려와서 대하를 유발시킨다고 보았다. 즉 원인을 비허생습, 신허불고, 습열하주로 보았다. 하나하나 살펴보면 다음과 같다.

① 비허생습(脾虛生濕)

대하의 색은 백색이며 지속적으로 조금씩 나오는 특징이 있다. 얼굴색은 황색이며 소화장애가 있고 소변줄기가 약하다. 치료는 건비제습(建脾除濕)하여 비의 기능을 높여 습을 제거해 준다.

② 신허불고(腎虛不固)

비허생습한 경우보다 생리의 색은 더 맑아 보이고 생리량은 적다. 추위를 많이 타고 따뜻한 것을 좋아하며 소변을 자주 본다. 치료는 보신고삽(補腎固澁), 즉 신의 기능을 높여 주고 대하를 말려준다.

③ 습열하주(濕熱下注)

외부의 나쁜 기운에 감염되거나 불결한 생활을 계속하는 중에 나타난다. 또한 부주의하여 인공중절유산, 출산 후 어혈이 남아 있는 경우 잘 생기며 생리량은 많고 황적색이 보통이다. 얼굴에 열감이 있고 소변시 요도가 화끈거리며 입이 쓰고 속이 답답하며 옆구리가 아프고 저리다.

치료는 청열이습(淸熱利濕)하여 열을 내려 주고 동시에 습을 제거해 준다. 또한 급성기가 지났을 경우 쑥뜸을 떠주는 것도 효과적이다. 부위는 하복부의 기해, 관원, 삼음교, 신궐, 지실 등이다.

대하 치료방법 중에는 내복약 외에 좌약이나 훈세법 등이 겸용되고 있다.

한편 뚱뚱한 체질에서 오는 비만증도 대하를 유발한다고 보고 또한 소파수술이나 피임약 사용, 루프 사용, 약물중독 등의 부작용으로 대하를 일으킬 수 있다고 경고한다.

가정에서 간단히 할 수 있는 냉대하 처치법

· 생감초 120g과 쑥 100g을 달여서 그 물로 하루에 2회 세척해 준다.
· 사상자 40g 고삼·황백 10g 천련자 5g 고백반 15g을 달여서 그 물로 세척해주면 좋은 효과를 얻을 수 있다.
· 익모초 잎을 말려서 보관하였다가 물 1500cc에 익모초 50g을 넣고 약 1시간 동안 달여서 이 물로 하루 2번 세척해 준다.

냉대하 예방법 6가지

· 여름철이라도 가급적 찬 음식을 피하고, 음식은 소화가 잘 되는 것을 섭취하는 것이 좋다.
· 겨울철에는 보온이 잘 되는 따뜻한 옷을 입는다.
· 속옷은 순면으로 된 것을 입는 것이 좋으며, 몸에 꽉 끼는 바지나 통풍이 안 되는 속옷은 피한다.
· 몸을 따뜻하게 하여 기혈순환이 잘 되도록 해주는 것이 중요하다.
· 정신적 긴장이나 흥분을 삼가는 것이 좋다.
· 쑥뜸을 아랫배의 기해와 관원에 1시간 동안 해준다.

사례① 대하증

민현신(가명), 38세, 안산시 본오동 거주

민 여사는 남들에 비해 냉이 좀 많이 나오는 편이며 색은 하얗거나 누렇고, 냄새도 심하게 난다고 했다. 또한 자궁 내에 만성염증과 자궁경부에 폴립이 있어 치료를 받았는데 다시 재발하곤 하였다. 허리디스크로 인해 항상 허리가 아프고 현재 아랫배 오른쪽에 물혹이 있는 상태이며 생리 시에 통증이 심하고 덩어리가 많았다. 생리기간은 보통 2~3일 정도였으나 현재는 10일 정도로 길어졌으며 그에 반해서 양은 매우 적었다. 아이는 둘이 있고 10년 전에 인공유산을 세 번 하였는데 마지막 수술 때에는 심하게 하혈을 한 경험이 있었다.

얼마 전에 자궁암 검사를 했는데 이상은 없었다. 평소 소화기능이 좋지 않고 치질로 고생하고 있었으며 민간요법이 좋다고 하여 집에서 좌욕을 하고 있었다. 병원에서 초음파로 검사를 해보니 2.7cm 크기의 낭종도 확인하였다.

진찰 결과를 종합하고 치료 계획을 세워 보았다. 우선 차가워진 자궁을 따뜻하게 하면서 울체된 기운을 풀어 주고 자궁내의 어혈 및 염증 제거와 난소의 기능을 회복시켜 주면서 낭종을 풀기 위한 목적으로 한약과 한방좌약을 처방하였다.

한 달 동안 자궁단을 사용하는 중에 처음에는 냉과 좌궁단 분비물이 계속 흘러나왔고 시간이 지남에 따라 외음부의 가렵고 냄새 나는 증상들이 없어지면서 누런 물과 하얀 색깔의 찌꺼기가 흘러나왔다. 그 뒤에는 손과 발의 찬 증상이 거의 사라지고 냉이 나오지 않았다. 자궁 염증이 어느 정도 치료되었기 때문에 더 이상의 분비물이 없는 것으로 보고 초음파로 관찰해 본 결과 낭종의 크기가 1cm 정도 줄어서 1.7cm였다. 이제 본인이 느끼는 증상은 약간의 요통과 손발이 찬 증상이었으므로 관절 쪽의 어혈과 손발을 따뜻하게 하기 위한 한약처방을 좌궁단과 함께 투여했다.

환자는 이렇게 한꺼번에 여러 가지 증상들이 치료될 수 있다는 것에 사뭇 놀라운 듯 기쁨을 감추지 못했다. 이것이 바로 병변을 국소적으로 보지 않고 유기체적인 사고로 보는 한방치료의 특징이라고 할 수 있다.

한인숙(가명), 65세, 여수시 거주

하루는 여수에 사는 여성이 한의원으로 찾아왔다. 이 환자는 냉증이 심해서 일상 생활을 하기에도 불편한 점이 한두 가지가 아니라고 했다.

냉이 아주 심할 때는 패드를 대야 할 정도여서 그 동안 여러 병원을 다니며 치료를 받아 보았지만 치료 중에는 조금 낫는 듯 하다가도 치료를 중단하면 다시 심해진다는 것이었다.

본 한의원에 찾아오게 된 동기는 최근 산부인과 치료 도중 외음부가 더 가렵고 출혈하는 증상까지 생겨서였다. 임상증상을 물어 보니 아랫배가 항상 묵직하고 찬 편이었으며 허리까지 연결해서 통증이 온다는 것이다. 또 냉이 심할 때는 가슴이 답답하고 가끔씩 소화장애도 생긴다고 했다.

진찰해 본 결과 한방에서 말하는 백대하 증상으로 주로 간장의 기운이 울결되고 비장기능이 손상되는 경우로 신장의 기운도 함께 저하되어 있었다. 따라서 자궁내 염증을 제거하고 기능이 저하된 비장과 신장의 기운을 돕는 처방을 쓰고 한방좌약을 한 달분 지어 주면서 경과를 살펴보았다.

한 달이 조금 지나서 남편과 함께 환자가 다시 방문하였다. 임상증상을 살펴보니 전에 비해서 대하의 양이 현저하게 줄었을 뿐만 아니라 아랫배와 허리통증도 감소되었다. 단지 아랫배가 묵직한 증상만 조금 남아 있었다. 재발을 반복했던 증상이었기 때문에 한 달 동안 더 약물을 투여하기로 하고 자궁의 기능을 돕는 약물과 몸을 보하는 약을 위주로 처방을 하고 좌약도 더 사용케 했다. 이렇게 2개월 동안 꾸준히 치료를 한 이후로 지금까지 큰 불편 없이 잘 지내고 있다가 가끔씩 소식을 전해오고 있다.

여성에게 가장 흔히 나타나는 질환 중 하나인 대하는 성기 분비물이 증가하여 질구 밖까지 유출되어 외음부 주위를 적시거나 오염시키는 상태를 말한다.

대하는 생리적인 대하와 병적인 대하로 구분할 수 있는데 생리적인 성기 분비물은 성기내벽을 항상 적시기는 하나 외음부까지 유출될 정도로 양이 많지 않은 것이 정상이다.

만약 그 양이 증가하여 외음부까지 유출하면 이것은 병적인 대하로 성기에 병변이 있음을 의미한다. 이러한 경우 자궁내 국소 부위와 그 원인을 유발하는 내부 장기를 동시에 치료하는 한방요법으로 쉽게 근치할 수가 있다.

3. 붕루증(崩漏症)

붕루는 혈붕(血崩), 혈루(血漏)의 뜻으로 여성 성기의 비정상 출혈을 말한다. 붕(崩)은 돌연히 폭주하는 하혈을 의미하고, 루(漏)는 지속적으로 소량씩 떨어지는 하혈을 의미한다. 붕과 루의 외적 상황은 다르나 상호간에는 밀접한 관계가 있어서 급격한 붕에 이어 루가 뒤따르기도 하고 혹은 장기간에 떨어지는 하혈이 지속되다가 급격한 혈붕을 초래하기도 하므로 두 가지는 기본적으로 동일한 병증이라고 할 수 있다.

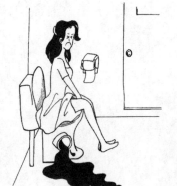

광의의 성기출혈에는 외성기출혈도 포함되나 일반적으로 성기출혈이라 하면 내성기출혈을 지칭하며, 이것은 질출혈과 자궁출혈로 구분할 수 있다. 한의학의 문헌에서 태루(胎漏)라 한 것은 임신부의 성기출혈이고 산후출혈이란 산모의 출혈이며, 붕루라고 표현한 것은 부인과

의 성기출혈을 총칭한 것이다.

자궁의 이상출혈은 출혈기전에 따라 부정출혈과 기능성출혈로 구분한다. 부정출혈(不定出血)이라 함은 배란이나 월경과는 직접적으로 관계없이 야기되는 자궁출혈로 주로 자궁점막의 병변에 의하여 점막 혈관이 파열되기 때문에 나타난다. 기능성출혈(機能性出血)이란 배란이 이루어지지 않고 난포의 활동이 계속되어 난포호르몬이 장기적으로 분비되기 때문에 그 결과 자궁점막이 비후된 채 무월경이 되어서 점막조직이 혈액의 충만을 감당할 수 없어 파열되어 일어나는 이상자궁출혈이다. 이는 자궁점막 자체의 병변에 의한 것이 아니므로 난소 주기가 바르게 조절되면 치유될 수 있다.

고서에 "붕루병은 대개 충임맥이 허손하거나 기타 원인으로 혈을 통제하는 기능이 장애되어 나타난다." 하였는데 이는 곧 기능성출혈을 말한다.

이상자궁출혈을 일으키는 주요한 질병으로는 자궁암, 자궁근종, 월경이상 특히 기능성출혈, 용종(폴립), 성기염증, 악성융모상피종, 초기 유산, 자궁외임신, 자궁질부미란 등이 있다.

1 붕루증의 5대 원인

① 외감성 붕루(外感性崩漏)

육음(六淫)이라 하여 외부에서 들어오는 여섯 가지의 나쁜 기운에 접촉되어 발병한 것을 말한다. 풍냉(風冷), 서월(暑月), 습박(濕博), 습열(濕熱) 등이 여기에 속한다.

② 내상성 붕루(內傷性崩漏)

일곱 가지의 감정상태, 즉 칠정(七情)이 원인이 되어서 생기는 붕루이다. 이때 장기(臟氣)가 손상되어 붕루를 초래한 것으로 신허붕루(腎虛崩漏), 상심붕루(傷心崩漏), 상간붕루(傷肝崩漏), 상비붕루(傷脾崩漏)등이 이에 속한다.

③ 방로성 붕루(房勞性崩漏)

성생활을 과다하게 하여 정(精)을 많이 손상해서 붕루를 초래한 것을 말한다. 여기에는 3가지 증상으로 나타난다.

ㅇ가통출혈(嫁痛出血): 처녀막 파열, 질벽의 손상으로 출혈되는 것.

ㅇ혈해태열(血海太熱): 자궁 자체가 파열되거나 혈이 요동쳐 움직여서 자궁에서 충혈되어 출혈하는 것.

ㅇ경행범방(經行犯房): 월경 중에 성행위로 충임맥이 손상되어 출혈되는 것.

④ 담음어적성 붕루(痰飮瘀積性 崩漏)

담음, 어혈, 적취 등으로 인해 자궁내의 기혈순환에 장애가 되어 출혈되는 것을 말한다.

⑤ 허손성 붕루(虛損性崩漏)

오장육부의 기혈허손에서 기인한 붕루로 원양허탈(元陽虛脫), 심허(心虛), 비위허손(脾胃虛損)의 구별이 있다.

② 붕루의 증상

① 외감성 붕루(外感性崩漏)

○풍냉붕루(風冷崩漏): 머리와 몸이 아프고 목이 뻣뻣하며 무릎과 허리가 아프다. 혀에는 하얀 태가 끼고 대소변이 모두 맑고 풀어진다.

○서월붕루(暑月崩漏): 갈증을 느끼고 소변이 잘 통하지 않으며 혹 토사를 겸하기도 한다.

○습박붕루(濕博崩漏): 배에서 소리가 나며 설사를 하고 사지가 나른하고 피곤하며 미열이 난다.

○습열붕루(濕熱崩漏): 월경색이 어두운 자흑이고 좋지 않은 냄새가 난다.

② 내상성 붕루(內傷性崩漏)

○신허붕루(腎虛崩漏): 눈이 어지럽고 허리가 아프며 열감이 있고 맥은 빠르며 약하다.

○상심붕루(傷心崩漏): 가슴이 답답하고 잠을 잘 이루지 못하며 식욕이 감퇴되고 이때 하혈은 대량으로 나오는 경향이 있다.

○상간붕루(傷肝崩漏): 쉽게 화를 내고 머리가 어지러우며 귀에서 소리가 난다. 입안이 쓴 전신증상이 나타나고 가슴과 옆구리가 답답하고 아프다. 일반적으로 실열(實熱)에 속한 경우 하혈이 그치지 않고 비린내가 나며 맥은 힘이 있다. 허열(虛熱)에 속한 경우 하혈이 갑자기 쏟아지고 오랫동안 그치지 않으며 맥은 허하나.

③ 방로성 붕루(房勞性崩漏)

ㅇ가통출혈(嫁痛出血): 국소 동통이 있으면서 출혈이 있다.

ㅇ혈해태열(血海太熱): 성교시마다 소량 출혈이 있고 맥은 가늘며 빠르다.

ㅇ경행범방(經行犯房): 월경색이 맑고 양이 적으며 혹 어둡고 허리가 당기는 등의 증상이 있다.

④ 담음어적성 붕루(痰飮瘀積性崩漏)

담음에 의한 경우 음식을 적게 먹고 피곤하며 배꼽 주위가 그득하고 아프다. 피가 응결하여 혈변을 배출하며 출혈 후에 시원한 듯하나 가슴이 답답하고 배꼽 주위가 두근거린다. 어혈과 적취로 인한 경우 아랫배나 배꼽 위로 덩어리를 확인할 수 있으며 하혈이 쉽게 멈추지 않는다.

⑤ 허손성 붕루(虛損性崩漏)

ㅇ원양허탈(元陽虛脫): 호흡이 작고 배가 극도로 냉하며 땀이 나오는 등의 증상이 있고 맥은 극히 약하고 작다.

ㅇ심허(心虛): 잘 잊어버리고 가슴이 아프며 두근거린다.

ㅇ비위허손(脾胃虛損): 식욕감퇴, 중기하함(中氣下陷) 및 허탈 등에 빠질 우려가 있다.

③ 붕루의 치료 원칙

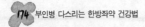

일반적으로 초기에는 지혈법(止血法)을 사용하며 중기에는 청열양혈법(淸熱凉血法)을 사용하고 말기에는 보혈법(補血法)을 사용한다. 그 외에도 허숙미(許叔微)는 "붕루는 혈병(血病)이나 기(氣)가 불순한 연후에 혈(血)도 따라서 불순해지므로 치료에 있어서는 기를 다스려야 한다."고 하였으며, 왕해장(王海藏)은 "보혈(補血)해야 한다."고 주장했다. 그럼 각각 증상에 따른 치료원칙을 살펴보면 다음과 같다.

① 외감성 붕루(外感性崩漏)
○풍냉붕루(風冷崩漏) : 외풍(外風)과 내한(內寒)을 동시에 치료한다.

○서월붕루(暑月崩漏) : 청서(淸暑)하고 이습(利濕)하며 아울러 지혈하고 산어(散瘀)한다. 만약 심화(心火)가 매우 성하게 되면 심화를 제거시켜서 자연 지혈을 시킨다.

○습박붕루(濕博崩漏) : 습을 제거하고 양기를 끌어올리며 아울러 월경을 조절해준다.

○습열붕루(濕熱崩漏) : 습열을 제거하면서 월경을 조화롭게 한다.

② 내상성 붕루(內傷性崩漏)
○신허붕루(腎虛崩漏) : 근본없는 나쁜 화(火)와 간풍(肝風)을 평정하고 보음청화(補陰淸火)한다.

○상심붕루(傷心崩漏) : 먼저 비위를 보하고 양(陽)을 돋우어 생혈(生血)함으로써 심장을 안정시키고 붕루를 그치게 하며 화(火)를 제

거한다.

○상간붕루(傷肝崩漏): 간의 울결된 기운을 풀고 아울러 지혈시킨다.

○상비붕루(傷脾崩漏): 비장뿐 아니라 심장도 같이 보하면서 울결된 화를 풀어준다.

③ 방로성 붕루(房勞性崩漏)

충임맥을 보해주고 아울러 수렴 지혈하며 음(陰)을 돋우고 근본 없는 화를 꺼준다.

④ 담음어적성 붕루(痰飮瘀積性崩漏)

담음(痰飮)에 의한 경우 담을 없애주고 울결된 것을 풀어준다. 어적(瘀積)에 의한 경우 쌓인 어혈을 풀어주고 아울러 지혈시킨다. 만약 몸에 어혈이 있으면서 몸이 마르고 허약할 때 건조한 약재를 많이 쓰게 되면 동통과 가슴이 두근거리는 등의 부작용 등이 생길 우려가 있으므로 주의한다.

⑤ 허손성 붕루(虛損性崩漏)

○원양허탈(元陽虛脫): 급히 양을 구하여 화를 돋우어 주며 충임맥을 함께 보해준다. 이런 경우 뜸을 같이 시행하면 효과는 더욱 빠르다.

○심허(心虛): 심장이 허(虛)할 경우 보심(補心)하면서 보혈(補血)한다.

○비위허손(脾胃虛損): 붕루가 오래 되어 비위가 허해졌을 때는 보기(補氣)하면서 담을 제거하고 아울러 혈을 조화롭게 한다. 또한 비를 상하여 식욕이 감퇴하고 중기(中氣)가 밑으로 내려앉았을 경우 하함(下陷)된 중기를 끌어올리면서 양기(陽氣)를 돋우어 준다.

특히 비허로 습사(濕邪)가 왕성하면 습열이 하행하여 붕루를 야기할 수 있으니 우선 비장의 기능을 튼튼히 하면서 습을 제거해 준다. 붕루로 실혈(失血)이 과다하면 설사 지혈이 되었더라도 기혈과 장부의 기능이 손상되어 재출혈을 일으키거나 혹은 심통(心痛) 등의 증상을 유발할 우려가 있으므로 지혈 후에도 얼마간의 조리와 보양이 필요하다.

사례① 자궁근종으로 인한 붕루

이선아(가명), 34세, 서울시 성북구 거주

초등학교에서 교편을 잡고 있는 이 선생님이 머리가 희끗한 노년의 신사와 본원을 방문한 것은 1998년 7월이었다. 그 신사는 그녀의 친정 아버지였다. 부인과 환자만을 진료하다 보니 한의원을 찾는 환자의 대부분이 친정 어머니나 친구, 동생, 남편과 방문하지만 친정 아버지와 함께 방문한 경우는 드문 일이었다.

조금은 창백해 보이는 이 선생님은 현재 아이가 하나이고 출산 전에 자연유산과 인공유산을 3회 정도 경험하였다. 학교에서 아이들 때문에 신경을 쓰다 보니 신경성 위염과 변비로 피부와 컨디션이 늘 좋지 않은 상태였다. 유산 이후로 요통이 생겼으며 생리가 불규칙하고 냉도 늘었다.

　시간을 낼 수가 없어서 증상이 있을 때마다 임시 방편으로 약국에서 약을 복용하였다. 특별히 심각하게 생각지 않았으므로 치료 없이 지내던 중 98년 3월부터 생리에 변화가 생기기 시작했다. 갑자기 생리량이 늘어 한 달에 두 번 생리를 하기도 하고 생리기간도 3일이던 것이 일주일로 늘어났다. 생리 끝에도 생리가 아닌 약간의 출혈증상이 있었다. 또한 생리에 덩어리가 섞여 나오고 색도 전처럼 깨끗하지 않고 커피처럼 어둡게 나왔다. 그러던 어느 날 학교에서 근무중 하혈로 쓰러져 병원에 입원한 적도 있었다.

　병원에서 검사 결과 자궁근종이라는 진단을 받았다. 크지는 않았지만 두 개의 자궁근종이 확인되었다. 불안한 마음에 혼자 사시는 아버지에게 사실을 알리고 함께 한의원을 찾게 되었다.

　병원에서는 현재 하혈로 인해 빈혈이 심하고 생리의 양도 전에 비해 늘었으므로 일단 몇 개월 경과를 지켜본 후에 수술 여부를 결정하자고 했다. 하지만 현재 환자는 아이도 더 낳아야 하고, 수술로 자궁을 들어낸다는 것이 두렵기도 하여 마음으로 용납이 되지 않았다.

　초음파상으로 4.5×3cm 정도의 근종을 확인하고 일단 자궁근종으로 인한 붕루로 진단했다.

　치료는 빈혈상태 개선과 자궁 및 난소의 순환 회복을 위해 보혈을 위주로 하는 한약을 가감했고 한방좌약도 함께 처방했다.

　치료를 시작하고 난 뒤 한동안 소식이 없던 그녀는 한 달 뒤 전화를 통해서 안부를 전했다. 전체적인 몸의 상태와 허리의 통증이 평소 느낄 수 없을 정도로 좋아졌다. 서서히 변비가 해결되니 피부도 몰라보게 깨끗해졌다. 좌궁단을 삽입한 뒤로 계란껍질 같은 분비물이 검붉은 액체와 함께 흘러나왔다. 7월말 경에 생리가 있었는데 양은 지난번에 비해 줄지는 않았지만 한 달에 두 번씩 하던 생리가 이달에는 한번만 하였다. 덩어리와 색도 개선되었다.

며칠 뒤 한 달분을 처방하기 위해 방문했고 보름 정도 지난 뒤 다시 전화가 왔다. 학교에서 교직원 건강검진을 하게 되었는데 자궁 초음파상으로 근종이 액체상태로 변화되었다는 결과를 받았다. 곧바로 지난번 입원했던 병원에 가서 다시 초음파를 보았는데 역시 근종 덩어리가 많이 연해져 액체화 되었다고 했다. 양방 의사 선생님도 의아해했다. 그녀는 한방좌약 치료 덕분이라고 생각했다.

연락이 없던 그녀가 한 달 뒤 다리를 절룩거리며 진료실로 들어왔다. 학교에서 유리를 닦다가 떨어져 발가락을 다쳤다며 깁스를 한 상태였다. 8월말 경 생리가 있었는데 생리기간이 줄어 3일만에 깨끗이 끝났다고 했다. 덩어리도 없었고 허리의 통증도 사라졌다.

초음파상으로 근종은 1cm 이상 줄어 있었고 덩어리 자체도 경계가 흐려져 있었다. 이제는 하혈도 없고 본인이 느끼는 자각증상이 사라졌으므로 더 이상 걱정할 필요는 없으나 향후 재발을 위하여 좌약을 더 사용하도록 하였다.

다시 재발하지 않도록 몸을 따뜻이 하면서 적절한 운동과 정신의 안정이 중요하다고 말했다. 항상 딸과 함께 방문했던 넉넉해 보이고 푸근한 인상의 친정 아버지도 한시름 놓았다며 밝은 얼굴로 돌아갔다.

4. 자궁근종(子宮筋腫)

       자궁근종은 부인과 환자의 약 20% 정도에서 나타나며, 유색인종이 백색인종보다 많이 발생한다고 보고되고 있어 대한민국 여성의 자궁근종은 30% 이상이 될 것으로 추정된다.

  여성이 성인이 되고부터 가장 조심해야 할 병 가운데 하나가 자궁근종이다. 자궁근종은 최근 계속 증가해가는 추세에 있으며 부인과 여성의 약 20%가 자궁근종이나 근종아를 지니고 있다는 통계도 나와 있다. 성숙한 여성이라면 누구나 걸릴 확률이 있으며 35세부터 50세까지의 여성에게 흔한 질병이다.

  자궁근종은 자궁에 혹이 생기는 병으로 자궁의 평활근에서 기원하는, 거의 암과는 상관없는 양성종양이다. 사마귀 같은 군더더기 살 혹으로 생각하면 쉽다. 근종은 1개만 생기는 경우보다 여러 개가 한꺼번에 생기는 경우가 더 많다.

  자궁근종의 증상은 생리가 길어진다거나 양이 많아지고 덩어리가 나오기도 하며 하복부에 딱딱한 혹이 만져지거나 생리통, 하복통, 요통, 빈혈, 출혈, 압박감 등의 증상을 겪는다.

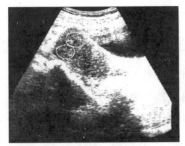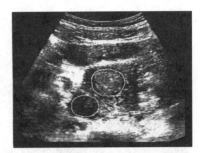

횡단면으로 본 두개의 자궁근종

　원인은 기(氣), 혈(血)이 울체돼서 비롯된다. 즉 신경을 과도하게 쓰거나, 소화기계의 부조화, 기온이 부적합하여 기(氣)의 힘으로 운행되는 혈액이 제대로 순환되지 못해 차가워지거나 열이 나기도 하는데 월경불순과 각종 자궁질환이 거듭되면서 자궁에 근종이 생기게 된다.

　젊은 여성들에게는 근종이 커지는 성질이 매우 강해서 자칫 내버려 두면 자궁 전체가 자궁근종으로 변해 버리는 수도 많아서 영구불임을 부를 수 있다. 그러므로 조기 발견과 신속한 치료가 필요하다.

　양방적인 측면에서 자궁근종에 대한 대책은 경과를 관찰하다가 크기가 크지 않으면 별 조치를 취하지 않거나 근종 크기가 커지면 자궁을 적출하는 수술을 택하고 있다.

　한방에서 자궁근종은 '석가'라고 칭한다. "석가는 자궁 속에 들어 있으며 월경이 빠져나가지 못한다.", "징가가 부인의 자궁에 생기면 유산을 하고 포락(胞絡)에 생기면 경폐(經閉)가 된다."고 하였다.

　위의 실닝 중 석가는 자궁에 생기는 덩어리를 지적한 것이며 이중에서 가장 흔한 것은 자궁근종이다.

근종이 큰 것은 성인의 머리 크기 이상의 것도 있으며 이것을 만져 보면 마치 돌과 같다. 또는 임신한 것과 같은 배의 형태를 나타내기도 하여 이름 붙여졌다. 그러므로 석가라 함은 특히 자궁근종을 지적한 병증이라 하겠다.

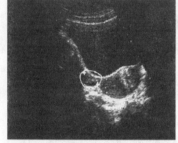

〈작은 자궁근종과 양측 정상 난소〉

▲ 우측 정상 난소

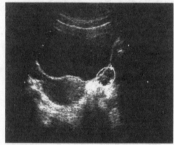

▲ 좌측 정상 난소

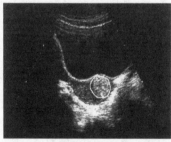

▲ 작은 자궁근종

원인은 자궁이 차가운 기운에 손상을 받아 혈액순환에 장애가 생기면 어혈이 결성되어 돌과 같이 단단한 덩어리를 형성하는 데 〈동의보감(東醫寶鑑)〉에 "석가라는 것은 포(胞) 가운데가 접촉된 후 피가 뭉친 소치이다."고 하였다.

증상은 "아랫배 부분이 돌과 같이 단단하고 임신한 것과 같으며 월경이 나오지 않는다."고 하였다.

근종은 초기 특별한 임상증상은 없으나 어느 정도 진행하면 월경과다 혹은 부정출혈을 야기하는 수가 있으며 월경통을 수반한다. 근종이 커져서 자궁구를 막으면 심한 월경통과 월경불순을 초래할 수 있다.

치료는 자궁 내에 쌓여 있는 어

혈과 적취를 풀어주고 기와 혈의 순환을 원활히 해주어야 한다. 그러나 이때 강하게 어혈과 적취를 풀어주다 보면 소화기 계통이 손상될 수 있다.

몸의 기운이 약하고 소화기 계통이 좋지 않은 경우 기운을 손상하지 않는 범위 내에서 치료해야 한다.

자궁근종을 한방으로 치료하려면 어혈로 인해 근종이 생기는 경우가 다수 있는 만큼 치료 역시 어혈을 제거하는 약물을 선택한다. 한약으로 최대한 자궁근종의 성장 속도를 늦추며 성장을 정지시키고 수축을 꾀하면서 자궁근종의 소멸을 꾀하는 방법이 있다.

근종은 아무리 커도 자각증상이 없는 장막하근종이 있고 작아도 증상이 심한 근종도 있다.

해부학적으로 나누어 살펴보면 자궁외벽에 나타나는 근종을 장막하근종이라 한다. 이는 별다른 자각증상이 없이 10cm가 넘게 성장하기도 하는데 한약을 투여하면 줄어들 수 있다.

벽내성근종은 장막하근종처럼 크지는 않지만 근층내에 작은 것이 여러 개 박혀 있는 것이 대부분이다. 이 벽내성근종은 섬유상근종으로 근층에 딱딱하게 박혀 있으며 여러 개가 함께 자란다.

점막하근종은 세 가지 종류의 근종 중에서 발생 확률이 적으며 계속적인 출혈과 통증으로 환자가 고통스러우며 만약 임신이 되면 유산할 확률이 높다.

일반적인 치료법으로 양방에서는 내기요법, 외과석 석출, X-선요법 등 세 가지가 있다. 이중 X-선요법은 부작용이 심해 잘 사용하지 않고 외과적 적출수술을 선호한다. 그 이유는 자궁이 아기를 낳고 나면 쓸모없는 장기라 생각하여 자궁암을 예방한다는 차원에서 잘라 버리기 때문이다. 그러나 한방에서는 자궁을 여성의 미용과 장수, 건강에 꼭 필요한 기관으로 보고 전신의 기혈을 돕고 신경을 안정시키는 요법을 통해 자궁근종의 원인이 되는 여성호르몬의 불균형을 해소한다. 부득이 하여 자궁근종을 수술해야 하는 경우는 투약 후에도 조금도 반응하지 않고 계속 커지기만 하는 경우와 폐경기 후에도 계속해서 증가하는 경우에는 암이 될 수 있으므로 수술을 해주는 것이 좋다.

자궁근종의 증상은 크기와 생장부위의 차이에 따라 여러 가지 다양한 증상이 생길 수 있고 전혀 증상이 없는 경우도 있다. 임상적으로 흔히 나타나는 증상을 보면 다음과 같다.

① 얼굴의 혈색이 나빠진다.

자궁근종이 생기면 알게 모르게 월경의 양이 많아져 빈혈이 되면서 혈기가 없어진다.

② 월경통이 생긴다.

근종 덩어리가 있으면 자궁이 이물질인 중핵을 밀어내려는 작용을 하게 되어 통증이 일어나고 혈류가 증가한다. 근육이 민감해진 월경시엔 한층 심해진다.

③ 월경주기와 관계없이 부정성기출혈(不定性器出血)이 있다.

④ 허리가 아프다.

자궁근종이 있으면 골반내의 혈관이 압박되며 혈액순환까지 나빠져 골반내의 울혈이 생긴다. 출혈을 일으켜 하복부에 묵직한 통증을 느끼거나 허리도 아프게 된다.

⑤ 대소변의 상태가 나빠진다.

대개 장의 작용이 저하되어 변비가 되기 쉽다. 방광을 압박하므로 소변보는 횟수가 많아지고 통증을 느끼거나 소변이 잘 나오지 않거나 하게 된다. 요관이 압박되면 요의 소통이 나빠져서 감염을 쉽게 일으켜 고열이 나며 소변 색깔이 탁하다. 또한 근종의 압박이나 근종 자체에 의해 혈류가 나빠지면 치질이나 정맥류가 생긴다.

⑥ 맥박이 정상상태를 벗어난다.

근종으로 빈혈이 되고 혈관이 압박받게 되는 것이다. 커다란 근종으로 횡경막이 심장 쪽으로 밀려 올라가게 되면 심장의 중압감, 혈기의 순환력 저하 및 장애로 맥박이 정상을 잃게 된다.

한편 자궁근종을 악화시킬 수도 있는 요인들을 거론해 보자. 성장호르몬이 들어 있는 식품인 쇠고기, 닭고기, 우유 등은 자궁근종이 있을 때 피해야 하며 커피나 피임약, 튀긴 음식도 근종 증대에 원인이 될 수도 있다.

섬유질이 적은 음식을 먹으면 변비로 인하여 에스트로겐 호르몬의 분비가 증가하여 문제가 된다. 그러므로 변비가 되지 않도록 아침 공복에 냉수를 마시는 것과 모관운동, 합장합척운동, 붕어운동을 하는 것이 도움이 된다.

간장기능이 저하되어도 남아도는 에스트로겐 호르몬을 분해시켜버리지 못하므로 근종 치료에는 식이요법 외에 갑성선기능과 간장기능의 치료도 신경을 써야 한다. 특히 갑상선기능이 저하돼도 체내에 지방이 쌓이고 지방세포가 에스트로겐 호르몬의 생성을 촉진시켜 자궁근종을 악화시킬 수 있으므로 주의해야 한다.

이밖에 전자파는 자궁이나 유방 등을 단단하게 하여 종양화하는 작용이 있다고 하므로 전자레인지 작동 후 빨리 일정거리를 두고 떨어지는 것이 좋다.

자궁근종을 예방하려면 쌓인 스트레스를 그때그때 풀어야 하며 차가운 음식과 차가운 운동은 삼가야 한다. 이런 조건만 잘 지켜도 자궁은 건강하고 보호될 수 있다.

사례① 벽내성자궁근종

강부희(가명), 41세, 고양시 거주

레스토랑을 운영하는 강 사장은 생리 때마다 생리통이 점차 심해져서 97년 11월 산부인과에서 초음파 검사를 받게 되었다. 검사 결과 3

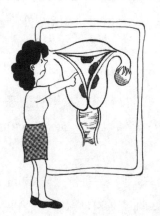

×5cm의 벽내성 자궁근종이 있는 것으로 확인되었다.

아랫배와 허리가 아파지면서 생리시에는 통증이 견디기 어려울 정도로 심해져서 대학병원을 다시 찾게 된 것은 98년 1월경이었다. 병원에서는 자궁적출수술을 받으라고 하였으나 환자는 수술이 두려워 여기저기 병원과 한의원을

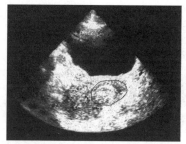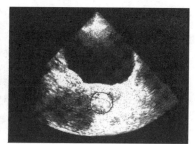

자궁후굴과 경부근종

다니게 되었다. 어지러운 마음으로 본원을 찾게 된 것은 98년 2월 24일로 내원시의 임상증상은 속쓰림, 은근히 쑤시는 하복통, 요통, 생리시 흑색의 덩어리와 피와 변비, 불면증이 주된 증상이었다. 이 환자는 자녀 하나를 낳은 후 임신중절수술 5회를 받은 이후로 이상과 같은 증상들이 나타났다고 말했다.

병원에서는 외과적 적출수술을 선호하고 있다. 그 이유는 자궁이라는 기관 자체가 아기를 낳고 나면 쓸모 없는 장기라고 생각하여 자궁암을 예방한다는 차원에서 잘라 버리기 때문이다.

그러나 한방에서는 자궁을 여성의 건강과 장수, 피부 미용에 꼭 필요한 기관으로 보고 있다.

자궁근종이 생기는 원인이 여성호르몬의 불균형으로 인한 것이기 때문에 전신의 기혈을 돕고 정신을 안정시키는 방법으로 치료하고 있고 부작용 또한 적다. 자궁근종을 수술해야 하는 경우는 투약 후에도 소금노 반응하지 않고 계속 커지기만 하는 경우와 50세 이상의 주부로 폐경기 후에도 계속해서 증가하는 경우에는 암이 될 수 있으므로 수술요법을 취할 수 있다.

한방에서 자궁근종은 '석가'라 하여 "석가는 포중(胞中)에서 자라고 월경이 이루어지지 않는다", "징가가 부인의 자궁에 들어 있으면 절산(絶産)하고 포락(胞絡)에 있으면 경폐(經閉)가 된다"고 하였다.

위의 설명 중 석가는 자궁에 생기는 덩어리를 지적한 것이며, 이 중에서 가장 흔한 것은 자궁근종이다. 근종이 큰 것은 성인의 머리 크기 이상의 것도 있으며 이것을 만져 보면 마치 돌과 같이 단단하며 임신한 것과 같은 배의 형태를 나타낸다. 그러므로 석가라 함은 특히 자궁근종을 지적한 병증이라 하겠다.

원인은 자궁이 차가운 기운에 손상을 받아 혈액순환이 장애되면 어혈이 결성되어 돌과 같이 단단한 덩어리를 형성하는데 〈동의보감(東醫寶鑑)〉에 "석가라는 것은 포(胞) 가운데가 손상되어 어혈이 쌓이고 오래되어 돌같이 형성되는데 이에 먼저 찬 기운에 접촉된 후 피가 뭉친 소치이다."라고 하였다.

증상은 "아랫배 부분이 돌과 같이 단단하고 자궁이 막혀서 크면 임신한 것과 같고 월경이 나오지 않는다."하였다. 근종은 초기에 특별한 임상증상이 없으나 어느 정도 진행하면 월경과다 혹은 부정출혈을 야기하는 수가 있으며 월경통을 수반한다. 근종이 커져서 자궁구(子宮口)를 막으면 심한 월경통과 월경불순(月經不順)을 초래할 수 있다.

치료는 자궁내에 쌓여 있는 어혈과 적취를 풀어 주고 기와 혈의 순환을 원활히 해주어야 한다. 그러나 이때 강하게 어혈과 적취를 풀어주다 보면 소화기 계통을 많이 손상할 수도 있으므로 몸의 기운이 약하고 소화기 계통이 좋지 않은 경우 기운을 손상하지 않는 범위 내에서 치료해야 한다.

이상의 경우에서와 같이 자궁근종은 양방에서 수술요법을 많이 권하는데 이 환자는 자궁적출수술을 거부하고 보존적인 방법으로 치료받기 원하여 한방치료를 시작하였다. 최소한 3개월 이상의 기간을 잡고 치료에 임하고자 하여 한방좌약 좌궁단을 사용하고, 탕약으로는 자궁의 어혈과 적취를 풀어주는 귀출이경탕(歸朮理經湯)에 소화력을 돕는 약재를 가감하여 처방해 주었다. 한 달이 지나 궁금하여 전화 방문을 해보니 환자의 증상이 호전되었다고 한다. 4월 1일 대학병원에 가서 초음파 검사를 해보니 근종이 완전히 없어져 기뻐하였다.

여성에게 있어 자궁은 제 2의 심장과 같아서 자궁에 근종이 있다고 하여 함부로 적출술을 하는 것은 바람직하지 못한 처사이다. 이때 보존적인 치료방법을 선택하였으나 호전되지 않을 경우에 적출을 시도해도 크게 늦지 않을 것으로 생각된다. 폐경기 이후에 자궁이 쓸모 없다고 하여 무분별한 자궁적출을 시행하는 것은 결코 건강관리에도 도움이 되지 않는다.

───────────── **사례②** **자궁근종**

김현숙(가명), 38세, 수원시 거주

두 명의 자녀를 둔 김현숙 씨가 본원을 방문한 때는 서울로 한의원을 옮겨 개원한 바로 다음날이었다.(98년 4월초) 병원에서는 3년 전 3×4cm 정도의 자궁근종을 진단 받았다. 그 후로 경과를 지켜보면서

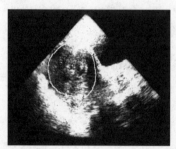

자궁저부의 근종

만약 크기가 커질 경우 수술요법을 취해야 하지만 더 이상 자라지 않으면 몸에 그대로 갖고 살아도 별 지장이 없다고 하였다. 잊고 살다가 어느 날 몸 속의 혹이 커지는 느낌이 들어 모 한방병원을 찾았다. 그 곳에서 7~8개월 동안 약물요법과 침, 뜸으로 치료를 받으며 생활하던 중 98년 1월부터 생리 중에 약간의 통증이 있고 검붉은 덩어리도 나오면서 생리량은 2~5일 정도로 그 전과 큰 변함이 없었다.

최근 종합병원에서 초음파로 확인해 본 결과 크기가 6.2cm로 확인됐다. 병원에서는 더 이상 시간을 끌지 말고 자궁을 적출하자고 권하였다. 환자는 너무 겁이 나고 두려워서 일단 수술을 보류하기로 하였다. 자궁 근종을 수술하지 않고 비수술요법인 한약 투여와 한방좌약으로 줄일 수 있다는 소식을 듣고 개원 일주일 전부터 전화 예약을 통해 방문하였다.

이 환자는 평소 위염으로 소화기능이 좋지 못해서 병원 약을 상복하고 있었고, 좌골신경통으로 항상 허리가 아팠으며 오른쪽 아랫배가 콕콕 쑤시는 듯한 통증도 있었다. 대변은 2~3일에 한 번 정도 보면서 시원하지 않았고 소변은 자주 본다고 했다.

혀의 상태와 맥을 보니 어혈이 많이 보이고 기운이 울체되어 있으며 전체적인 순환기능이 떨어져 있었다. 이 환자의 경우 최소 3개월 이상의 치료 기간이 걸리겠지만 우선 1개월간은 자궁 속에 정체된 어혈을 제거하면서 울체된 기운을 풀어 주고 순환상태의 개선에 주로 쓰는 귀출이경탕 가미방과 한방좌약을 처방했다. 평소 위염으로 고생하고 있어서 소화기능을 향상시켜 주는 약재를 가감했다.

그 후 한 달이 지난 5월 초에 남편과 함께 다시 본원을 방문했다. 그간의 변화상태를 자세히 물어 보니 좌궁단을 사용한 후로 노란 물과 함께 손가락 크기 만한 코 같은 미끈한 점액이 쑥 빠져 나왔고 오른쪽 아랫배의 쑤시는 듯한 통증이 많이 나아졌다고 했다. 소화상태는 아직도 편하지 않았고, 언제부터인지는 모르나 생리 때나 평상시에 유방 주위가 아파서 유방암 검사를 했는데 아무런 이상이 없었다. 아마도 호르몬 변화로 인한 일시적인 현상인 것으로 보였다.

다시 초음파를 보는 순간 본인도 놀랄 정도로 근종의 크기가 2cm 이상 줄어들어 있었다. 환자는 기쁨 반 놀라움 반으로 초음파 사진을 보고 자세한 설명을 들었다.

초기의 자궁근종은 감소되는 속도가 오래 경과된 근종에 비해서 비교적 빠르다. 계속 경과를 보면서 이번에는 소화기의 상태와 변비를 호전시키는 동북치중탕(東北治中湯)과 간장과 신장의 울체를 풀기 위해 가미된 처방과 함께 좌약을 처방했다. 밝고 상기된 얼굴로 돌아가는 환자에게 다시 한 달 뒤를 기약했다.

정확하게 한 달 뒤 다시 방문했을 때는 얼굴 색도 많이 좋아지고 변비와 유방 주위의 통증이 많이 감소되었다. 그 동안 생리도 한 번 했는데 처음 이틀간 많은 양과 덩어리가 나왔고 통증이 약간 있었다. 초음파상 지난번보다 많이 줄지는 않았지만 1cm 가량 작아진 상태였다. 이러한 상태로 계속 치료하면 더 이상 근종이 자라지 않고 증상도 호전되므로 안심해도 된다고 보았다.

자궁근종은 의사의 처방도 중요하지만 무엇보다 치료하겠다는 환자의 의지와 정성이 중요하다. 왜냐하면 스트레스가 간장의 기운을 약화시켜 근종의 크기를 더 자라게 할 수 있기 때문이다.

무더운 7월 초 아침 일찍 환자가 방문했고 이제 생리시 아랫배의 통증과 유방통이 거의 사라졌다고 했다. 초음파상 근종은 그 경계가 많이 흐려졌고 크기도 줄어 있었다. 환자는 웃으며 수술한 것처럼 깨끗이 근종이 없어질 것으로 생각했는데 그렇지는 않아 약간 실망했으나 더 이상 크지 않고 계속적으로 줄어 흔적 정도만 남게 된다면 더 이상 바랄 게 없다고 했다. 근종 자체가 줄어든 것도 좋지만 허리의 통증과 기타 다른 증상들이 함께 없어져 전체적인 컨디션이 좋아졌다며 밝은 얼굴로 인사하고 돌아갔다. 보통 불임이나 근종 등은 단기간에 치료 효과를 기대하기 어려운 질환이다.

자궁근종 같은 질환은 꾸준한 노력과 인내가 필요한데 이 환자의 경우 열심히 치료에 임하였고 노력한 결과라고 보여진 임상사례다.

──────── **사례③ 자궁근종과 하혈**

이영민(가명), 40세, 고양시 거주

이영민 씨는 9개월 전부터 생리통이 갑자기 심해져서 생리하는 일주일 동안 진통제를 14알 정도 먹어야 진통이 되고 양은 평소와 같이 나온다고 했다. 그래서 98년 2월 대학병원에서 검사한 결과 3.9×4.3cm 크기의 근종이 있다고 진단을 받고 지켜보던 중 본원을 방문하게 되었다.

평소 생리할 때 아랫배와 허리가 심하게 아팠으며 생리는 보통 일주일 정도 하고 색은 검은 편이었으며 누런 색의 냉이 약간씩 나오고 있었다.

소화는 잘 되지 않고 변비가 약간 있었으며 소변은 자주 보았다. 혀의 상태를 보니 어혈이 많고 치흔의 자국이 있었으며 핏기가 없었다. 맥은 부맥이 잡히고 빠르면서 무력하였다. 병원에서는 3개월에 한 번씩 정기검사를 하자는 소견을 보이고 있던 중 본원에 오게 되었다.

초음파상으로는 4.7×6.2cm 정도로 커져 있는 상태였다. 보통 근종의 크기가 7cm 이상으로 커지게 되면 변성이 되는 경우가 많거나 치료하기가 어려워지기 시작한다. 전체적으로 몸의 상태는 비위의 기능이 좋지 않고 혈액순환이 잘 되지 않는 데다가 생리시에 하혈을 많이 해서 피가 부족한 상태였다. 이로 인해 기운이 울체되어 어혈이 많았다.

일단 울체되어 있는 어혈을 풀면서 근종의 크기를 줄여 나가고 많아진 생리의 양을 조절하기 위해서 귀출이경탕에 비위의 혈액 조절을 원활히 하기 위한 약물을 가감했고 함께 한방좌약을 투여했다. 한 달이 조금 지난 6월 15일 환자가 다시 방문했고 좀 더 일찍 오려고 했는데 생리를 시작하는 바람에 늦어졌다고 하면서 생리가 11일부터 지금까지 5일 정도는 나순했다고 했다. 생리기산이 시난번보나 하루 정도 짧았고 양도 많이 줄어들었으며 생리통도 현저하게 사라졌다. 좌궁단

분비물은 20시간 착용하는 동안 계속해서 액체, 고체, 기체상태로 나왔고 가려움증이 있어서 며칠 쉬었는데 쉬는 중간에도 계속해서 분비물이 흘렀다. 초음파상 크기가 3.7×4.2cm로 약 2cm 이상 줄어들었다. 이때 본인이 느끼는 자각증상들은 현저하게 없어진 상태였다. 이 상태로 치료가 계속 진행된다면 더 이상 근종이 자라지 않고 치료될 수 있을 거라고 생각된다.

한방에서 자궁근종은 석가라 하여 자궁이 차가운 기운에 손상을 받아 혈액순환이 장애되면 어혈이 결성되어 돌과 같이 단단한 덩어리를 형성한다고 보고 치료는 자궁을 따뜻하게 해주면서 자궁 내에 쌓여 있는 어혈과 적취를 풀어 주고 기와 혈의 순환을 원활히 해준다. 그러나 이때 강하게 어혈과 적취를 풀어주다 보면 소화기 계통을 많이 손상할 수도 있으므로 몸의 기운이 약하고 소화기 계통이 좋지 않은 경우 기운을 손상하지 않는 범위 내에서 치료해야 한다.

사례④ 자궁근종과 자궁내막증

김민자(가명), 41세, 대전시 거주

결혼한 지 12년이 지났는 데도 아직 아이가 없이 지내고 있던 한 여성이 6월의 화창한 어느 날 본원을 방문하였다.

이 환자는 자궁근종과 자궁내막증을 동반한 증상을 갖고 있었으며 그로 인한 정신적 고통이 있었을텐데도 얼굴빛이 약간 창백한 것을 제외하고는 얼굴과 피부가 매우 고운 편이었다. 말과 분위기도 차분하면서 느낌이 좋은 인상을 갖고 있었다. 환자는 차분히 여기까지 오게

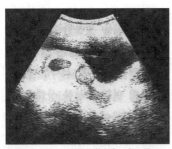
임신7주 됐고, 자궁체부의 앞쪽벽으로 근종이 있는 상태

된 경위를 설명하기 시작했다. 본래 서울에서 생활을 하던 환자는 군인인 남편을 따라서 대전으로 이사를 하게 되었고 심적으로 복잡한 서울 생활보다 지방에서의 생활이 육체적, 정신적으로 유익할 것으로 생각했다. 결혼하기 전부터 생리가 불규칙한 편이었으며 생리시에 허리와 아랫배가 단단해지면서 아프고, 손발과 아랫배가 냉해서 항상 걱정이 되었지만 어른들 말씀이 결혼해서 아이를 낳게 되면 여자들의 병은 없어지는 경우가 많다고 하여 그리 심각하게 받아들이지 않았다.

그런데 결혼을 한 지 1년이 지나도록 아이가 생기지 않고 생리의 양이 계속적으로 늘어나면서 덩어리가 많이 나와 걱정이 되어 병원을 찾은 결과, 평소에 잘 들어보지 못했던 자궁내막증이라는 병명과 함께 오른쪽 난소에 물혹이 생겼으므로 수술을 해야 한다는 것이었다. 그래서 수술을 하게 되었고 그 후 6개월간 치료를 받았다.

내막증이라는 병이 쉽게 치료되지 않고 이로 인해서 임신이 잘 되지 않으며 혹 임신이 되었다고 해도 자궁의 상태가 좋지 않으므로 착상에 문제가 생겨 유산되기가 쉽다는 말을 들었다고 했다. 또 이로 인해서 난소에 물혹이 생기게 되면 배란에도 장애가 생겨서 생리불순도 나타날 수 있다는 것이었다. 재발할 위험이 많으므로 징기적인 검사를 통해서 계속적으로 지켜보아야 한다고 해서 개운치 않은 마음으로 아이를 기다려 보았지만 역시 그후로도 4~5년 동안 기다리던 아이는 생기지 않았다.

병원에서는 인공수정을 권유해서 한 번 시도를 했지만 성공하지 못하였고, 얼마 지나지 않아서 두 번의 시험관 아기도 역시 실패로 돌아갔다.

그로 인한 정신적 육체적 고통으로 서서히 아이에 대한 희망이 사라져갔다. 그녀는 시댁과 남편에 대한 미안한 마음으로 아이를 입양하는 문제를 상의했지만 시부모님은 물론이고 남편까지 그 문제에 대해서 반대를 하였다. 이유는 집안의 장손도 아니고 형제도 많으므로 서두르지 말고 몸 상태가 호전되면 그 후에 아이 문제를 생각해 보자면서 위로를 하였다.

본원을 방문한 날이 6월 17일이었는데 6월 6일부터 12일까지 생리라고 하기에는 많은 양의 하혈과 덩어리가 나왔다. 너무 걱정이 되어서 병원을 찾아가 검사한 결과 6cm 정도의 근종이 생겼고 과도한 하혈로 인해 빈혈이 심한 상태라고 했다. 이 상태가 계속 진행된다면 근종이 커질 확률이 높으므로 호르몬제를 얼마간 투여해 보는 것이 좋겠다면서 코에 뿌리는 호르몬제를 사용하게 되었다. 아직 아이가 없으므로 자궁을 들어내는 수술을 할 수 없지만 만약 아이가 있다면 적출하는 편이 좋을 것 같다는 말을 들었다. 겁이 나기도 하고 두려워서 수소문 끝에 근종 치료를 한방좌약과 먹는 약을 통해서 줄여나갈 수 있다는 소식을 듣고 찾게 된 경우였다.

평소 소화가 잘 되지 않고 밥맛도 없으며 항상 명치부위가 아프고 메슥거린다고 했다. 가려움증을 동반한 냉도 항상 나왔다. 평소 소심하다는 환자의 말을 참고하면서 혀와 맥의 상태를 보니 기운의 울체가 심하고 그로 인해서 혈액순환에 장애가 생기게 되었고 하혈로 인해서 몸 안의 혈액이 심하게 부족한 상태였다. 초음파상으로 5.8cm 정도의 근종을 확인할 수 있었고 아울러 자궁의 상태가 깨끗지 못했다.

일단 근종을 줄여나가는 것도 중요하지만 전체적으로 떨어져 있는 자궁의 기능과 몸의 상태를 개선시키는 것이 우선되어져 최소 3개월을 기약하면서 치료를 시작했다.

환자의 호응과 신뢰가 기대 이상으로 커서 한편으로 부담이 됐지만 좋은 결과가 있으리라 믿고 치료에 임했다. 일단 자궁에 울체되어 있는 기운 및 어혈을 풀어내어 혈의 운행을 회복시켜 빈혈을 개선시켜 주었다. 현부탕(玄附湯)에 소화가 잘 되는 약을 가감하고 아울러 한방 좌약을 한 달분 지어 주었다.

한 달 뒤 환자가 다시 방문했을 때는 얼굴 색도 많이 좋아지고 병원에서 검사상 빈혈 수치가 많이 올라가 있었다. 생리의 양과 덩어리도 현저히 줄어들었고 허리와 아랫배의 단단한 느낌과 통증이 감소되었다면서 병원에서 주었던 코에 뿌리는 호르몬 약을 중단하고 먹는 한약과 좌궁단을 열심히 했는데 분비물이 쏟아지듯이 나왔다고 전했다.

초음파상으로도 근종 크기가 줄어들어 있었고 어혈의 상태가 개선되어 있음을 볼 수 있었다. 명치부위의 통증과 메슥거림도 전처럼 심하지 않았고 몸의 상태가 많이 호전되었다는 것을 설명해 주었다. 그러나 아직 여타 증상들이 남아 있기 때문에 남은 기간 열심히 노력하자고 말한 뒤 다시 한 달분 약을 투여했다.

정확하게 한 달이 지난 후 다시 방문한 그녀는 한껏 활기차고 씩씩한 모습으로 들어왔다. 이제 생리 전의 통증뿐만 아니라 생리의 상태도 많이 호전되어 머리에 가끔씩 땀이 나는 것과 약간 속이 답답한 것을 제외하고는 거의 느끼지 못할 정도로 몸의 상태가 좋아졌다고 했다. 초음파상으로도 지난번보다 호전된 상태였다. 이제 아이를 생각해 봐도 자신감과 희망이 생긴다며 벅찬 얼굴로 기뻐하는 그녀의 아름다운 모습에서 행복한 제 2의 인생이 펼쳐지기를 마음속으로 빌어 주었다.

사례⑤ 자궁근종과 생리통
이향숙(가명), 40세, 광주시 거주

진료실 밖에서 어수선한 소음이 들렸다. 멀리 광주에서 원장님을 뵈려고 왔는데 초행길이라 찾는데 어려움이 많았다는 호남지역 특유의 다정스러운 사투리를 쓰는 여성이 들어왔다.

자신 있고 세련된 분위기를 풍기는 외모와 달리 얼굴빛은 어두워 보였다. 그녀는 현재 두 아이의 엄마로 평소 사람들과 잘 사귀는 사교적인 성격의 소유자였다. 그러나 월경 때만 되면 생리통이 심해져서 진통제를 먹지 않으면 통증을 견딜 수가 없어 외부와 거의 접촉을 끊고 외출도 삼갔다고 했다.

원인은 자궁근종 때문이었다. 근종이 크지는 않았지만 근종으로 인해 5~6개월 만에 세 번이나 아이가 뱃속에서 사산되었던 적이 있었다. 그후부터는 3~6개월에 한 번씩 정기검진을 받았고 6년 넘게 특별한 치료없이 근종의 크기 변화를 지켜보았다.

그런데 크기가 점점 커져 현재는 10cm 정도로 병원에서는 자궁적출술을 권했다. 자궁을 들어내야 한다는 말을 듣고 너무나 겁이 나고 두려워 다른 방법이 없을까 찾다가 친지의 소개로 수술하지 않고 보존적인 요법으로 치료하는 한의원이 있다는 얘기를 듣고 오게 되었다.

올해 들어서 생리통이 극도로 심해졌고 3일 동안 하루에 3~4알씩 진통제를 먹어야 했다. 뿐만 아니라 아침에 자고 일어나면 아랫배에 커다란 덩어리가 꼬이듯이 솟아올라 단단하게 만져졌다. 시간이 지나면서 덩어리가 커지는 것을 느낄 수 있었다. 근종으로 인해 생긴 기미와 주근깨로 얼굴과 피부가 전체적으로 어둡고 거칠어졌다. 혀의 주변은 거칠게 치흔과 어혈의 흔적이 있었고 색은 담백했다. 생리시에 검은색의 덩어리가 나왔고 생리량은 6일 정도로 일정했다.

초음파로 7.3×10.2cm 크기의 근종을 확인할 수 있었다. 너무 단단해져서 석회화 된 곳은 손쓸 수가 없어도, 말랑한 근종은 어혈을 풀어내어 자궁 및 주변 장기의 순환기능을 회복시키는 한방좌약과 자궁을 보호해주는 자보단을 처방하였다. 한 달이 지날 무렵 환자로부터 전화가 왔다.

한의원을 방문하기 직전 6일까지는 생리가 없어 계속 좌궁단을 사용할 수 있었다. 약을 넣게 되면서 처음에는 누런 색의 액체 형태의 분비물이 쏟아졌고 시간이 지나자 검붉은 덩어리가 나왔다. 25개 정도 사용하고 난 뒤 9월 6일부터 5일간 다시 생리를 시작했는데 평소 하

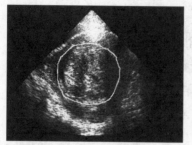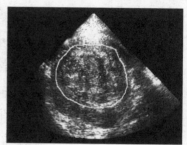

초음파 검사에 나타난 거대자궁근종

루에 3∼4알 복용하던 진통제를 이번에는 한 알도 먹지 않고 무사히 생리를 치렀다. 너무나 기쁘고 믿어지지 않아 그녀 자신도 흥분한 상태였다. 무엇보다도 아침에 일어나면 느낄 수 있었던 아랫배의 단단하고 꼬인 듯한 증상이 언제부턴가 사라져서 만져지지 않았다는 것이다. 남은 약이 떨어지기 전에 다시 방문하겠다는 말을 하고 통화를 마쳤다.

일주일 정도 지난 토요일 진료가 거의 끝나 갈 무렵 전화가 걸려왔다. 이향숙 씨였다. 고속도로 톨게이트를 거쳐 거의 한의원 부근에 도착했으니 조금만 기다려 달라는 것이었다. 10분 정도 후에 남편과 함께 급히 들어왔다. 얼굴의 기미와 주근깨가 많이 없어졌고 표정이 밝았으며 믿기지 않을 정도로 증상이 좋아진 것에 대해 남편 또한 상당히 기뻐했다.

생리 때마다 모임에 참석하지 못해 주위 친구들도 항상 걱정을 했는데 이번 모임에는 친구들과 같이 어울리며 즐겁게 지냈다고 했다.

초음파로 확인한 결과 근종의 크기가 1cm 정도 줄었다. 생리통은 거의 소실되었으나 아직도 근종의 크기가 크므로 앞으로 몇 개월 경과를 지켜보기로 했다.

그녀는 근종이 생긴 뒤 10년 동안 생리 때마다 매번 생리통으로 고생을 했는데 통증 없이 지낸 것은 이번 치료 후 처음이라고 했다. 아울러 한방좌약이 생리통으로 고생하고 있는 다른 여성 환자들에게 많이 알려져야 하고 자신도 노력할 것이라며 남편과 함께 진심 어린 감사의 인사를 하였다.

5. 자궁선근증

자궁선근증(子宮線筋症)은 자궁 근육 조직내에 평활근이 아닌 내막조직이 자라는 것으로 자궁이 비정상적으로 커지는 특징이 있다.

정상 자궁의 평균 무게가 보통 50g 정도인데 자궁선근증이 있으면 무게가 125g 정도로 무거워진다.

선근증의 발생 연령은 40~49세의 연령이나 폐경기 전후에 가장 흔히 나타나며 그 비율은 경산부가 비경산부보다 많다. 즉 결혼 초기의

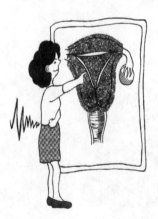

가임기 주부에 비하여 약 4배 정도 높다. 이런 점으로 보아 선근증은 연령, 다산, 자궁내막손상과 깊은 관계가 있음을 알 수 있다. 가장 일반적인 증상은 생리통이 상상을 초월할 정도로 심하고 빈혈과 극도의 신경과민증상을 나타낸다.

자궁선근증은 자궁 내막 조직이 자궁근육층내에 침윤하여 자궁벽이 두꺼워지는

질병으로 자궁근종과는 달리 특별한 결절은 생기지 않는다.

자궁선근증을 한의학적으로 고찰해보면 복강 내의 장기 및 기관에 발생하는 유형적인 병변을 적취(積聚)라 칭하는데 '적'과 '취'는 각기 고유한 개념을 지니고 있다.

'적'이라 함은 원래 적(跡)과 같은 뜻으로 담혈(痰血)과 같은 고형성분의 울체를 말하며 일정한 형태의 병변을 형성한다.

취는 '서(緖)'와 같은 뜻으로 기(氣)와 같은 무형성분이 모여 유형적인 병변을 초래하나 그 형태가 불규칙하게 나타나는 경우를 말한다.

한의학에서는 자궁선근증을 명확히 표현하지는 않는다. 그러나 한의학의 기본치료인 조경(調經), 순기(順氣), 활혈(活血) 등은 여성 성기에 발생한 종양물에 대한 치료법이 될 수 있으므로 자궁선근증의 치료법도 이에 준하게 된다.

보통 병원에서는 폐경기가 오면 자궁근종이나 자궁선근증은 더 이상 성장하지 않기 때문에 폐경기까지 방치해 두다가 그래도 불편하면 자궁을 들어내는 적출수술을 행하는 경우가 대부분이다. 그렇지만 한의학적인 치료방법에서는 한방좌약과 내복약을 투약하여 정상적인 자궁으로 되돌려 놓을 수 있으며 내과적인 투약으로 전체적인 기능을 되살려 놓을 수 있으므로 다른 내분비질환에도 도움을 줄 수 있다.

사례① 자궁선근증

김숙희(가명), 38세, 서울시 강서구 거주

일반인들에게 익숙치 않은 자궁내 병변으로 자궁선근증이라는 것이 있다. 자궁선근증은 자궁내막 조직이 자궁근육내에 침윤하여 자궁벽이 전체적으로 두꺼워지는 질병으로 자궁근종과는 달리 특별한 결절은 생기지 않는다. 정상 자궁의 평균 무게가 보통 50g 정도인데 반해 자궁선근증이 있으면 무게가 125g 정도로 무거워진다.

가장 일반적인 증상은 월경통이 심해지는 것이며 자궁선근증의 크기가 커지면 월경과다증이 생길 수도 있다. 병리조직학 검사로 최종진단을 하게 되며 증상이 심한 경우에는 자궁적출수술을 받게 된다.

서울에 사는 김숙희 씨는 몇 달 전부터 생리량이 급격하게 증가하여 병원을 찾아 검사한 결과 자궁선근증이라는 진단을 받았다. 병원에서는 자궁을 적출하는 수술 이외에는 다른 방법이 없다고 하여 여기저기 찾아 수소문하던 중 본원에 내원하게 되었다.

임상증상을 자세히 물어보니 생리통은 심하지 않았으나 생리량이 지나치게 많아서 가끔씩 빈혈증상도 있었고 생리 색깔도 검은 편이며 덩어리가 섞여 나온다고 했다. 손발이 항상 차고 소화도 잘 안 되며 가끔 대변에 피가 섞여 나오고 두통 증세도 있었다.

전체적인 순환기능이 저하되었기 때문에 혈을 보하는 약물에 위장기능을 돕는 처방을 해주고, 자궁내의 어혈을 제거하고 혈액순환을 돕는 한방좌약 좌궁단을 각각 한 달분 지어 주었다.

한 달이 조금 지나서 환자가 다시 방문하였다. 그 동안의 변화를 물어보니 좌궁단을 사용하면서 처음에는 노폐물이 흘러나왔고 보름이 지나면서 점차 양이 줄어들었다고 했다. 지금은 위장기능이 좋아지고 빈혈증상도 없어졌다. 또 며칠 전에 생리를 하였는데 생리량이 상당히 줄어들었고 생리색도 깨끗해졌다. 아직 손발이 찬 증세가 남아 있어 자궁을 따뜻하게 하고 혈액순환을 돕는 약물을 처방해 주었으며 좌약도 한 달간 더 투여한 후 주기적으로 관찰하기로 했다.

이 환자의 경우처럼 대부분의 자궁질환은 자궁 안의 찬 기운으로 혈액순환에 장애를 초래하고 그로 인하여 어혈과 노폐물이 배출되지 못하게 되는 경우가 많다. 이런 경우 한방치료로 자궁을 따뜻하게 하고 순환기능을 돕는다면 좋은 결과를 볼 수가 있다.

사례② 자궁선근증
유명신(가명, 32세, 부산시 거주)

유명신 씨는 평소 생리통이 심하고 항상 허리에 통증이 있었다. 그러나 무엇보다 큰 걱정은 결혼한 지 3년이 지나도록 아직 아이가 생기지 않는다는 사실이었다. 97년 불임클리닉을 찾아 검사를 받게 되었는데 평소 익숙치 않은 병명인 자궁선근증이라는 말을 들었다.

전체적인 자궁의 크기를 재어보니 9.5×6.3cm였다. 게다가 자궁근종까지 함께 있는 상태여서 매우 괴로워했다. 자궁 전체가 커져서 생리를 할 때마다 통증이 심하고 아이도 생기지 않아 한의원을 찾았다. 자궁선근증이라는 사실을 알기 전 임신과 생리통 치료를 위해 한약을 약 6개월 정도 복용하였으나 큰 효과를 보지 못하였다. 그 뒤 몇 개월이 지난 후 자궁근종수술을 하였고 계속 호르몬 치료를 하고 있었다.

본원에서의 검사로 자궁 자체가 커져 있는 상태였고 7.2×5.8cm 크기의 근종을 확인할 수 있었다. 생리할 때 덩어리가 있고 색은 검으면

서 약간의 냉도 있었다. 수술한 후에 생리량은 줄어들었다. 맥의 상태
는 매우 약하며 힘이 없었고 전체적으로 혈이 부족한 상태임을 확인
했다. 부산에서 서울까지 거의 5시간 이상 기차를 타고 왔는데 앉아
있기조차 힘이 들 정도로 하복통을 호소하였다.

이때의 치법은 자궁 및 몸의 혈액순환을 원활히 소통시켜 주면서
어혈을 풀어내고 약해진 신장과 간장을 보해 주어야 한다. 처방으로는
동북치중탕가감방에 한방좌약을 한 달분 처방했다.

그 후 한 달이 지난 6월초에 환자를 다시 보게 되었다. 5월 17일부
터 22일까지 생리가 있었는데 생리할 때뿐만 아니라 평상시에도 그렇
게 심하던 통증이 많이 줄어들었고 기차를 타고 오는 동안에도 큰 불
편함이 없었다며 경상도 여인 특유의 사투리로 감사의 표시를 했다.
좌약 분비물은 덩어리로 혹은 누런 색의 액체 형태로 나오고 소변시
하얀 찌꺼기가 함께 흘러나왔다. 맥을 보니 원기가 회복됐고 순환상태
도 양호한 편이었으나 아직 어혈과 울체는 풀리지 않아 이번에는 귀
출이경탕과 좌궁단(坐宮丹)을 한 달분 더 지어 주었다.

숫자상으로도 느낌이 좋은 7월 7일 세 번째 방문 때에는 생리하는
동안 자흑색의 분비물이 계속해서 나왔고 아랫배와 허리의 통증이 거
의 사라졌다고 하며 약간의 변비를 호소했다. 초음파로 본 결과 근종
의 크기는 1cm 정도 줄어 있었고 자궁 자체의 음영도 깨끗해졌다. 이
제 좋아진 것 같다며 아이를 기다리는 환자의 간절한 소망이 꼭 이루
어지기를 마음속으로 기대해 보았다.

그 후 9월 22일 네 번째 방문을 하였다. 초음파상으로 전체적인 자

궁의 크기는 8.2×5.7cm였다. 자궁근종의 크기도 5.8×5.2cm로 처음보다 약 2cm 정도가 줄어들었다. 이 환자는 지속적인 치료를 통해 선근증과 자궁근종이 줄어든 것이다. 양성종양은 꾸준한 인내의 과정을 거쳐야 하며 스트레스를 받으면 크기가 더욱 커질 수 있으므로 편안한 마음을 갖도록 권하였다.

자궁선근증의 한의학적인 고찰을 살펴보면 복강내의 장기 및 기관에 발생하는 유형적인 병변을 적취(積聚)라 칭하는데 '적(積)'과 '취(聚)'는 각기 고유한 개념을 지니고 있다. '적'이라 함은 원래 '적(跡)'과 같은 뜻으로 담혈(痰血)과 같은 고형 성분의 울체를 말하는데 일정한 형태의 병변을 형성한다. 취는 '서(緖)'와 같은 뜻으로 기(氣)와 같은 무형 성분이 모여서 유형적인 병변을 초래하기는 하나 그 형태가 불규칙하게 나타나는 경우를 말한다.

한의학에서는 자궁선근증을 명확히 무엇이라고 표현하지는 않는다. 그러나 한의학의 기본치료인 조경(調經), 순기(順氣), 활혈(活血) 등은 여성 성기에 발생한 종양물에 대한 치료법이 될 수 있으므로 자궁선근증의 치료법도 이에 준하면 치료가 가능하다고 생각한다.

한의학적인 치료방법에서는 간단한 운동과 내복약을 투약하여 건강한 자궁으로 되돌려 놓을 수 있으며 이러한 과정을 통해서 전체적인 기능을 되살려 놓을 수 있으므로 다른 내분비질환도 함께 회복될 수 있다.

6. 자궁경부용종(子宮頸部茸腫)

　　　　자궁경부 폴립은 자궁체부의 내막이나 자궁경부의
일부분이 증식되어 붉고 부드럽고 출혈하기 쉬운 종양이 되어 외자궁
구로부터 나오는 병을 말한다.

　보통 성인 여성의 5% 정도가 발견되며 크기와 수는 다양하다. 크기
는 쌀알 만한 것에서부터 엄지손가락 만한 것도 있으며 색은 붉고 부
드러워 출혈하기가 쉽다.

　보통 자궁경부 폴립은 증상이 없으며 잘 발견되지 않으나 큰 폴립

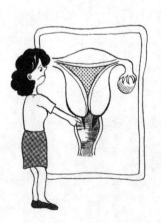

은 섹스한 뒤나 격렬한 운동을 한 뒤 배
뇨·배변시에 가끔 출혈이 있다. 또 월경
중간기에 소량의 출혈이 속옷에 묻는 경
우도 있다. 원인은 자궁경부의 염증이나
호르몬의 작용 때문으로 알려지고 있다.

　양방적 치료는 폴립이 다발성이고 자
궁경관을 막고 있을 경우에는 자궁경관
을 확대해서 제거하고 소파수술을 해주

는 것이 일반적인 방법이며 제거된 폴립과 주위 경관조직을 병리 검사하여 반드시 암의 여부를 확인해야 한다. 자궁경부 폴립은 자궁경관 내부의 원주상피세포 단층으로 이루어져 있는데 폴립의 끝 부분은 궤양 및 울혈이 있는 경우가 대부분이어서 이것이 자궁출혈을 유발한다.

자궁경관 폴립이 가장 잘 발생하는 연령은 40~50대이나 20세 여성에서부터 노년까지 폭 넓게 나타난다. 또 임신중인 여성에게도 볼 수 있다. 폴립이 커졌을 때는 입원하여 수술하는 경우도 있다. 임신 초기의 여성에게 폴립이 생기면 출혈이 많아지기 때문에 절제하지 않고 그대로 두기도 한다. 그러나 이 경우에도 세포를 조사하는 세포검진을 한다.

자궁경관 폴립은 절제해도 재발하기 쉬우며 재발할 때마다 절제한다. 적출한 폴립은 암이 아니라는 것을 확인하기 위해 반드시 조직 검사를 한다.

한의학적으로 자궁경부 폴립이라는 병명은 없지만 주로 여성의 하복부 성기 및 그 주위에 발생하는 고유한 종괴인 징가, 장담(腸覃), 석가, 혈고(血蠱)등의 범주에 속한다고 볼 수 있다.

그 원인은 어혈과 습담이라는 표현을 써서 치료될 수 있다. 이는 모두 비위가 허약하고 기혈이 약한 현상이므로 만약 덩어리들만을 없애는 약을 사용하면 질병이 일시적으로 치료되는 듯 하지만 정기가 손상되므로 기혈을 보하면서 종괴(腫塊)를 제거하는 방법을 사용한다.

치료는 습담을 없애고 동시에 자궁내 정체된 어혈을 제거하기 위하여 혈액순환을 돕는 약물을 위주로 처방한다. 한방좌약을 자궁경부에까지 삽입시켜 질과 자궁 속에 약 20시간 동안 있게 하면 질과 자궁의 온도에 의해서 좌궁단의 냄새가 자궁경부와 자궁내부, 나팔관, 난소에 침투하여 이물질들을 외부로 배출시켜 주기 때문에 외과적인 수술이 아닌 방법으로도 효과를 볼 수 있다. 아울러 온습포요법(溫濕布療法)을 병행하면 예방 및 치료에 도움이 된다.

사례①　자궁경부 폴립

서송애(가명), 43세, 광주시 남구 거주

광주에 사는 서송애 씨는 위십이지장궤양으로 병원에서 내과 치료를 받던 도중 생리가 불규칙해지자 산부인과 치료를 권유받았다. 그래서 산부인과에서 검사를 받게 되었는데 검사결과 자궁경부에 폴립이 자라고 있다고 하여 수술을 권유받았으나 수술에 대한 두려움으로 다른 산부인과를 찾았다. 그러나 그 산부인과에서도 마찬가지의 결과로 자연히 없어지지는 않으니 생리가 끝난 후 수술을 하자고 하였다.

그러나 그녀는 아직도 미혼인 데다가 수술에 대한 불안감으로 수술요법이 아닌 다른 치료를 수소문하게 되었고 그러던 중에 친지의 소개로 98년 1월 초 본원을 방문하게 되었다.

내원 당시 임상증상은 생리가 몹시 불규칙하였고 생리량은 3~4일 정도 하는데 전에 비해서 양이 줄어들었다. 또한 냉증이 있어 심한 경우에는 누런 색의 대하가 흐르기도 하였다. 그밖에 소화가 잘 안되고 변비가 있었으며 가끔씩 잇몸에서 피가 나는 증상도 있었다. 이 환자는 전체적으로 지방이 있는 비습(肥濕)한 체질로 체지방률 검사상 수

치도 36%(정상범위 20~25%)나 되었다.

　치료는 습담(濕痰)을 제거하면서 동시에 자궁내 정체된 어혈을 제거하기 위하여 혈액순환을 돕는 약물을 위주로 처방을 구성하였으며 외치법으로 한방좌약을 각각 한 달분 사용하도록 하고 한 달 뒤에 다시 내원하도록 하였다.

　한 달이 조금 지난 2월 중순경 환자로부터 고맙다는 인사와 함께 다시 약을 보내 달라는 전화가 왔다. 자초지종을 물으니 한 달간을 다 사용한 후 그 동안의 경과가 어떨까 궁금하여 다시 산부인과를 찾아갔다는 것이었다. 검사를 한 후 담당 의사는 폴립이 떨어져 없어졌다고 하면서 어떤 치료를 받았는지 물어 보았다고 했다. 너무나 기뻤지만 혹시나 하는 마음에 지난번 검사를 했었던 또 다른 산부인과를 찾아가 초음파를 하게 되었다. 그곳에서도 역시 폴립이 없어졌다는 결과가 나와서 당장이라도 다시 찾아오고 싶었지만 여유가 없어 이렇게 전화로 대신한다고 했다. 그래서 문진을 한 결과 전보다 소화상태는 호전되어 있어 자궁내 혈액순환을 돕는 약물과 좌궁단을 더 지어 주었다.

　이 환자의 경우는 폴립이라는 병명에 구애받지 않고 환자에게 나타나는 증상을 한방적으로 세밀히 관찰하여 전신적으로 치료한 것이 주효하여 빠른 효과를 볼 수 있었던 것 같았다.

　이 임상례는 자궁내 폴립이 외과적 수술이 아닌 한방치료로도 얼마든지 극복될 수 있다는 한의학의 우수성을 보여주는 좋은 사례여서 오래도록 기억에 남는다.

7. 난소낭종(卵巢囊腫)

　　　　산부인과 영역의 많은 혹 중에서 특히 난소의 낭종
은 나이에 상관없이 제일 많이 발생되는 양성종양 중 하나이다.

　이러한 양성종양은 첨단 의료기를 통하여 골반내를 전부 들여다 볼
수 있으므로 더욱 확실하게 검진할 수 있다. 한의학에서는 초음파 진
단기가 서양의학적 진단기라는 편향된 사고방식 때문에 그 동안 잘
사용하지 않았다. 그러나 근래에는 한의학계에서도 진단의 객관화·현
대화라는 명제 아래 무엇보다도 환자에게 정확한 예후를 알려주기 위
해 자주 사용되는 의료기계의 하나로 인식되고 있으며 많은 한의원에
서 초음파를 활용하고 있다. 한의학도 세계적으로 발전하기 위해서는
진단의 객관화·현대화가 필수적이다.

　현대의학에서는 뇌하수체 전엽의 시상하부에서 난포자극 호르몬과
배란호르몬이 분비되는데, 이 두 가지 호르몬의 길항작용에 의하여 난
소에서는 에스트로겐 호르몬과 프로게스테론 호르몬을 분비한다. 배란
호르몬은 난소 중 한 개에서 격월로 배란을 일으키며 처음 반 주기 중
에 몇 개의 난소 난포의 성장이 시작되지만 생리 후 약 9일경에는 현

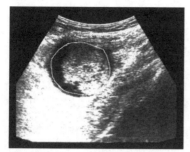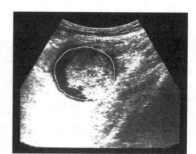

난소유피낭종

저하게 큰 성숙 난포 한 개가 나타나며 그 외의 난포들은 성장이 정지되고 그 다음에는 퇴행한다. 또 배란이 되면 후반기에 난소는 계속해서 에스트로겐 호르몬을 분비한다. 이 호르몬이 후반기에 자궁내막으로 하여금 수정된 난소가 착상을 준비하도록 돕는 것이다.

발생 원인은 앞서 말한 에스트로겐 호르몬과 프로게스테론 호르몬의 영향으로 난소에 주기적으로 성숙과 배란을 일으키게 되는데, 뇌하수체 전엽에서 분비되는 난포자극호르몬과 배란호르몬이 어느 기간 동안 분비에 장애를 일으킴으로써 에스트로겐과 프로게스테론 호르몬 분비가 원활치 않아 배란에 장애를 초래하게 되고 이것이 난소의 점막에 염증과 부종을 일으키며 낭포를 형성하게 된다. 이것을 난소낭종이라 표현한다.

난소낭종의 증상으로는 꼭꼭 찌르는 듯한 아랫배의 통증, 하복부의 팽만감, 소변불리, 상충되는 열감, 자면서 흐르는 식은 땀, 가슴 답답함, 화장실을 자주 가는 것 등을 들 수 있다.

난소낭종의 경우 병원의 수술적인 요법은 편측이든, 양측이든, 혹은 전부든, 부분이든 모든 수술적 방법으로 제거되면 임신 확률의 저하 혹은 임신 불가능이 초래된다. 난소낭종의 원인은 호르몬의 현저한 저하를 더욱 심하게 함으로써 전신적인 장애와 일찍 늙어버리는 조로현상이 나타나게 된다. 또한 호르몬요법이 2~3회를 넘어서면 내분비 장애나 손상을 초래하는 경우가 발생할 수 있는데 이러한 경우 한약으로 보완할 수 있다.

따라서 한의학적인 진단방법에 의한 약물 치료는 난소의 해부학적인 원상회복은 물론 그 기능면에서도 낭종이 생기기 전과 같은 상태로 갈 수 있어 임신도 가능하게 된다.

한의학적으로 난소낭종은 장담(腸覃)이라 하여 "장담은 장외(腸外)에 발생하고 월경은 주기에 따라 흐른다"고 하였다. 장담은 자궁에 생기는 종양이 아니고 자궁과 장 사이에 생긴다고 보았다.

자궁과 장 사이에 생기는 종양으로 종괴를 현저하게 인지할 수 있는 것은 우선 난소종양과 장 및 복막의 종양을 생각할 수 있다. 이중에서 여성에게만 생길 수 있고 남성에게 없는 것이 난소종양이다.

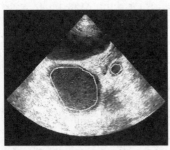

난소종양의 대부분은 낭종이 많으며 복부에서 쉽게 촉지할 수 있다는 점을 감안하여 장담이라 함은 난소낭종을 지칭함이 아닌가 생각된다.

또 난소낭종은 아무리 증식하여 거대하게 되어도 난소 중에 정상조직이 얼마간은 잔존하여 난소기능

양측 난소낭종으로, 우측 거대단순낭종과 좌측 단순난소낭종

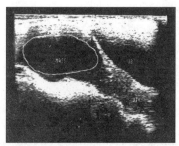

거대난소낭종상선종

을 유지하기 때문에 대개의 경우 월경에 이상이 없고 수태도 가능하다.

발생원인을 보면 한의학 고전인 〈영추(靈樞)〉에 "차가운 기운이 장 외에 머물러 위기(衛氣)와 서로 합해지면 영기(營氣)를 얻지 못하므로 안에 나쁜 기운이 쌓여 덩어리가 생긴다."하여 일종의 부정(不正)한 기운인 차가운 기운으로 말미암아 조직의 영양대사에 이상을 초래하여 발생한 독소의 작용으로 발육하는 병적인 증식물임을 알 수 있다.

증상은 "초기에 계란 크기만 하나 점차 커지면 임신한 것 같고 오래되면 내장(內腸)에서 떨어져서 만지면 단단하고 밀면 이동하는데 월경은 주기에 따라 흐른다."하여 앞에서 서술한 바와 같이 덩어리의 발육 증대 외에 특별한 증상은 거의 없으며 월경이나 임신에 거의 지장이 없다.

다만 유경(有莖)낭종의 꼬이는 경염전이 일어나면 하복통, 구토, 발열 등의 증상이 있고 거대 낭종의 경우 복부창만이 심하며 근처 장기를 압박하면 발육 장애, 분만 장애 등을 초래한다.

치료는 난소낭종의 내용물 대부분 수양성의 담액(痰液)으로 가득 차 있으니 담(痰)과 습(濕)을 제거하면서 기운을 풀어 주는 거담제습(祛痰除濕) 방법을 쓰면 거의 소실된다.

사례① **좌측 난소낭종**

안연숙(가명), 43세, 충주시 거주

충주에 사는 안연숙 씨는 88년도에 자궁근종으로 자궁적출수술을 받았고 그 후에 장유착증으로 또 한 번의 수술을 받은 경험이 있었다. 약 1년 전에 병원에서 검사한 결과 좌측 난소에 낭종이 있는 것으로 진단 받고 치료하던 중 본원에 내원하게 되었다.

내원 당시 환자는 아랫배와 양쪽 다리에 통증을 느끼고 손발이 화끈거리며 항상 피곤한 증상을 호소하였다. 가끔씩 소화불량과 불면 증세가 나타난다고도 하였다.

초음파 검사로는 좌측 난소에 6×7cm 크기의 낭종이 확인되었다. 여러 가지 증상을 문진과 맥진으로 종합해 보니 간 기운이 몹시 울체되고 신장기능이 약해진 것으로 판단되었다.

일단 이런 불균형한 상태를 해소시켜 전체적인 균형을 잡아주는 것이 치료의 첫걸음이라고 생각되었다. 그래서 간장의 울체된 기운을 풀어주고 신장의 부족한 기운을 북돋아주는 약물을 위주로 처방을 하였으며 한방좌약을 한 달 분 지어 주었다.

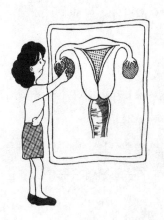

이렇게 3개월간의 치료 후에 환자와 다시 상담하게 되었다. 3개월 간 꾸준히 한약과 좌약을 사용하면서 아랫배 통증이 상당히 좋아졌고 다시 초음파 검사를 해보니 낭종 크기가

절반 이하로 줄어 의사가 신기하게 생각했다. 아랫배 통증과 소화불량, 불면증, 피곤함은 거의 사라졌는데 아직도 다리가 조금 당기면서 아프고 손발이 화끈거리는 증상이 남아 있었다. 그래서 관절의 풍습을 제거하는 약물과 몸을 보강시키는 약물

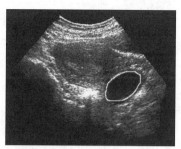

표시부분이 좌측난소낭종

을 처방하고 좌약도 한 달간 더 지어 주었다.

이와 같이 한방치료는 국소적인 병명에 구애받기보다는 환자의 전반적 상태를 파악하여 오장육부의 상호 균형을 잡아주는 치료이기 때문에 전체적인 신체의 균형과 조화가 이루어지면 원인이 되는 질병도 자연 치유되는 것이다.

덧붙여서 여성의 난소에 대해 간단히 알아보면 난소는 엄지손가락 마디 정도의 크기로 좌우 난관 밑에 매달려 있으며 여러 가지 호르몬을 분비하고 난자를 키워 배출시키는 역할을 한다.

난소에 생기는 종양의 약 90%는 난소낭종이며 대부분 양성인데, 낭종이 작은 경우에는 거의 느낌이 없고 어느 정도 커진 다음에야 하복부 팽만감과 요통이 나타난다. 또 이 환자의 경우처럼 자궁을 적출하는 수술을 받은 경우 40% 이상의 환자가 피로감, 불면증, 신경과민, 기억력 상실 등을 호소하고 있으며 약 80% 가량이 우울증을 앓는다고 본다. 또한 20%의 환자가 성생활에 지장이 있다고 한다.

이러한 수술 이후의 후유증에서도 한방적 치료가 큰 도움이 될 수

가 있다. 왜냐하면 한방치료는 환자가 난소나 자궁질환을 앓고 있다고 하여 이곳만 편중하여 치료하지 않고 자궁에 영향을 주는 오장육부의 치료도 같이 하기 때문에 재발 방지와 예방에 큰 효과를 주고 있다.

사례 ② 좌측난소낭종

진영인(가명), 42세, 서울시 서초구 거주

환자는 국내 모 은행에 근무하는 간부급 사원으로 사회생활이 바빠서 결혼한 지 2년밖에 되지 않은 신혼이었다. 남들에 비해서 결혼이 상당히 늦어진 편이라고 수줍어하면서 한의원을 찾게 된 목적을 얘기했다.

평소 생리통이 심했던 환자는 어느 날 병원을 찾게 되었고 검사 결과 양측 난소에 물혹이 있음을 발견하였다. 아직 미혼이고 아이가 없다고 하자 난소는 남겨 두고 보이는 부분의 낭종만을 제거하는 수술을 받게 되었다. 그 후 낭종이 재발하지 않도록 얼마간 호르몬제를 복용했다. 치료 후 생리통을 잊고 생활하던 중 언제부터인지 다시 아랫배가 아프면서 생리통이 생겼고 갈수록 심해지더니 급기야 생리불순으로 이어졌다.

걱정이 되어 작년 가을에 부인병을 전문으로 보는 한의원을 찾아가 검사를 받게 되었다. 검사 결과 자궁이 단단해져 있으며 낭종으로 인해서 장과 유착이 된 것 같다면서 꾸준한 치료를 권했다. 직장과 거리상으로 너무 멀고 시간 관계상 꾸준한 치료를 못해 약물 치료만 한 달 정도 받게 되었다.

약을 복용한 후 생리가 한 달, 두 달 나오다가 갑자기 끊어지면서 올해 들어 처음으로 5월 말에 생리가 나왔다. 그러다보니 작년에 비해서 체중이 5kg 정도 늘었고 전체적으로 몸이 둔하면서 상태도 좋지 않았다. 그러던 중 수술을 하지 않고서 자궁의 병을 치료할 수 있다는 것을 알고 본 한의원을 찾게 되었다. 일단 거리와 시간상 부담이 되지 않아 꾸준히 치료받기를 원했다.

금융관계에 종사하는 직업이라 신경성으로 과민성 대장증상이 있었고 소화도 잘 안 됐다. 생리는 보통 일주일 정도 하고 그 중 3일간은 통증이 심했다. 혀의 상태를 보니 군데군데 어혈의 흔적이 보였고 맥상으로도 기운이 울체되었다. 초음파상으로 좌측의 난소에 3×4cm 정도의 낭종을 확인했다.

일단 자궁내의 유착과 어혈을 풀어주기 위해 귀출이경탕에 위와 장의 상태를 개선시킬 목적으로 약을 가감하고 좌궁단과 함께 한 달분을 처방했다.

한 달이 지난 뒤 환자가 다시 방문했고 그 간에 뭉클뭉클한 덩어리들이 제법 흘렀다고 했다. 몸은 전체적으로 가벼워진 느낌인데 아직 생리가 나오지 않아 걱정을 했다. 오른쪽 머리에 땀이 잘 나고 가끔씩 설사를 했다. 이 상태로 진행되면 머지않아 생리가 있을 거라 설명하고 한 달분을 더 처방했다.

8월의 무더운 어느 여름날 다시 와서는 이 달 초에 생리가 3일 정도 있었다고 했다. 예전과 달리 통증은 전혀 없었고 덩어리가 좀 낳아졌으며 색은 밝아졌다. 초음파상으로도 확연히 줄어들어 정상으로 돌아온 난소의 모습을 확인할 수 있었다. 경과가 좋으니 약물 치료와 함께 침 치료도 같이 병행하면 훨씬 효과가 좋을 것이라고 설명을 했다. 그러나 항상 시간에 쫓기고 바쁘다 보니 약물 치료로만 하게 되어 내심 걱정을 했지만 열심히 노력했고 결과가 좋아 무척 기뻐했다.

재발을 걱정했으나 이 정도면 몸의 면역기능은 물론이고 순환상태도 호전되었으므로 환경 및 생활습관에 조금만 신경을 쓰면 재발될 염려가 없을 것이라고 설명했다. 말을 십분 이해한다는 표정으로 고개를 끄덕이고 감사의 말을 전하면서 돌아갔다.

사례③　우측난소낭종

오연희(가명), 31세, 서울시 영등포구 거주

오연희 씨는 몇 년 전에 초음파상으로 난소낭종을 확인하였다. 병원에서 낭종은 특별한 치료 없이 없어질 수도 있으므로 정기적인 검사를 통해 경과를 지켜보자고 하였다. 그래서 아무 치료도 하지 않고 생활하던 중 어느 날부터인가 생리 전에 아랫배에 통증이 있고 허리가 아프며 온 몸이 붓고 아랫배가 차가워지기 시작해서 본원을 찾았다.

전에 유산의 경험은 없었고 아이는 아들과 딸이 있었다. 처음 보았을 때 부기 때문이었는지 전체적으로 약간 살이 찐 상태였으며 얼굴 및 손발이 부어 있었다. 평소 질 외음부위에 염증이 생겨 자주 치료했으며 피곤하거나 신경을 쓰게 되면 재발하곤 하였다. 식생활에 있어 육식을 좋아하는 편이며 소화력이 떨어지고 항상 변비로 고생하고 있었다. 생리시에 덩어리가 많은 편이고 양은 적으며 냉이 하얗고 냄새가 나며 가려움증도 있었다. 혀의 상태는 어혈이 있어 전신의 혈액순환이 잘 이루어지지 않고 혈이 부족한 상태였으며 약간의 허열이 있었다. 초음파상으로 우측부위의 낭종을 확인할 수 있었다.

이러한 증상과 경과를 종합해 보면 전신의 혈액순환에 영향을 미치는 간장과 신장의 기능이 약해져 있고, 평소 고량후미(高粱厚味) 등 기름진 음식과 과식으로 비위에 습열이 생겨 이런 기운이 자궁에 영향을 미쳐 발생한 것으로 보았다.

치료에 있어 자궁 및 난소에 쌓여 있는 어혈과 노폐물을 밖으로 배출하면서 습열을 제거하고 순환기능을 회복시킬 목적으로 청대탕가감방(清帶湯加減方)에 한방좌약을 한 달분 지어 주었다. 아울러 일주일에 한두 번 정도 침 치료와 부항요법을 병행시켜 순환에 도움을 주었으며 체중 조절을 위해서 비만침 시술도 함께 하였다.

처음 좌궁단을 삽입했을 때 분비물이 약간 보이기 시작하여 일주일 정도 지나자 허리의 통증이 차츰 감소되었고 부기도 거의 사라졌다. 그러나 좌궁단을 빼면 전처럼 심하지는 않지만 약간의 통증이 있다고 하였다. 침 치료를 위해서 항상 남편과 아이들을 데리고 나들이 삼아 왔다고 말하는 환자는 표정이 밝고 성격이 좋아 치료에도 큰 도움이 되었다.

어느덧 한 달이 지나 생리를 했는데 전에 비해서 색이 검게 나오면서 덩어리가 나왔고 통증 및 변비도 호전되었다.

일단 한 달이 경과했으므로 변화상태를 확인하기 위해 초음파를 보니 한 달 전에 보였던 우측 낭종이 깨끗이 사라져 없어졌다. 그녀는 너무 좋아하며 환한 얼굴로 감사하다는 말을 쉬지 않았다.

그러나 치료가 완전히 끝난 것은 아니어서 약간의 가려움증과 좌궁단 분비물이 다양한 형태로 계속 흘러나온다고 했다. 그래서 마무리하는 의미로 한방좌약과 자궁을 보호하고 순환을 촉진시키는 자보단(子補丹)을 10일분 더 지어 주었다. 환자의 밝은 모습이 그날 진료 내내 머리에서 떠나지 않았다.

한의학적으로 난소낭종이 생기는 원인은 부정(不正)하고 차가운 기운으로 말미암아 자궁과 부속기관의 조직에 영양대사 이상을 초래하여 발생된 독소의 작용으로 보고 있다. 이런 병적인 증식물의 내용물은 대부분 수양성의 담액(痰液)과 어혈로 가득 차 있으니 담습과 어혈을 제거하면서 기운을 풀어헤치는 방법을 쓰면 점차 소실된다.

사례④ 우측난소낭종
이은희(가명), 32세, 청주시 거주

청주에 사는 이은희 씨는 96년 4월 중순에 병원에서 초음파로 검사를 받았는데 그 결과 오른쪽 난소부위에 낭종이 있는 것으로 판명되었다.

그 전에도 임신중절수술을 3회 받았고 이후 좌측 나팔관을 절제하는 수술을 받은 적이 있었기 때문에 수술받는 것에 대한 두려운 마음이 늘 남아 있었다. 병원에서는 정기적으로 검진을 받으면서 상태를 지켜본 후에 결정하자고 했다.

그러던 중 본원을 방문한 것이 5월이었는데 환자는 항상 아랫배가

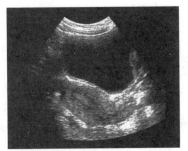
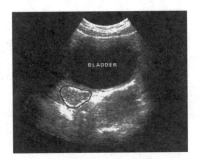

표시부분이 우측 정상난소

차고 자주 얼굴이 붓는다고 호소하였다. 생리는 규칙적인 편이나 생리 시 아랫배에 통증이 심하고 덩어리 피가 뭉쳐 나왔다. 또 평소에 냉이 누렇게 흘러나오고 냄새가 심하다고 하였다. 생리량은 전에 비해 상당히 줄어들었다. 또한 난소낭종의 크기는 3×4cm 정도 되었다.

증상을 종합한 결과 수회의 임신중절수술로 인해 자궁내막이 손상되고 자궁에 어혈이 정체되어 염증증상이 나타난 것으로 염증과 어혈을 풀어내는 탕약과 한방좌약 좌궁단을 한 달분 지어 주었다.

한달 후 다시 방문한 환자는 아랫배가 따뜻해졌다고 했으며 그간 생리도 한 번 했는데 통증은 심하지 않았으며 생리량도 조금 늘었다. 하지만 아직도 누런 냉이 조금씩 흘러나오고 있었다. 다시 앞의 처방을 가감하여 약을 지어 주고 좌약도 계속 사용하였다. 이렇게 2개월 정도 치료한 후에는 거의 모든 증상들이 사라져서 치료를 종료하였다.

그 후로는 이은희 씨를 잊고 지냈었는데 11월경에 부산에 사는 언니와 함께 다시 본원을 방문하였다. 며칠 전에 정기검진을 받으러 병원에 갔었는데 검사 결과 난소에 있던 낭종이 깨끗이 없어졌다고 하길래 하도 신기해서 다른 병원에 가서 다시 검사를 받아 보았으나 결과는 마찬가지였다고 한다. 그 동안 다른 데서 치료받은 적이 없었기 때문에 이번에 받았던 한방치료가 주효한 것 같다며 감사하다는 인사를 하러 왔다. 환하게 웃으며 돌아간 그녀는 지금도 가끔씩 인사차 온다.

8. 자궁내막증(子宮內膜症)

　　　　　기혼 여성들 중에 자궁내막증을 진단받고 오는 경우가 있다. 그러나 많은 여성들은 자궁내막증이 어떤 병인지 잘 모르고 있다. 자궁내막증을 정의 내리기 전에 자궁내막이란 무엇인가부터 알아보도록 하자.

　자궁내막은 말 그대로 자궁 내부를 감싸고 있는 조직으로 한 달에 한 번씩 자궁내막이 증식과 탈락을 반복하여 월경을 배출시키는 곳이다. 또한 자궁내막은 임신을 위해 수정란이 착상을 하는 장소이기도 하다.

　그럼 자궁내막증이란 무엇인가? 자궁내막증은 자궁 안에만 있어야 할 자궁내막 조직이 자기 본분을 망각하고 자궁의 바깥인 자궁표면, 난소, 나팔관, 장, 방광 등에 내막조직이 뿌리를 내리고 증식하거나 드물게는 폐에도 이동하여 사는 현상을 말한다.

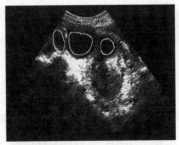

자궁내막증

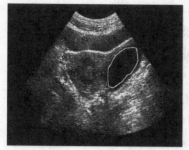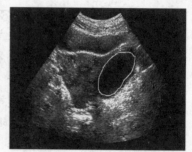

자궁내막증으로 인한 좌측 자궁내막종

　자궁내막증의 증상은 생리통이 심하며 성교통과 불임의 원인이 되고 있다. 또한 유산후유증으로 인해서도 생길 수 있다. 자궁내막증의 원인에는 여러 가지 학설이 있는데 월경할 때 월경혈이 난관을 통해 역류해서 골반 내에 퍼진다는 설, 골반 복막 자체의 이상으로 생긴다는 설, 월경 시에 자궁내막세포가 혈관이나 임파관을 타고 퍼진다는 설 등이다.

　한의학적인 관점에서 보면 부인병은 크게 경(經), 대(帶), 태(胎), 산(産)으로 나누어 설명하고 있다. 다시 말하면 월경병, 생식기병, 임신병, 산후병이 바로 그것인데 이 4가지 부분은 모든 여성의 고유한 생리적 특징과 병리적 측면을 동반하며 밀접한 관련을 맺고 있다.

　그런데 자궁내막증은 이 네 가지 병에 모두 속한다. 월경병이라 함은 자궁내막증 환자가 심한 생리통을 경험하는 것이고, 생식기병으로는 성교통이 해당되며, 임신병으로는 약 30~50%에서 불임증의 원인을 제공하며, 산후병으로는 유산후유증을 들 수 있다.

　한의학에서 자궁내막증이라는 용어는 고문헌에서는 물론 찾아볼 수 없다. 그렇지만 자궁내막증과 관련되는 부분을 찾으면 다음과 같다. 복강내의 장기 및 기관에서 발생하는 기질적인 병변을 적취(積聚)라고 통칭한다. 자궁내막증은 적취 중에서는 적에 속한다. 적(積)은 담혈과 같은 고형 성분이 차츰 쌓여서 형태를 이룬 것이며 주로 오장(五臟)에서 발생하고 음(陰)에 속한다. 또한 시작하는 출처가 일정하며 통증도 고정된다.

자궁내막증 역시 자궁내막에서 원인이 발생하며 월경이 시작되면 내막조직이 증식한 부분에서 같이 출혈되므로 통증이 고정된다. 성상과 형태에 따라 분류해 보면 '현벽'과 '징가'에 속한다. 현벽이라 함은 심폐(心肺)에서 생기는 유형적인 병변인데 자궁내막 조직이 드물게는 폐에까지 이르게 되는 것으로 발생하는 이치가 동일하다. 징가에 속한다 함은 자궁내막 조직이 주로 하복부에 위치하며 여성의 생식기에만 발생한다는 점이다.

좀더 세밀하게 살펴보면 장담(腸覃)에도 속한다 할 수 있다. 장담은 주로 자궁과 장 사이에 발생하는 것으로 월경에는 영향을 주지 않으며 대표적인 증상으로는 난소 낭종을 들 수 있다. 자궁내막증이 심한 경우는 혈고(血蠱)에 해당한다. 혈고는 징가의 심한 상태인데 다시 말해 모든 여성 성기종양의 심한 병증을 말한다.

자궁내막증의 한방적인 원인에는 크게 풍냉(風冷)과 식상(食傷)을 들 수 있다. 여성이 평소에 찬 음식을 많이 먹거나, 몸을 차게 하였거나, 찬바람을 많이 쏘이게 되는 경우를 말하는데 특히 생리 전이나 생리중에 하복부를 차게 하는 일은 생리혈의 배출을 차단하여 자궁내막증을 쉽게 유발시킬 수 있다.

옛날에는 생리중에 "머리도 감지 말라"는 말이 있을 정도로 생리시에는 찬 기운을 금했다. 또한 한기(寒氣)가 장 외에 머물러 위기(衛氣)와 싸우면 위기는 영기(營氣)와 합치지 못하므로 나쁜 기운이 자궁 속으로 들어가 자궁내막증이 발생하게 된다. 자궁이 한기에 손상을 받으면 혈액순환에 장애를 받게 되어 곧 어혈이 생기며 자궁내막에도 영향을 미쳐 위치를 이탈케 되는데 이것을 소위 자궁내막증이라고 한다.

예방은 차가운 기운에 접촉하지 말고 감염이 생기지 않도록 생식기 주변을 항상 청결하게 해주며 특히 차가운 음식물 등은 피하는 것이 좋다. 치료는 거풍온냉(祛風溫冷)하는 방법으로 항상 하복부를 따뜻하게 해주며 피로하지 않게 하는 것을 원칙으로 한다.

징가에 속할 때 치료방법은 보허행어(補虛行瘀), 즉 장기의 부족한 부분을 보충하고 어혈이 잘 배출될 수 있게 순환을 돕는 치료법을 사용한다.

현벽에 속할 때는 거담소적(祛痰消積), 즉 심폐부위에 있는 담을 없애고 순환을 돕는 치료법을 사용한다.

장담에 속할 때는 거담파기(祛痰破氣), 즉 자궁과 장 사이에 숨어 있는 담을 제거하고 뭉쳐 있는 기운을 풀어헤치는 치료법을 응용한다.

증상이 심한 혈고에 속할 때는 파혈소적(破血消積), 즉 내막조직이 부속 기관에 잔뜩 엉겨 붙어 있을 때는 어혈을 제거하고 배출시키는 방법으로 치료한다.

한의학적 약물 치료는 수술을 받아야 하는 환자에게 스트레스를 줄일 수 있기 때문에 권유하고 싶다. 또한 한의학의 한 치료분야인 외용법(外用法), 즉 한방좌약요법도 시술방법이 간편하고 좋은 효과를 볼 수 있다는 장점이 있으므로 최근 각광받고 있는 치료방법이다.

사례① 자궁내막증으로 인한 생리통

강선희(가명), 38세, 안성시 거주

강선희 씨는 평소 오른쪽 하복부와 허리에 찌르는 듯한 통증을 호소하였고 특히 생리 전에 통증이 심하다고 했다. 생리기간은 이틀 정도이며 양도 적은 편이고 하얀 색의 냉이 흘렀다. 소화는 잘 안 되며 소변은 자주 보았다. 인공유산 경험은 네 번 있었다.

이와 같은 증상을 가지고 병원에서 검사를 한 결과 자궁내막증이란 진단을 받고 본인으로서는 생소한 병명이라 설명을 들었어도 잘 모른다고 하였다.

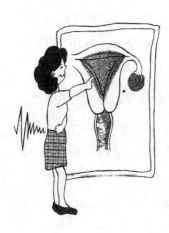

성격이 좀 예민한 편이고 진맥상 심장에 열이 있었으며 하복부의 기운도 허약했다. 모든 정황을 고려해 볼 때 예전의 유산 경험이 자궁 내막에 손상을 입혔고 이것이 내막증이 발생한 원인으로 보였다.

자궁내막증은 자궁내막 조직이 자궁 안에만 있어야 하는데 여러 원인에 의해 자궁 밖에도 존재하는 질병으로 주로 난소나 자궁인대, 장, 복막이나 분만절개 부위에 생긴다. 질병의 기간, 수술 여부 및 임신을 원하는지에 따라 내과적 약물 치료를 하며 약물 치료로도 효과가 없고 내막증이 심한 경우 자궁과 양측 난소제거술을 실시한다.

한의학에서 자궁내막증이란 병명은 없지만 노폐물이 쌓인 것을 제거하는 목적으로 투약하며 아울러 자궁 계통의 순환을 촉진시켜 준다. 한방에서는 병명으로 병을 치료하는 것이 아니라 나타나는 증상을 보고 병의 원인을 파악해서 인체 장부의 불균형을 해소시킴으로써 병을 치료하게 된다.

이 환자의 경우 아직 내막증이 심한 상태가 아니므로 걱정하지 않아도 되며 손상된 자궁내막을 재생시키면서 난소의 기능 부전으로 인해 이상이 생긴 생리를 정상적으로 회복시키는 데 주력하였다. 그래서 어혈을 제거해 주면 치료되리라 보고 현부탕가감방에 좌궁단을 함께 처방하였다.

치료하면서 분비물이 덩어리로 흘러나오고 생리 전에 통증이 심했는데 이번에는 생리 시작 전에는 통증이 별로 없었고 생리 후에 약간의 통증만 있는 정도였다. 생리통이 없으니 생활하기에도 너무나 편하고 좋다고 하였다. 또한 냉도 없어지고 생리의 양도 좀 많아졌다. 초음파상으로 처음에 뚜렷하지 않던 자궁이 깨끗해지고 경계도 명확했다. 혀를 보니 심장에 열이 남아 있는 상태이고 허리도 약간 아프다고 하여 좌약과 한약을 다시 지어 주었다.

병명에 구애받지 않고 인체의 오장육부의 허실을 판단하고 그로 인한 불균형을 해소시킴으로써 음양기혈(陰陽氣血)의 균형이 유지되면 재발이 쉽지 않고 병이 들었다고 해도 치료하기가 쉬워진다. 즉 치료 후에도 생활환경이나 불규칙했던 습관 등을 바꾸고 규칙적인 섭생을 통하게 되면 치료 및 예방에 도움이 될 것이다.

항상 우리의 일상생활과 떨어져 있지 않고 상호 연관되어 있음이 한의학의 특징이며, 한국인의 가슴속에 영원히 살아 숨쉬는 전통 있는 의학이라 자부심을 느낀다.

사례② **유산 후에 생긴 자궁내막증**
김영희(가명), 39세, 서울시 동대문구 거주

마르고 자그마한 체구의 김영희 씨는 남들보다 늦은 결혼을 하였다. 이제 결혼생활 5년 된 새댁 아닌 새댁이다. 그녀 자신이 결혼 초에 생각한 것은 늦결혼이 불임의 원인이 될 수 있을 거라 생각하고 우선 병원을 찾아가 검사를 해보기로 했다. 검사 결과 이상은 없었지만 가능한 한 정확한 배란일을 측정해서 임신을 빨리 하는 것이 좋다고 했다. 그 후 병원을 다니면서 배란일을 체크하고 열심히 노력한 결과 드디어 2년만에 자연임신을 했다. 기쁨도 잠깐 불행하게도 착상상태가 좋지 않아 임신 6주만에 자연유산이 되었다. 유산 후 5개월 동안 생리가 나오지 않았고 다시 생리가 나왔을 때는 평소에 없었던 생리통이 심해졌다.

병원에서는 병명을 자궁내막증과 자궁내유착이라는 진단을 내렸다. 원인은 자연유산 후에 수술을 하였는데 이때 내막이 상처를 입어서 생겼다. 6개월 동안 열심히 치료를 받았고 생리를 나오지 않게 하는 호르몬 치료를 하는 동안은 증상이 호전되는 듯하다가 치료가 끝나면 생리통이 다시 반복했다. 앞으로 임신이 안 될까 하는 불안한 마음에 걱정은 날로 더해 갔고 생리통도 계속 심해졌다. 게다가 생리의 양도 급격하게 줄어들어 생리대에 겨우 묻을 정도여서 하루에 생리대를 한 개만 사용하였다.

그 후 아이에 대한 미련을 버릴 수 없어 인공수정을 5회 시행했으나 실패했고 착상을 돕기 위해 유착수술도 3번이나 더 했다. 잦은 수술을 하다 보니 정신적 육체적으로 힘든 상황에 놓였다. 그래서 남편과 주위 친척들의 권유로 휴식기간을 갖기로 하고 몸의 상태를 어느 정도 회복시킨 후에 다시 시험관 아기시술을 하기로 계획했다. 이런 즈음에 모 한방병원을 찾았고 그곳에서 한약과 침, 뜸 등의 치료를 받았다. 한방치료를 받는 동안 어느 정도 마음의 안정을 찾았고 통증도 많이 줄어들었다. 하지만 생리량은 큰 변화가 없었다. 그러던 중 주위에 한방좌약을 통해서 근종에 효과를 본 친구가 있다고 들었다. 이것에 계기가 되어 본 한의원에 방문하게 되었다.

환자의 상태를 자세히 체크해 보았다. 혀의 상태는 어혈이 심하게 퍼져 있었고, 또한 혀가 갈라져 있었는데 이것은 체내에서 혈액 및 진액의 소통이 원활치 못하다는 증거였다. 초음파상으로 내막증 및 유착으로 인한 자궁의 어혈을 확인했다.

일단 유착된 자궁의 어혈을 제거해서 본래 기능을 회복시킨다는 전제하에 진액의 순환과 손상된 장부의 치료를 목적으로 하였다. 치료

처방은 현부탕가감방과 좌궁단이었다. 환자는 치료가 끝나면 임신이 가능한지에 대해서 물어 보았다. 현재 상태로는 임신에 장애가 되는 여러 가지 증세를 복합적으로 지니고 있으므로 시간을 갖고 노력해 보자고 했다.

한 달 후의 경과는 좋았다. 직업상 시간을 내기가 힘들었던 그녀는 전화를 통해서 그간의 상황을 설명했다. 생리의 양이 지난달보다 약간 늘어났고 색도 깨끗했다. 아직 통증은 있었지만 예전에 비해서는 크게 줄었다. 한방좌약을 삽입한 뒤 처음 며칠간은 약물이 흐르는 정도로 분비물이 거의 없었다. 일주일 정도 지나자 짙은 갈색의 분비물이 생리할 때처럼 쏟아져 나왔고 냄새도 대단했다. 그런 후에 아랫배가 가벼워지고 따뜻해지는 것을 동시에 느꼈다. 약은 계속 사용하였다. 그 후로 일주일에 한 번 전화를 통해서 상태를 확인하였다.

그녀는 한 달이 조금 지나서 한의원을 찾았다. 처음 보았을 때의 수척하고 창백했던 모습은 어디서도 찾아볼 수 없었고 한층 활기찬 모습이었다. 초음파로 확인한 자궁은 놀랄 만큼 깨끗해져 있었다. 늦었지만 얼마 전부터 임신을 위해서 다시 노력중이라는 말은 자신에 차 있었다.

사례③ 자궁내막증과 기미
윤정이(가명), 31세, 서울시 노원구 거주

컴퓨터 학원 강사인 윤정이 씨는 평소 계절에 관계없이 손발과 아랫배가 차서 밤에 잘 때도 양말을 신고 이불을 덮어야 하며 겨울에는 사람들과 악수도 할 수 없을 정도였다. 직업적으로 컴퓨터를 다루는 여성이나 남성에게서 전자파의 영향으로 아이를 가질 수 없는 경우가 있다고 들었다며 결혼한 지 5년이 지난 지금까지 아이가 없는 것이 마음에 걸린다며 걱정했다.

평소에 생리통이 심했고 3개월 전부터는 생리 중에 덩어리가 나오고 냉도 심해졌다. 스트레스를 받아서인지 최근 몇 달 사이에 얼굴에 기미도 제법 생겼다. 3년 전에 내막증 진단을 받고 수술한 병력이 있었고 병원에서는 불임의 원인을 내막증으로 보았다. 내막증 수술 후 인공수정을 일곱 차례나 시도했지만 한 번도 성공한 일은 없었다.

윤정이 씨는 자궁내막증이 왜 생기며 어떤 병인지에 대해 궁금해했다. 자궁내막증은 생리 시 자궁 안에만 있어야 하는 내막이 어떤 원인에 의해 탈락되어 생리혈을 타고 역류해 난소, 복강, 골반 등으로 옮겨 붙어 그곳에 생리혈이 고이게 되고 배출되지 않아 통증 및 불임 등을 일으키는 것이다.

한방적으로는 평소 손발이나 아랫배가 찬 여성들이 찬 음식이나 찬 곳에서 생활한다든지 찬물 운동인 수영 등을 즐겨 하면 자궁 및 간장과 신장 등 주변 장기의 기능을 저하시켜 혈액순환에 영향을 주게 되면서 어혈을 형성하게 된다.

이것은 한방적으로 어혈(瘀血)의 범주에 해당한다. 윤정이 씨의 경우가 바로 이러한 상황이었다.

초음파상 내막증으로 인한 양측 난소에 낭종이 있는 상태였고 자궁의 곳곳에 어혈이 보였다.

치료는 한방좌약을 통해서 직접 자궁에 쌓여 있는 어혈을 풀어내면서 침체되어 있는 주변 장기의 기능 회복을 위한 약물을 가감했다.

약을 사용한 지 20일 정도 지나서 생리가 있었는데 통증이 감소했고 덩어리가 전보다 많이 쏟아졌다. 좌궁단에 의한 분비물은 액체상태로 꾸준히 나왔다. 한 달 경과 후 초음파 상으로 오른쪽 낭종은 아직 남아 있었고 왼쪽은 정상으로 돌아왔다. 물론 자궁내 어혈도 많이 제거되었다. 초음파를 보면서 전의 상태와 비교해 설명을 해주자 환자는 치료에 더욱 확신을 갖게 되었다며 어느 정도 치료를 받아야 하는지 궁금해 했다. 나머지 한 달간 경과를 지켜보면서 동시에 침 치료도 받았다. 침을 맞는 동안 손발과 아랫배가 따뜻해지면서 순환이 잘 되는 느낌을 받았다. 생리기간 며칠을 제외하고 쉬지 않고 열심히 약을 사용했고 그 결과 이제는 거의 정상적인 자궁의 상태를 회복했다. 직업상 항상 여러 사람 앞에서 생활하다 보니 자연히 외모에 신경을 쓰게 되었다. 치료 전에는 기미뿐만 아니라 피부의 상태도 상당히 거칠어서 화장이 잘 받지 않았다. 치료 후에는 기미가 옅어지고 아침에 일어나 보면 피부가 부드러워 가끔은 화장을 하지 않고 출근해도 될 정도라고 했다. 피부가 고와지니 일상 생활에도 자신감을 갖게 되었다. 여성에게는 자궁의 건강이 전신의 건강으로 이어지고 전신의 건강을 통해 제2의 인생을 영위할 수 있는 계기가 된다고 확신한다.

사례④ 자궁내막증

이민경(가명), 29세, 안산시 거주

평소 생리통이 심했던 이민경 씨는 진통제를 먹어야만 일상 생활이 가능했다. 선천적으로 몸이 약해서 잔병치레가 많았고 그 덕분에 한약도 상당히 먹었다. 결혼을 하면 좀 나아질까 했는데 결혼 후에도 통증은 여전히 심했다. 결국 96년 12월 병원을 찾게 되었는데 검사 결과 자궁내막증이라는 진단을 받았다. 병원에서는 아직 심한 단계가 아니고 특별한 치료방법도 없으니 우선 아이를 빨리 갖도록 노력하면서 경과를 지켜보자고 했다. 그 후 7개월만에 임신을 하게 되었다. 하지만 불행하게도 내막증으로 인해 막힌 좌측 난관부위에 수정란이 착상을 하게 되었다. 또한 우측 난소에는 낭종이 생겼다. 결국 97년 12월 임신한 지 한 달이 못 돼서 좌측 난관을 제거하였고 동시에 우측에 생긴 낭종도 함께 제거하는 수술을 받았다. 그녀는 육체적으로 매우 지쳐 있었고 정신적으로도 견디기 힘들어 했다. 그 뒤 신경성 소화불량이 생겼고 장의 상태도 나빠져 대소변을 시원하게 볼 수 없었다. 생리 때마다 통증은 더욱 심해졌고 아이에 대한 미련도 쉽게 마음에서 지울 수가 없었다.

그렇게 불안과 초조함으로 생활하던 환자를 더욱 힘들게 만든 일이 생겼다. 주기적으로 검사를 받던 병원에서 자궁의 상태가 좋지 않으므로 남아있는 한쪽 난관도 막힐 가능성이 있다는 청천벽력 같은 말을 들었다. 시간이 지나면서 결국 우측의 난관도 막혔다. 자연적 임신을 할 수 있는 마지막 희망마저 사라져 버렸다. 괴로웠지만 내막증을 우선 치료해야겠다고 생각했다. 병원에서는 호르몬 치료와 심할 경우는 수술하는 방법, 또한 아이를 갖기 위해서는 시험관아기를 시도하는 것을 제외하고는 현 상태를 개선시킬 방법이 없다는 말을 듣고 한방치료에 기대를 갖게 되었다. 수소문 끝에 98년 6월 19일 본원을 찾았다.

환자는 매우 왜소한 체격에 창백해 보였다. 맥은 위로 떠서 가늘게 잡혔고 혀는 담홍색에 하얀 태가 덮여 있었다. 어혈의 흔적도 볼 수 있었다. 초음파상 내막증으로 인해 약간 커진 우측 난소를 확인했다. 선천적으로 간과 신의 기능이 약해 혈액순환에 장애가 생기고 자궁에 영향을 미쳐 생리에 이상을 초래해 어혈이 정체된 것으로 보았다.

한달 한달 결과를 보면서 자궁의 상태를 개선시켜 보자고 말하고, 일단 순환상태를 회복시키면서 자궁 및 주변에 정체되어 있는 어혈을 제거하기 위해 현부탕에 비위와 장의 기능을 개선시키는 약을 가감하고 자궁을 보호하는 자보단을 함께 처방했다. 물론 한방좌약도 사용하도록 하였다.

치료를 시작한 지 일주일 후부터 대변을 볼 때 약간의 출혈이 있다는 것이었다. 배변 시 출혈이 있을 만한 다른 원인이 있었는지 묻자 평소 정황을 보아 장이 좋지 않은 상태에서 무리한 자전거 타기를 하여 혈변이 생겼던 것이라고 판단하고 자전거 타기는 중단시켰다.

그 뒤 소식이 없다가 거의 세 달만에 다시 한의원을 찾았다. 좌궁단과 약을 사용한 뒤로 두 달간 생리가 있었고 현재도 생리중인데 진통제를 먹지 않고 지낼 수 있었다는 반가운 이야기였다.

또한 약을 삽입하면서 분비물이 고름처럼 다량 흘렀고 비린 냄새도 났다고 했다. 여름철에 분비물이 흐르다 보니 질 입구가 헐고 염증이 생겨서 병원 치료를 받았다.

치료 후 자궁내막증의 주된 증상인 생리통은 거의 사라졌고 몸이 가벼워져 날아갈 것 같은 느낌이 든다고 했다. 초음파상으로 전과 비교해 깨끗해진 자궁을 볼 수 있었고 우측 난소의 크기도 거의 정상에 가까웠다. 병의 개선상태도 빠르고 본인의 의지가 강하므로 치료에도 많은 도움이 됐을 거라고 생각했다. 자궁의 상태가 개선되면 시험관아기를 시도하여도 성공할 가능성이 높다고 본다. 앞으로 한 달 정도 경과를 지켜보면서 아이를 갖기 위한 노력을 다시 시작해 보기로 했다. 자기의 2세를 기대하는 희망을 안고 돌아가는 그녀의 발걸음이 가벼워 보였다.

9. 자궁내막염(子宮內膜炎)

　　　　　　자궁내막이란 자궁의 안쪽을 덮고 있는 마치 카펫과 같은 부드러운 점막을 말한다. 정자와 난자가 나팔관에서 수정하면 곧바로 자궁내막에 착상하여 임신이 된다. 임신이 아닌 경우에는 주기적으로 자궁내막이 탈락되어 배출되는데 이것이 월경(月經)이다.

　　자궁내막에 여러 가지 원인으로 세균 등이 감염되어 염증을 일으키는 것이 자궁내막염이다. 유산 후나 분만 후 내막염에 걸리는 일이 많은데 내막이 탈락된 상태에서 세균이 침범하면 쉽게 염증이 생기기

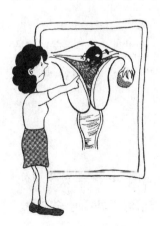

때문이다. 또한 피임을 위하여 루프를 착용하고 있는 동안에도 내막염에 걸리기 쉽다. 이 외에도 생리 후 일시적으로 자궁내부의 저항력이 약해져 염증이 생길 수도 있다. 내막염 증세가 심하면 하복통과 요통, 골반통이 생기며 걸을 때나 배뇨·배변시에는 허리 전체에 통증이 퍼질 수가 있다.

자궁내막염은 급성과 만성으로 나눈다. 급성 자궁내막염의 원인으로는 크게 임균에 의한 임균성 염증질환과 분만이나 유산 후에 다발하는 화농성 염증질환 및 결핵성 염증질환 등의 세 가지로 나뉜다.

① 임균성(淋菌性) 염증질환

원인은 임균에 의한 염증질환으로 보통 요도나 외음부 또는 질부위에 존재하는 분비선에 염증이 생기게 되어 점차로 상부의 성기인 자궁까지 퍼지게 되며 심하면 나팔관에 난관염을 일으키기도 한다.

증상으로 월경중이나 월경 직후에 악화되는 경우가 많고 주로 하복부나 골반내에 심한 통증이 있다.

② 화농성(化膿性) 염증질환

주로 분만 후나 인공유산 후에 나타나며 포도상구균과 연쇄상구균이 염증의 원인이 된다. 자궁경관부를 통해서 퍼지게 되는데 정맥이나 임파선 등을 타고 염증을 유발한다.

증상으로 전신증상이 나타나 몸이 아주 쇠약해지며 회음부나 질부에 국소적 손상이 있게 되고 자궁부속기 침범시에 불규칙한 덩어리가 만져지기도 한다.

③ 결핵성(結核性) 염증질환

주로 만성 자궁내막염의 대부분을 차지하며 여성에게 있어 임신율을 낮추고 난관이 막히거나 손상을 주어 불임의 원인이 될 수 있다.

이밖에 만성 자궁내막염의 원인균으로는 일반 세균, 마이코플라즈마가 있다.

자궁내막염에 걸리면 가능한 안정을 취하고 목욕이나 성관계는 피하는 것이 좋다. 분만이나 유산 뒤에 생기는 자궁내막염은 자궁 속에 태반이 남아 있는 것이 원인이 될 수 있으므로 이 경우에는 노폐물과 어혈을 깨끗이 제거하는 데 자궁수축력이 뛰어난 한방좌약을 사용한다.

이상에서 살펴본 자궁내막염은 급성 맹장염이나 급성 신우신염, 난소 낭종이 화농되었을 경우와 증상이 비슷하여 감별하기 곤란할 경우가 많으니 주의가 요망된다.

치료는 신체에 생긴 염증이므로 안정과 청결이 중요하고 심한 통증이 나타나면 진통제로 통증을 줄여나가며 심할 경우 수술요법이 필요하기도 하다. 그러나 급성기에는 수술을 피한다.

한방적으로 자궁내막염은 출산 후 산욕기에 오로(惡露)가 깨끗하게 빠지지 않아서 남아 있던 물질에 영향을 받거나 청결하지 못한 생활로 인해서 세균에 감염되거나 오염되어 유발하는 것으로 본다. 오로(惡露)는 산욕기에 자궁 및 질에서 배설되는 분비물이나 삼투액을 말하고 주로 자궁내막에 생긴 창상으로부터의 분비물이 배설되는 것이며 경관, 질, 전정의 분비물 등이 혼합되어 있으므로 오염이나 세균 등에 감염되기 쉽다. 또한 평소 간신(肝腎)기능이 약해 자궁의 면역력이 저하된 여성이 루프삽입이나 유산수술 후 내막에 상처가 나서 쉽게 아물지 않은 상태에서 이차 감염으로 유발되기도 한다.

치료는 정신적인 안정 및 청결이 우선이고 자궁 및 하복부 장기를 따뜻하게 유지시키기 위한 온습포요법을 이용하기도 하며 사상자(蛇床子)나 고백반(枯白礬) 달인 물로 질과 생식기 주변을 세척하거나 수증기를 쏘여 준다. 또한 간신기능의 회복을 통해서 주변 장기의 불균형 해소에 도움을 줄 수 있는 한약을 복용함으로 면역력을 증강시킨다. 이때 자궁속의 어혈을 청소시키는 한방좌약(韓方坐藥)과 수증기를 쏘여 주는 훈증요법(熏蒸療法) 등을 겸하고 아울러 중극(中極), 관원(關元), 기해(氣海), 신궐(神闕), 중완(中脘), 삼음교(三陰交) 등에 뜸과 침요법을 병행하면 효과적이다.

사례① 자궁내막염

이선진(가명), 35세, 서울시 관악구 거주

이선진 씨는 자궁내 염증으로 인해 8년간 여러 곳의 산부인과를 다니며 치료하였지만 별 차도를 보지 못하던 중 98년 5월 본원을 방문하였다. 결혼한 지 10년이 되었고 두 남매의 엄마로서 5년간 3번의 유산을 경험했다. 유산 직후에 생긴 염증 치료를 위해 여러 산부인과에서 각종 검사와 치료를 받았다.

증상은 평소 아랫배와 손발이 차고, 허리도 아프며, 부부생활시 분비물이 없어 성교통과 불감증도 동반하였다. 또한 위염으로 소화기 상태가 좋지 않고 식욕도 저하되었으며 약간의 변비와 빈뇨, 항상 소변이 차 있는 잔뇨감도 있었다.

문진과 맥진을 통해 본 결과 결혼 후 여러 번의 유산으로 인해 자궁내막이 손상되었고 그 때문에 염증이 유발되었으나 제대로 치료받지 않아 지금까지 고생하고 있었다. 초음파상 골반 내에 어혈이 고였고 내막 자체도 깨끗하지 못한 상태였다.

치료는 기능적으로 약해져 있는 간장과 신장의 기운을 회복시켜 혈액 순환을 원활히 해주고 자궁과 부속기관을 따뜻하게 해주면서 어혈을 풀어내고 소화기능을 회복시키며 동시에 염증 치료를 통해서 손상되었던 내막이 재생될 수 있게 동북탕가감방과 좌궁단을 함께 처방했다. 그러나 환자는 8년간 이 증상으로 고생하였기 때문에 혹시 치료가 되지 않으면 어쩌나 의심하면서 한방좌약을 사용했다.

10일 정도 지난 후 아이를 안고 밝은 모습으로 나타났다. 한방좌약을 사용하는 동안 분비물이 쏟아지듯이 나왔고 허리의 통증과 아랫배의 차가운 증상도 호전되었다. 본인도 느낄 정도로 자궁내 염증상태가 좋아져 여러 병원을 거쳐가면서 8년간 고생했던 보람이 있었다고 말했다. 맥을 보니 아직 심장에 열이 있는 상태였고 병은 호전 상태에 있었으므로 자보단과 좌약을 지어 주면서 경과를 지켜보기로 했다.

그 후 한 달이 지난 6월 24일 환자가 다시 방문했다 그 후에도 여전히 분비물이 흘러나왔고 생리도 한 번 했는데 전에 비해서는 색이 어둡게 나왔다고 했다. 성교 후 통증은 사라졌고 냉도 덜 나왔으며 가슴 두근거리는 증상도 거의 없어졌다. 초음파상으로는 전에 보였던 골반 부위의 어혈이 거의 보이지 않았고 자궁 자체도 깨끗해졌음을 확인할 수 있었다. 염증 치료는 거의 됐으나 성대와 후두 부위의 치료를 받기 원했다. 염증이 다시 재발되지 않도록 하기 위해 한약세정제, 좌약과 본인이 호소하는 후두 부위 치료를 위해 전의 처방을 기본으로 가감해서 한약을 지어 주었다. 처음에는 한약의 효능에 대해서 믿지 못했던 환자는 치료받는 과정에서 한약과 좌약 치료에 긍정적인 반응을 보이게 되었고 고마움을 표시하기도 했다.

자궁내의 염증은 위의 환자와 같이 유산을 자주 한다던가 분만으로 인해서 자궁내막이 상처를 입어 열상이 생긴 경우, 또는 이곳에 세균이 감염되어 발생하거나 또한 잦은 성관계로 인해 간과 신장의 기능이 약해져서 생긴다. 선천적으로 간장과 신장기능이 미숙하면 인체의 혈액순환 및 난소기능 장애를 일으켜 자궁내막이 증식과 탈락을 하는 과정에서 자궁내막에 이상이 생긴다.

증상은 주로 하복부의 불쾌감과 통증, 생리불순 등이 생기며 아울러 불감증도 호소하게 된다. 한방에서는 자궁내 염증을 뇌하수체와 간장·신장기능 사이의 호르몬 불균형으로 인한 혈액순환 장애로 어혈이 생겨 발생하거나 습열이 아래로 내려와서 자궁 부위에 염증을 유발하는 것으로 보았다. 이때의 치료는 자궁을 따뜻하게 하면서 어혈을 풀어 주거나 또는 자궁내에 쌓여 있는 습열을 제거해서 염증 및 제반 증상들을 다스리게 한다. 이 환자와 같이 꾸준한 치료에도 불구하고 뚜렷한 효과 없이 오래도록 치료되지 않는 질환에는 면역기능을 향상시켜 주는 한방적인 치료가 효능이 있음을 새삼 느끼게 되었다.

―――――――――― **사례②** **자궁내막염**
박연미(가명), 39세, 대구시 거주
대구의 박연미 씨는 평소 누렇고 냄새 나는 냉이 많이 배출되고 방광염이 잘 생기는 증상을 갖고 있었다. 또한 신체 전반적으로 볼 때 좌측 부위의 머리와 다리가 아프다면서 본원을 찾았을 때는 3월 21일 이었다.

생리 전에 머리가 아프고 덩어리가 나오면서 색이 어둡고 허리도 아팠다. 현재 아이가 세 명 있고 아들을 낳기 위해 임신중절수술을 4번이나 받은 경험이 있었다. 지금도 아들을 낳기 위해 노력 중에 있으나 잘 될 지는 두고 볼 일이었다. 최근 3개월 전에도 유산을 하였다. 결혼한 후 임신과 출산, 임신과 유산을 반복하면서 자궁뿐 아니라 전체적으로 몸이 쇠약해진 상태에서 분비물의 양도 많아지고 하복부도 아팠다. 서울의 종합병원과 대학병원에 다니면서 치료도 받았으나 효과를 보지 못했고, 현재는 '알로에' 함유 건강식품을 복용하고 있었다.

병원에서의 설명과 증상을 통하여 본인이 판단하기에 자신의 병명을 베제트씨 병인 것으로 알고 있었다. 그러면서도 아들에 대한 미련을 버리지 못하는 그녀를 보면서 항상 느끼는 것이지만 우리 나라 여성들에 대해 안타까운 마음이 들곤 한다.

그 동안의 반복된 출산과 유산이 말해 주듯이 혀에는 어혈로 인한 반흔이 보였고 맥도 상당히 약했다. 환자의 말과 증상들을 종합해 본 결과 그 동안 아이를 여러 번 유산시키면서 자궁내막이 많이 손상되어 심하게 염증이 생긴 상태에서 또한 간장과 신장기능 역시 저하되어 전체적으로 순환에 장애가 생긴 것으로 보여졌다. 그 결과 통증이 생기고 염증과 어혈이 생리할 때 뿐만 아니라 병상시에노 흘러내려와서 분비물의 양이 많아졌으며 방광에도 영향을 미쳐 염증을 일으켰던 것이다.

치료는 자궁내 염증과 어혈을 풀어 밖으로 배출시키면서 약해져 있는 주변 장기들의 기능을 끌어올려 전체적인 몸의 상태를 회복시키는 것을 주목적으로 삼았다. 약을 써서 자연스럽게 자궁내막이 재생되면 몸의 통증도 사라질 것이라고 보고 좌약을 투여해 치료를 시작했다.

그 후 정확히 한 달 뒤인 4월 25일에 증상이 호전되었고 치료는 계속 하였다. 지난번에 비해 얼굴도 좋아지고 밝은 느낌을 받아 그 동안의 경과를 살펴봤더니 좌약과 약을 먹는 동안 검고 붉게 나오던 분비물들이 서서히 하얗게 맑아졌으며 심하던 냄새도 없어졌다고 한다.

그러나 몸의 반쪽이 아픈 증상은 여전히 남아 있었다. 그 동안 분비물이 많이 흘러나와서 남편과의 잠자리를 일부러 피했으며 그 때문에 신경을 써서인지 머리의 통증을 호소하였다. 증상은 많이 좋아졌으나 완치를 위하여 한 달 동안 경과를 더 지켜보자고 하였고 좌약도 계속 사용하였다.

그 후 연락이 없던 중 두 달 가까이 지난 7월말에 다시 방문하였고 심각한 얼굴로 다가앉으며 말하기를 첫달을 사용했을 때보다 분비물의 양이 심할 정도로 많이 쏟아져 나오고 며칠 전 생리하는 동안에도 덩어리와 찌꺼기가 분만 후에 태반이 나오는 것처럼 쑥 빠져 나왔다고 했다. 분비물이 많이 나왔으면 시원할 텐데 얼굴빛이 왜 어두운지 물어 보니 자신의 몸에 그토록 더러운 분비물이 쌓여 있는 줄은 몰랐고 너무 심할 정도로 나오니 남편과의 잠자리가 미안해서 좌약을 사용하는 동안 별거하다시피 하였다는 것이다. 지난달에 비해서 어느 정도 약의 기운이 더 깊숙하고 강하게 침투해 그 동안 쌓여 있었던 염증과 분비물들이 배출된 것이므로 걱정하지 않아도 되고 시간이 경과하면서 서서히 양이 줄어들어 그 후에는 신혼 때처럼 부부생활을 즐길 수 있을 거라고 격려해 주었다.

이제 본인이 느끼는 증상은 약간의 가려움증뿐이었고 좌측 반신의 통증도 거의 사라졌다. 얼마 후에 휴가를 떠나는데 그 안에 깨끗이 치료되어 상큼한 기분으로 다녀왔으면 좋겠다는 그녀의 표정은 밝고 활기에 차 있었다.

보통 자궁의 염증은 과도한 소파수술 후에 내막이 손상되고 그 부위에 출혈 및 감염으로 인해서 유발되는 경우가 있다. 특히 우리 나라처럼 남아선호사상이 유별난 경우에는 임신중 초음파를 통해서 성감별을 하는 경우가 비일비재하다. 만약 초음파상 여아로 판별되면 인공적으로 임신중절을 시키는 예가 많다. 이것은 남녀의 성균형을 깨뜨려 사회적인 문제를 낳을 뿐 아니라 수술을 행한 본인의 몸에도 치명적인 후유증을 유발한다.

이렇게 되면 자궁 자체도 고장이 나지만 신체의 전반적인 기능이 저하되어 일상 생활 중에 불편을 느낄 수 있고 직업을 가지고 있는 여성일 경우 사회활동에도 지장을 받을 수 있다.

또한 산모로서의 역할을 다할 수 없는 경우도 생기는데, 즉 수유나 아기 돌보기 등이다. 이와 같이 산후나 유산 직후에 적절한 조리를 하지 못할 때에는 다양한 신체증상을 경험할 수 있으니 예방에 철저를 기하는 것이 바람직하다.

10. 질염(膣炎)

생리적인 질 내용물은 유백색의 크림 양을 나타내는 액체로서 PH 3.8~4.0의 산성을 띄고 있다. 따라서 질 내용물은 병원균의 성기 침입을 방지하는 기능을 보유하며 이것을 자정작용이라 한다. 건강한 성숙 여성의 질점막상피내에는 다량의 글리코겐이 함유되어 있어서 이것을 영양으로 비병원성의 유산균인 질간균(膣桿菌)이 번식하는데 이때 발효로 인한 부산물로 유산이 산출되기 때문에 질내는 항상 비교적 높은 산도를 유지한다.

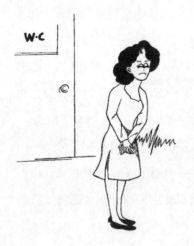

만약 질간균이 번식하지 못하고 사멸하면 질내는 정상산도가 유지될 수 없으며 따라서 자정능력은 무너지고 외래의 병원균이 번식해서 질염 및 성기의 염증을 일으키고 아울러 병적인 대하가 나타나게 된다.

대부분의 사람들은 성기의 질염은 성생활을 통해서만 발생하고 독신녀나 소녀들에게는 발생하지 않는 것으로 알고 있다. 물론 성기의 병들은 결혼생활을 하는 사람에게 주로 발생한다. 그러나 성기의 염증은 생리적으로나 해부학적으로 성인들보다 소녀 혹은 폐경 이후의 여성들에게 잘 발생한다. 성인의 경우 난소에서 생성되는 여성호르몬의 영향으로 유방 및 성기의 발육이 왕성해져서 질벽이 아주 두터워지고 질내 자정 작용의 기능을 갖게 되므로 웬만큼 외부로부터 세균의 침범이 있어도 저항을 하게 된다. 반면 소녀나 노년의 경우 이 같은 기능이 없고 질 벽이 얇아 균의 감염이 있으면 곧잘 발병하게 된다.

해부학적으로 성기의 발육이 불충분한 시기에는 피하지방이 얇아 질구를 보호하는 기능도 불충분하다. 또한 어린이들은 대변을 본 후 뒤를 닦을 때 항문에서 음부 쪽으로 닦는 경우가 많은데 이럴 경우 변이 외음부에 묻기 쉬워 세균의 오염이 있게 마련이고, 여자의 경우 질은 요도와 항문 가까이에 있으므로 특히 청결이 요구된다.

따라서 뒤를 닦을 때는 꼭 성기 쪽에서 항문 쪽으로 닦도록 해야 한다. 그리고 목욕을 할 때 거친 비누를 사용하거나, 너무 몸에 달라붙는 옷이나 여름철에 땀 흡수가 잘 안 되는 종류의 하의를 입으면 외음부에 염증을 일으키기 쉽고 이로 인해 이차적으로 질염을 유발할 수 있다.

질염의 일반증상과 종류를 살펴보면 일반증상으로는 대하가 있고 소변을 볼 때 통증을 느끼며 성기가 가렵다. 대하의 양은 아주 많고 고름 모양이거나 점액성이다. 더러 혈액성이거나 나쁜 냄새가 나는 경우는 이물질이 질내에 있거나 근종이 있을 가능성이 높다.

질염의 종류 중 제일 많은 경우가 트리코모나스와 칸디다 질염이다. 트리코모나스 질염은 분비물이 녹황색을 띠며 기포를 형성하고 외음부 소양증, 발열감, 성교시 통증이 있고 특징적으로 자궁점막에 딸기모양의 발적이 일어나게 된다. 칸디다 질염은 희고 경결된 분비물과 외음부의 소양이 심하고 주로 습(濕)을 좋아하며 구강내나 질입구에 서식한다.

아동기의 임질성 질염은 주로 사춘기 이전에 발생하며 원인균은 임균이고 짙으면서 황색의 분비물이 있고 사춘기에 이르면 자연 소실된다. 비특이성 질염은 사춘기 이전과 폐경기 이후 특별한 원인 없이 발생되며 분비물, 소양감, 성교통 등이 있다.

마지막으로 노인에게 일어날 수 있는 질염은 폐경 이후 여성호르몬 분비가 감소되면서 자궁상피세포에 이상이 생겨 발생하고 성교통, 성교시 출혈 등이 나타난다.

한의학적인 범주로 보면 대하(帶下)의 경우에 해당되며 주로 병적인 대하로 볼 수 있다. 병적인 대하는 대하의 발생부위에 따라 외음대하(外陰帶下), 질대하(膣帶下), 경관대하(頸管帶下), 체부대하(體部帶下), 난관대하(卵管帶下) 등으로 분류하나 임상적으로 기능성인지 기질성인지의 감별이 중요하다.

기능성 대하는 대하의 성상(性狀)에는 변화가 없고 다만 양이 증가하여 월경 전기가 아니더라도 항상 대하가 배출되어 자각할 수 있다.

원인은 일반적으로 성기 분비물의 생성과 밀접하며 난소의 내분비기능 장애에 기인하는 수가 많으며 자궁후굴에 기인하는 경우 울혈성

대하도 성상에 변화 없이 양만 증가한다.

기질성 대하는 일반적으로 임균, 결핵균 등에 의하여 외음부 및 질의 염증, 자궁내막실질염, 난관염, 난소염 등이 발생하거나 악성의 자궁종양, 육종, 융모상피종 등에 기인한다.

기질성 대하는 양의 증가뿐 아니라 농성, 혈성을 나타내며 특히 종양 등에 기인하는 대하는 악취를 풍긴다. 이런 경우 흔히 외음부가 습해져서 소양증, 작열감 등을 나타내고 심하면 미란 또는 습진을 초래하기도 한다. 이를 치료 및 예방하기 위해 사상자(蛇床子)나 쑥을 이용한 한방세정제와 질 속에 삽입하는 한방좌약을 사용하는 것이 좋고 난소와 자궁을 보호하는 내복약을 병행한다.

또한 자주 질 세척을 하지 않도록 하고 되도록이면 순면으로 된 속옷과 헐렁한 바지를 입도록 한다. 꼭 끼는 바지나 스타킹은 서혜부의 온도와 습도를 높여 주기 때문이다. 속옷은 반드시 삶아 입도록 하고 거친 비누의 사용을 금해야 한다. 그리고 좌욕을 할 때는 온몸을 더운 물에 담그고 있는 것보다는 배꼽부위까지만 물 속에 있는 것이 좋다.

한방적 원인은 대체로 습열이나 담습이 아래로 내려와 질염이 발생하는 것으로 보고 열을 식혀 주며 습을 말려 주고 담을 없애 주는 방법으로 치료하는데 외부적 환경에 의해서 발생한 풍냉한습(風冷寒濕)인 경우는 산한제습온중(散寒除濕溫中) 하는 치법을 사용한다.

질염이 정신적인 스트레스나 음식 및 습담으로 오는 경우에 있어서는 소간해울(疎肝解鬱), 청열제습(淸熱除濕)의 치법을 활용한나. 또한 자궁 속에 어혈 등과 같은 병변이 생기거나 자궁근종으로 인해 질염이 발생하는 경우에는 파어소적(破瘀消積)하는 치법을 이용하여 자궁 속의 어혈을 청소해 줌으로써 질염도 치료하는 효과를 볼 수 있다.

사례① 질염
이숙희(가명), 34세, 안산시 거주

이숙희 씨는 자궁후굴로 인해서 허리가 항상 아팠고 특히 생리할 때에는 아랫배도 함께 아프며 덩어리가 나오고 생리하는 기간도 늘어나서 10일 정도라고 했다. 작년 12월부터 증상이 심해지기 시작했고 병원에서 초음파를 본 결과 1cm 정도의 작은 근종도 있었다. 근종 자체가 아직 걱정할 정도가 아니므로 염증과 냉 치료를 중점적으로 받고 싶어했다.

일단 누런 색의 냄새 나는 냉이 흐른다고 하므로 자궁내 습열(濕熱)이 있는 것으로 보고 한방세정제와 청대탕(淸帶湯)에 어혈을 풀고 난소의 기능을 회복시킬 수 있는 약물을 가감하고 인체내 면역기능을 향상시킬 목적으로 함께 좌약을 처방했다. 침 치료도 함께 받게 되면 효과도 빠르고 도움이 될 수 있을 것이라고 했으나 거리가 멀고 직장을 다니고 있는 관계로 침 치료는 하지 못했다.

한 달이 지나 두 달 가까이 되어 환자를 다시 보게 되었다. 치료를 시작한 초기에는 질염이 있을 때보다 많은 양의 분비물이 계속적으로 흘러나왔지만 지금은 분비물도 그다지 많지 않고 냄새는 거의 없어진 상태였다. 몸도 매우 가벼워졌으며 생리시에 아팠던 아랫배와 허리의 통증도 줄었고 기간도 10일에서 7일로 줄어들었다. 초음파상으로 약간의 어혈들은 남아 있었지만 근종은 찾기가 쉽지 않았다. 근종 자체에 치료의 포인트를 맞추지 않고 일단 자궁의 상태를 향상시키면서 노폐물을 배출시키는 데 목적을 두었기 때문에 이번에는 재발이 잘 되지 않으면서 남아 있는 어혈을 제거하기 위한 자보단(子補丹)과 좌궁단(坐宮丹)을 마무리하는 의미에서 더 지어 주었다.

생리적인 질 내용물은 크림 양을 나타내는 유백색의 액체로서 PH3.8~4.0의 산성을 띠고 있다. 스스로 병원균의 성기(性器) 침입을 방지하는 기능을 보유하는데 이것을 질의 자정작용이라 한다. 질의 자정 능력이 깨어지면 외래의 병원균이 침입해서 염증을 일으키게 된다.

대부분 사람들은 성기의 질염이 성생활을 통해서만 발생하고 독신녀나 소녀들에게는 발생하지 않는 것으로 알고 있다. 그러나 성기의 염증은 생리적으로나 해부학적으로 성인들보다 소녀 혹은 폐경 이후의 여성들에게 잘 발생한다. 성인의 경우 난소에서 생성되는 여성호르몬의 영향으로 유방 및 성기의 발육이 왕성해져서 질벽이 아주 두터워지고 질내 자정작용의 기능을 갖게 되므로 웬만큼 외부로부터 세균의 침범이 있어도 저항을 하게 된다. 반면 소녀나 노년의 경우 이 같은 기능이 없고 질벽이 얇아 균의 감염이 있으면 곧잘 발병하게 된다.

한의학적인 범주로 보면 주로 병적인 대하(帶下)를 일컫는데 원인은 습열(濕熱)이나 담습(痰濕)이 아래로 내려와 나타나는 것으로 보아 열을 꺼주며 습을 말려 주고 담을 없애 주는 방법으로 치료한다. 정신적 원인일 경우 간의 울혈된 기운을 풀어 주어 기가 다시 뭉쳐 습열이 발생해서 염증이 재발하지 않도록 해준다.

환자는 평소 질염이 자주 재발해서 병원에서 치료를 받았지만 깨끗이 치료되지 않고 피곤하거나 신경을 쓰게 되면 또 재발되어 근본적인 치료방법이 없을까 찾아왔다. 염증 때문에 팬티에는 항상 누렇고 냄새 나는 냉이 묻어 나온다고 했다.

양방적으로 질염의 발생은 질입구의 세균 감염으로 인해서 생기므로 항생제나 냉동치료를 통해서 세균의 증식을 막아주거나 혹 사멸시킴으로써 치료하고 있다.

한방적으로 보면 질염은 단순한 질부의 세균 감염으로 보지 않고, 자궁내의 난소기능 미숙이나 생리시 자궁내벽의 완전한 탈락이 일어나지 않아 남아 있는 찌꺼기들이 쌓여 시간이 흐르면서 염증을 일으켜 그 내용물이 질 쪽으로 흘러내려 오게 되어 발생하는 것으로 보고 있다. 치료 역시 자궁내의 난소기능을 활발히 회복시키고 자궁내의 염증을 치료하게 되면 분비물이 없어지게 되고 면역기능도 향상되어 질염 치료가 자연히 되는 것이다.

사례② 반복적으로 재발되는 질염

강춘자(가명), 40세, 서울시 양천구 거주

질의 염증에는 여러 가지 종류가 있는데 흔히 생기는 것은 트리코모나스성 질염과 칸디다성 질염이다. 한방에서는 음부소양증(陰部搔痒症)이나 대하(帶下)의 범주에 속하는 것으로서 미혼 여성에게는 질염이 잘 발생하지 않으나 결혼생활을 하다 보면 유산, 출산, 성관계 등으로 빈번하게 발생된다.

일단 발병하게 되면 환자는 가려움과 냉증으로 일상 생활에 지장을 초래하게 되고 치료 후에도 다시 재발이 잘 되기 때문에 큰 고통을 받게 된다. 서울에 사는 강 여사가 바로 이러한 경우였다.

이 환자는 수개월 전부터 외음부에 가려운 증상이 있어 산부인과를 찾은 결과 곰팡이균에 의한 질염이라는 진단을 받고 치료를 받았으나 자꾸만 재발이 되자 본 한의원을 찾아왔다.

주된 증상은 외음부의 가려운 증세가 심하고 누런 색의 대하가 많이 흘러나오는 것이었다. 이로 인해서 부부생활도 기피하게 된다고 하였다. 또한 하복부와 수족이 항상 얼음처럼 차가웠으며 생리주기는 규칙적이나 생리량이 최근 들어 부쩍 줄어들었다고 했다.

증상을 종합해 볼 때 환자의 자궁내 면역기능이 상당히 저하되어 있음을 알 수 있었고 외음부에 습열이 침범하여 염증이 자꾸 재발하는 것으로 판단되었다.

일단 습열을 제거하면서 자궁내 순환을 돕는 약물을 투여하고 자궁의 면역기능을 높여주는 데 효과가 뛰어난 좌궁단을 사용하도록 했다. 20일이 지나서 다시 환자가 내원하였다. 냉은 감소하였으나 가려운 증상이 그대로였다. 좌궁단을 사용하는 처음에는 질 바깥으로 분비물이 흘러나왔으나 지금은 약간 줄어들었다. 다시 보혈(補血)하는 약물에 습열을 제거하는 약물을 처방하고 좌약도 계속 사용하도록 하였다.

보름 정도 지나서 다시 한의원을 방문했을 때에는 냉증과 가려운 증상이 거의 소실되었으며 몸도 따뜻해졌다. 환자는 증상이 좋아셨으나 다시 재발되지 않을까 걱정하는 모습이 역력했다.

한방치료는 인체의 저항력을 키워 주기 때문에 재발이 잘 되지 않는다는 것을 설명해 주고 손이 약간 저린 증상이 있어 기혈을 순환시키고 자궁의 기능을 돕는 약재를 처방해 주었다. 그 후 2개월이 지난 어느 날 친구와 함께 찾아온 강 여사는 치료 후 재발되지 않고 잘 지내고 있다고 안부인사를 하였다.

　이와 같이 한의학적 치료는 염증성 질환에도 단순히 염증만을 치료하는 것이 아니라 염증을 치료하는 동시에 인체 스스로 질병을 이기고 면역성을 길러 주는 예방의학 측면이 강하다. 병이 오기 전에 예방하는 것이 치료의 근본이다.

11. 방광염(膀胱炎)

　　　　　방광염에 걸리면 소변을 보고 싶어 화장실에 가도 적은 양의 소변만 배출될 뿐만 아니라, 처음 소변이 나오기 시작할 때 불쾌감이 있거나 몹시 아프고 심한 경우는 하복부까지 뻐근해진다. 흔히 방광염의 3대 증상은 잦은 소변, 통증, 농과 같이 배출되는 소변 등이다.

　여성의 비뇨기는 생식기와 매우 가까이 위치해 있으므로 쉽게 방광염에 걸릴 수 있다. 여성이 남성보다 방광염에 잘 걸리는 것도 이런 이유 때문이다. 여성의 경우 20세가 넘고 성적으로 활발해지면 방광염에 걸리는 경우가 비일비재하다. 여성의 요도는 남성에 비해 짧기 때문에 병균이 요도에 침범하기 쉽다. 몸의 상태가 정상인 여성에게는 대장균이 외음부나 요도입구에 나타나지 않는데 만일 인체의 면역기능이 떨어졌다든지 소변을

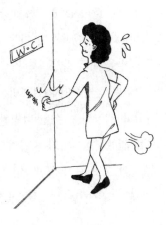

너무 참았다든지 과로를 했거나 감기 등으로 몸의 저항력이 쇠약해졌을 때 쉽게 병균이 요도로 침입하면 방광염을 일으키게 된다. 경우에 따라서는 성관계를 할 때마다 요도 입구가 자극을 받음으로써 병균이 방광으로 침입하는 경우도 생긴다. 또한 강한 세제나 향수가 요도에 염증을 일으키고 이와 같이 주변부의 저항력이 약화되면서 방광염이나 칸디다성 질염에 걸릴 수도 있다. 또 성병이 요도로 침범할 경우 재발을 잘하는 방광염을 일으키기도 한다.

방광염의 증상을 살펴보면 갑자기 소변이 잦아지며 탁하고 소변을 볼 때 통증을 느낀다. 아랫배가 뻐근하기도 하고 심하면 소변 끝에 피가 섞여 나오기도 한다. 급성 방광염을 치료하지 않고 방치하면 신우신염으로 진행될 수도 있으며 신우신염(腎盂腎炎)이 생기면 높은 고열(高熱)과 오한(惡寒)이 난다. 또한 문란한 성생활이 오래 지속되거나 요도가 자극을 받았거나 성교 테크닉이 부족한 경우, 각종 질염을 앓는 경우에도 방광염에 걸릴 수 있다.

양방에서의 치료는 주로 항생제를 복용하도록 하며 자꾸 재발하거나 6개월 이내에 두 번 이상 걸린 경우에는 성관계 후 증상이 없더라도 예방을 위해 항생제를 소량 복용하도록 한다.

그러나 한방적인 치료방법은 습열(濕熱)이 하초(下焦)에 모여서 축적되고 저장되는 것을 발병원인으로 보고 청열이습(淸熱利濕), 청열보음(淸熱補陰) 시키는 방법으로 치료하고 있다. 만성 방광염은 여성의 질과 요도 사이에 만성염증을 일으키고 주변부를 약화시킨다.

이와 같은 기능적인 저하를 수반하는 질환에는 한약이 뛰어난 효과를 발휘한다. 또한 한약은 세균성, 비세균성 모두 잘 치료되고 있으므로 투약 후 재발하지 않는 특성이 있다.

각각의 방광염 증상에 따른 치료를 보면 방광에 열이 심하여 요도염까지 겸한 소변불리에는 방광열을 꺼주면서 아울러 염증을 치료해 주는 용담사간탕(龍膽瀉肝湯)을 사용하고 있다. 심장과 소장의 열로 인한 경우 한방에서는 심이열어소장(心移熱於小腸)이라 하여 심장에 열이 있으면 이것이 소장으로 전이되므로 소장의 열을 내려 주면서 동시에 심장의 열도 내리는 치료를 한다.

기운이 약해서 발병하는 소변불리에는 기운을 돋우어 주는 보중익기탕(補中益氣湯)류의 처방을 한다. 소변을 하루에도 수없이 자주 보면서 양이 적은 경우에는 소변 횟수를 조절해 주는 처방을 하며, 어린 아이가 소장에 열이 있어 소변출혈이 있는 경우 소장의 열을 풀어 주면서 아울러 혈중의 열도 제거시켜야만 수분 대사의 조절이 잘 되어 치료가 된다. 참고로 중년의 혈뇨는 허증성(虛證性)에서 기인하므로 음양의 기운을 회복시켜 주는 처방을 응용한다.

생활 속에서 요로 감염의 예방 및 경증감염과 재감염의 예방에 대해 살펴보면 우선 매일 많은 양의 물을 마셔 많은 양의 소변이 쏟아져 나오게 한다. 소변을 자주 보도록 하고 배뇨시마다 방광을 완전히 비우는 훈련을 한다. 배변·배뇨시 앞에서 뒤로 세척하여 항문의 병균이 요도로 감염되는 것을 방지한다. 성교 이전에는 손과 성기를 깨끗이 씻는다. 성교 이전과 직후에는 반드시 배뇨한다. 그리고 추운 곳에 오랫동안 있거나 소변을 오래 참지 말아야 한다. 또한 잘못된 피임 방법들은 요도 감염을 악화시킬 수 있다. 거품 형태의 피임제나 질정제는 요도를 자극할 수 있고 윤활제는 요도를 자극하는 원인이 된다. 월경 기간 중에는 패드를 자주 갈고 뒷물을 적어도 하루에 한 번 이상 하는 게 좋다. 특히 비만한 여성들 중에 살을 뺀다고 코르셋이나 거들, 팬티 스타킹을 즐겨 신거나 꽉 끼는 진바지를 입게 되면 통풍이 되지 않아 방광염에 걸리기 쉬우므로 이점 주의하기 바란다.

그리고 자전거 타기, 수영, 승마 등 격렬한 운동은 질과 요도에 손상을 줄 수 있으므로 되도록 조심해야 한다. 특히 자전거는 좌석이 좁기 때문에 오랫동안 타면 배뇨 곤란이나 불감증도 유발시킬 수 있다. 카페인 성분이나 알코올도 방광을 자극하므로 주의해야 한다. 강한 향료나 정제 설탕, 전분이 다량 함유된 음식은 요도 감염의 소지를 제공하므로 삼간다. 생활에서 오는 스트레스를 줄이도록 노력하고 잘 먹고 충분한 휴식을 하도록 한다.

감염이 되었을 경우 하루에 2~3회 뜨거운 욕탕에 몸을 푹 담그는 좌욕법이 효과적이며 등과 배에 패드나 물주머니를 얹어 따뜻하게 해준다. 소변이 자주 마려우면 신경이 예민해지고 이와 더불어 신경성 방광염으로 발전할 수 있으므로 늘 편안한 마음을 갖도록 하며 스트레스는 그때그때 풀어 준다.

사례① **방광염**

안숙경(가명), 36세, 서울시 광진구 거주

서울에 사는 안숙경 씨는 2년 전부터 방광염 증세가 있어서 소변이 시원하게 나오지 않고 배뇨시 아랫배에 뻐근한 통증이 있었다. 병원에서 검사를 받고 꾸준히 치료를 하였으나 약간 호전되는 듯 하다가도 다시 재발되기 일쑤여서 방광염이 생길 때마다 간헐적으로 소변 검사와 방광염 치료를 받곤 하였다. 그러던 중 필자가 쓴 책을 우연한 기회에 보고 97년 9월 말 내원하였다.

내원 당시 환자는 오랜 기간 동안 방광염으로 고생하였기 때문에 치료에 대해서 큰 기대를 하지 않는 태도였다. 증상에 대한 자세한 문진을 해보니 환자는 방광염 증상 외에도 생리통이 심하고 생리량이 매우 적었으며 갈색의 대하가 흘러 냄새도 심하게 났다. 97년 8월에 루프를 삽입한 뒤로 증세가 더 심해진 것 같다고 하였다. 또한 가벼운 빈혈 증세와 편두통 증상도 동반하고 있었다.

루프식 피임 기구는 자궁내 혈액 순환상태를 방해하여 염증을 유발할 수 있기 때문에 이 환자의 치료는 하초의 염증을 제거하면서 부족해진 혈을 보하는 처방과 함께 한방좌약을 사용하도록 하였다.

3개월이 훨씬 지나서 환자가 다시 본원을 방문하였다. 그 동안의 경과에 대해 물으니 10월 초 병원에 가서 루프를 제거하였는데 그때 병원 측으로부터 자궁내 염증이 아주 심하다는 말을 들었다고 했다. 그 뒤로 한 달 동안 꾸준히 좌궁단을 사용한 뒤 2년 동안이나 고생했던 방광염이 깨끗이 사라지게 되었고 더불어 냉증과 생리통도 상당히 호전되어 너무 기뻐했다.

그러던 중 최근 생리가 불순해 걱정이 된다면서 방문하였다. 생리불순과 부족한 혈을 보하고 난소기능을 돕는 자보단과 함께 좌궁단을 좀더 사용하도록 하였다. 이 환자의 경우처럼 방광염은 '요로의 감기'라고 불릴 만큼 발생빈도가 높은 병이다. 방광염은 종종 신우신염으로 진행되는 경우가 있음에도 불구하고 소홀하게 취급하는 경향이 있었다.

방광염은 남성보다는 여성에게 빈발하는 질환인데 그 원인을 살펴보면 여성의 요도는 남자에 비해 상당히 짧고 음부와 항문에 밀접하게 있으며 습도와 온도가 높아 균의 증식 또는 성장에 좋은 조건을 주는 외음부위에 요도구가 위치하여서 성관계나 위생이 철저하지 못했을 때 세균이 쉽게 방광내로 침입할 수 있는 해부학적 구조와 환경 조건을 가지고 있다.

한방적으로 방광염은 요불리(尿不利), 요혈(尿血), 임병(淋病) 등의 범주에 속하는 것으로 특히 여성에게 많고 몸이 허약해지고 냉해진 상태에서 주로 일어나게 되므로 적절한 예방과 치료가 동시에 이루어지는 것이 바람직하다. 아울러 한방좌약인 좌궁단으로도 염증을 동반한 방광염에 효과가 있는 것을 확인하였다.

12. 골반염(骨盤炎)

골반염증은 여성의 골반에 생기는 염증으로 주로 생식기질환에 의해서 발생한다.

많은 여성들이 골반염증으로 고생하고 있으며 심해질 경우에는 난소와 나팔관에까지 염증이 퍼져 불행한 사태가 초래될 수도 있다. 골반염증은 세균에 의해서만 생기는 것은 아니다. 각종 미생물이 자궁내막이나 혈관을 타고 자궁을 비롯한 난소, 난관까지 퍼지게 되어 생길 수 있는 것이다. 골반염증은 배우자가 성병을 가진 경우 여성에게 전염시켜 생기거나 성관계가 문란한 여성이 생기는 것으로 인식되고 있으나 가정 주부는 물론 성관계가 없었던 여성에게도 생길 수 있다. 그러므로 성관계가 문란한 여성은 물론 분만이나 유산수술 후 뒷처리가 좋지 않았거나 자궁에 염증이 있는데 루프를 끼웠다든지 혹은 경구피임약을 오래 복용한 경우에도 골반염증이 생길 수 있다.

급성 골반염증이 생기면 자궁내막은 충혈되고 부종이 생기며 난관에도 염승 현상이 생겨 난관 끝이 부어오르게 된다. 양쪽 난관 끝이 막히게 되면 예기치 못한 자궁외 임신이나 불임이 될 수도 있는 질환이 골반염이다. 급성 골반염증은 대부분 월경이 끝나면서 증상이 더 심해지게 된다. 골반염의 증상은 허리나 엉덩이 부근이 뻐근히 아프고 아랫배에 통증이 심하며, 배에 가스가 차며, 몸에 미열이 생기고 소화가 잘 안되면서 설사를 하는 것이 특징적 소견이다.

만성 골반염이란 급성 골반염에 한 번 이상 걸린 적이 있어도 치료를 충분히 받지 못했다면 염증이 나팔관이나 난소 등의 골반내 장기에 오랫동안 남아 골반내 장기나 장, 장간막 등과 유착을 일으킬 수도 있고 심하면 농양도 형성할 수 있는 것을 말한다. 즉 급성염증에서 시간이 오래 지나감에 따라 만성으로 되는 염증을 만성 골반염이라고 한다. 간혹 급성염증이 완치되었다가 재발되는 염증도 이에 포함된다.

만성 골반염은 단순히 난관이 주위 조직에 둘러싸이는 골반유착 형태일 수 있고 난관체부위가 완전히 폐쇄되는 경우일 수도 있다. 그렇기 때문에 난관염은 여성 불임의 가장 치명적인 질환이 될 수 있다.

실제로 염증성 질환은 몇 주 혹은 몇 달간 서서히 진행되는데 초기에 잘 치유된 경우에도 일부에서는 불임의 확률이 높다. 증상은 급성 골반염 증세와 같이 허리와 아랫배가 뻐근하고 성관계시 골반 안의 통증이 더 심해지며 냉의 색깔도 나쁜 경우가 대부분이다. 그러나 급성 골반염증과 같이 심한 증세를 나타내지 않기 때문에 치료받지 않다가 갑자기 증상이 나빠지는 수도 있고 상당히 진행된 만성염증이 있음에도 불구하고 골반 진찰시 이상을 발견하지 못하는 경우가 있다. 이 경우 초음파 진단시 나타나는 골반의 색상 변형 유무는 매우 좋은 진단 방법이 되기도 한다.

양방적 치료는 대개 항생제를 사용하거나 장기간의 치료에도 불구하고 증상이 개선되지 않거나 아기를 더 이상 원치 않는 경우라면 자궁적출술을 하게 된다.

한의학에서는 골반염을 병적인 대하의 범주에 포함시켜 설명하고 있다. 골반염의 원인과 증상을 살펴보면 평소 생각을 많이 하고 음식 조절을 잘 하지 못하여 생기는 비허생습(脾虛生濕)이 원인이 되는 경우가 있는데 이때는 백색의 대하가 지속적으로 조금씩 나오고 얼굴은 황색이며 소화장애가 있고 소변이 약하게 나오는 증상이 있다.

치료는 비장의 기운을 끌어올리면서 습을 제거해 주는 보비이습(補脾利濕)의 방법을 사용한다. 신장의 기능이 허약해서 골반염이 생기는 경우는 대하의 양은 적으나 지속적으로 흐르고 소변을 자주 보고 추위를 많이 탄다. 치료는 신장을 보해 주면서 아울러 하초를 따뜻하게 하는 보신고삽(補腎固澁) 치법을 응용한다. 또한 외부의 나쁜 기운에 접촉되던가 위생이 불결한 경우 또는 유산(인공·자연유산 포함)이나 출산 후 어혈이 자궁과 골반에 그대로 남아 있으면 대하의 양도 증가하고 황적색으로 나오며 기운이 상기되어 얼굴에 열감이 존재하면서 소변시 요도가 화끈거리며 속이 답답한 증상이 함께 나타나게 된다.

이때의 치료법은 하복부에 모여 있는 습열이나 어혈이 밖으로 배출되지 않고 몸 속에 그대로 남아 있기 때문이므로 청열이습(淸熱利濕)과 축어혈(逐瘀血) 시키는 방법으로 치료하면 효과를 본다.

급성기와 만성기 모두 자궁과 부속기관이 깨끗해야 하므로 한방좌약 요법을 사용한다. 만성기에는 허리와 아랫배에 쑥뜸을 떠주는 것도 효과적이며 평소에 쑥이나 오수유, 고백반을 이용하여 음부를 세척해 주거나 증기를 이용한 훈세법 등이 골반염 예방에 도움이 된다. 특히 골반염에 걸리지 않으려면 자궁과 부속기관이 항상 청결하고 건강한 상태를 유지하도록 하고, 평소에 자궁을 따뜻하게 보존하며 몸에 피로가 쌓이지 않도록 적당한 휴식을 취해 준다.

사례① 골반염과 기미

김영란(가명, 38세, 서울시 역삼동 거주)

많은 여성들이 골반염증으로 고생하고 있다. 골반염증은 성관계가 문란한 여성이나 혹은 배우자가 성병을 가진 경우 여성에게 전염시켜 생기는 질병으로 생각하기 쉽다. 그러나 골반염증은 가정 주부는 물론 성관계가 없었던 여성에게도 잘 생길 수 있다. 일반적으로 여러 종류의 미생물이 자궁내막이나 혈관을 타고 자궁 및 난소, 난관까지 퍼지게 되어 발생한다. 그러므로 성관계가 문란한 여성은 물론 분만이나 유산수술 후 뒷처리가 좋지 않았거나 자궁에 염증이 있는데 루프를 끼웠다든지 혹은 경구피임약을 오래 복용한 경우에는 골반염증이 생길 수 있다.

급성 골반염증이 생기면 난관에도 염증 현상이 생겨 난관 끝이 부어 오르며 심할 경우에 끝이 막히게 되면 불임이 된다. 만성 골반염은 급성 골반염의 치료가 미진했을 때 시간이 지나감에 따라 만성으로 되는 염증을 말하는데 간혹 급성염증이 완치되었다가 재발되는 경우도 이에 포함된다. 만성 골반염은 단순히 난관이 주위 조직에 둘러싸

이는 골반유착 형태일 수 있고, 난관체부위가 완전히 폐쇄되는 경우일
수도 있다.

증상은 아랫배가 뻐근하고 성관계를 가지면 골반 안의 통증이 더
심해지며 냉의 색깔도 좋지 않은 경우가 대부분이다. 양방적으로는 항
생제 투여와 심할 경우 수술요법으로 치료한다. 한의학적 원인으로 소
화기나 신장기능이 약한 경우와 외부의 불결한 기운에 감촉되든지 출
산 후 어혈이 완전히 빠져나가지 못해서 생기는 경우도 있다. 치료는
비위의 기능과 신장의 기능을 회복시켜 주며 아울러 하복부와 자궁을
따뜻하게 해주고 습열과 어혈을 풀어 주는 방법을 사용하고 있다. 병
이 심할 때는 한방좌약과 훈세법을 병용하기도 한다.

환자는 과거 세 번의 유산 경험이 있었고 그 뒤 97년 유산을 한 이
후부터는 양측 사타구니 안쪽으로 콕콕 쑤시는 듯한 통증이 심하게
생겼다. 허리도 아팠으며 얼굴에 기미가 생겨나기 시작했다. 생리시에
통증은 거의 없었고 덩어리가 나오며 양은 6일 정도로 일정하고 평소
에 하얀 냉이 심하면서 가려운 증상도 있고 소변은 자주 보는 편이라
고 한다. 학교 선생님이라 방학기간을 이용해서 치료할 작정으로 왔다
고 하는 환자는 얼굴이 창백하면서 기운이 없었고 얼굴의 기미 때문
이었는지 모자를 눌러 쓰고 있었다.

맥의 상태도 매우 약하면서 부맥(浮脈)이 잡혔다. 초음파상으로 골
반 및 자궁의 음영이 깨끗지 않았다. 증상과 맥상을 종합해 본 결과
본래 몸이 냉해 혈액순환이 안 되는 상태에서 과거의 유산 후에 자궁
내막이 상처를 입어 치료되지 않은 상태였다. 이 부위에 염증과 어혈

이 생겨서 골반내로 파급되면서 통증을 유발하고 그로 인해 노폐물이 질부로 흘러 내려서 가려움증과 염증을 유발한 것으로 보았다.

치료는 골반내에 정체되어 있는 어혈과 노폐물을 배출시키기 위해 현부탕가감방에 몸을 따뜻하게 하기 위한 약물을 첨가해서 좌약과 함께 한 달분 처방했다. 그리고 일주일에 두 번씩 침 치료를 받도록 했다.

좌약을 삽입한 다음 날부터 냄새가 심한 분비물이 흐르기 시작했고 손발이 약간 따뜻해지고 서혜부의 통증도 호전되었다. 분비물의 양은 점점 많아졌고 냄새와 가려움증은 약간 감소하기 시작했다.

치료를 시작한 지 보름 정도 지나서 생리를 했는데 덩어리가 나왔고 다리의 통증이 심하다고 호소하였다. 보통 3~4일 간격으로 꾸준히 침치료를 병행하면서 한 달 정도 지나자 다리가 당기면서 콕콕 쑤시는 듯한 통증도 거의 사라지고 컨디션도 향상되었다. 얼굴의 기미도 없어져서 화장을 하지 않은 상태였는 데도 피부가 상당히 좋아 보였다. 밖에 나갈 때면 얼굴에 있는 기미를 가리기 위해 화장을 짙게 하는 편이었는데, 치료받은 후에는 자신 있게 화장 안 한 맨 얼굴로 다닐 수 있을 정도로 자신감을 갖게 되었다.

자궁에 병이 들면 얼굴 피부에도 반드시 영향을 주고 있다는 것이 증명되었다. 치료도 역시 자궁을 깨끗이 청소해 주니 얼굴의 기미가 없어지는 것을 볼 수 있다. 사회생활을 할 때 늘 자신이 없는 사람들은 정신적인 마음의 문제뿐 아니라 육체적인 콤플렉스도 반드시 동반함을 알게 된다. 예전에는 밖에서 일을 하고 들어오면 거의 집안 일을 못할 정도로 몸이 지치고 힘이 들었는데 이제 한두 시간 힘든 일을 하고 나도 전처럼 지치거나 힘들지 않다고 말했다.

치료과정을 지켜보는 입장에서도 환자가 처음보다 목소리나 행동이 가볍고 밝아진 것을 느낄 수 있었다. 분비물이 나와 외음부에 아직도 가려움증이 남아 있다고는 하나 계속해서 좌약과 한약을 쓰게 하고 침 치료를 병행시켰다.

치료를 시작한 지 거의 두 달 가까이 되어 가고 있는 동안 방학기간 내내 열심히 치료를 하였고 본인의 말처럼 그 어느 해보다도 뜻깊고 아름다운 여름방학을 보내게 되었다.

사례② 골반염
유경신(가명, 34세, 서울시 강서구 거주)

유경신 씨는 과거에 두 번의 유산 경험이 있었고 90년 마지막 수술을 한 이후로 생리의 상태가 좋지 않았다. 양이 매우 줄었으며 생리 시 통증과 덩어리가 약간씩 있고 커피색과 같은 생리혈이 나오며 평상시 누렇고 냄새 나는 냉이 있는데 생리가 끝날 무렵에는 더욱 냄새가 심하게 났다.

골반부위의 통증은 생리와 관련되어 심해졌으므로 일종의 생리통으로 생각하고 큰 걱정을 하지 않았다. 그런데 언제부터인가 허리, 어깨, 목, 팔 등 관절이 있는 모든 부위가 아프기 시작했고 얼마 전부터는 손발과 아랫배가 여름에도 양말을 신고 이불을 덮어야 할 정도로 차가워지는 것을 느꼈다.

병원에 가서 복강경 검사로 확인해 보니 수술후유증으로 인한 약간의 자궁내막증 소견과 골반염을 진단받고 내막증에 대해서는 특별한 치료 방법이 없고 골반염은 항생제 투여로 좋아질 수 있다는 말을 듣고 치료를 시작하였다.

그러나 평소 소화기능이 좋지 않아 항생제 치료에 부담을 갖게 되었고 내심 걱정이 되었다. 아직 결혼을 하지 않았고 아이도 없으므로 어떻게 해야 할 지 고민하던 중 어느 날 친구와 함께 분위기 전환을 위해 머리를 자르기로 마음먹고 미용실을 찾아갔다. 그런데 그곳에서 우연히 지나간 잡지를 보다가 한방좌약이라는 기사를 접하게 돼서 한의원을 찾았다고 했다.

부인들을 주로 진료하다 보니 우리 한의원을 찾는 환자의 대부분이 여성이고 그 중 일부는 직접 미용실을 경영하든지 아니면 미용실에 들렀다가 잡지나 또는 주위의 소개로 찾아오는 경우가 많다.

혀의 상태를 보니 마음 고생을 많이 하고 신경이 예민한 탓인지 심장에 열이 많았고 맥이 가라앉아 있었으며 약간의 백태가 끼어 있는 것으로 보아 몸의 전체적인 순환상태가 저하되어 있음을 알았다. 초음파상으로 골반내의 염증을 확인했다.

자궁을 비롯한 관련 장기의 전체적인 면역기능과 컨디션을 회복시키면서 골반내 염증 및 어혈을 개선시키기 위해 좌궁단과 현부탕가감을 한 달분 처방했다.

한 달을 사용한 후 생리가 3일 정도 있었는데 생리통은 없어졌지만 덩어리가 나오고 색이 전보다 더 검게 나왔다며 걱정을 해서 약효에 의해서 자궁에 쌓여 있던 어혈이 생리와 함께 나온 것이라 설명해 주었다. 생리가 아닌 때에도 냄새 나는 액체와 분비물이 나오면서 그 후로는 노랗고 냄새 나던 냉이 거의 없어졌고 골반 및 허리의 통증도 좋아졌다. 증상이 전체적으로 좋아지고 있으므로 한 달 정도 한방좌약을 더 사용하면서 지켜보자고 하였다.

다시 한 달이 지난 후에 환자는 이제 목 부위와 어깨 주위에 약간의 통증이 있을 뿐 골반과 허리의 통증은 완전히 사라졌고 생리도 예전처럼 양이 늘어나고 색도 밝아졌다고 했다. 초음파상으로도 염증이 없어져서 깨끗해진 자궁의 모습을 확인할 수 있었다.

한의학은 인체를 자연의 일부분으로 보고 병도 자연의 순리에 역행했을 때 발생하므로 그 원인에 따라 나타나는 증상에 대한 치료이지, 병명을 만들어내고 그에 대한 새로운 치료법을 개발하는 양방과는 근본적인 차이가 있다.

특히 미혼 여성들은 이와 같은 자각증상이 생겨도 창피하다는 핑계로 차일피일 진료를 미루다가 결국 증상이 심해지면 병원을 찾게 된다. 모든 병은 발병초기에 조기 치료하는 것이 건강에도 좋고 경제적으로도 부담을 덜 수 있다.

13. 불감증

불감증(不感症)이라 하면 중년 여성들에게 고민거리를 안겨 주는 말하기 곤란한 여성질환 중의 하나이다. 일반적으로 아이를 낳고 난 후 기질적으로 질의 수축력이 떨어져서 생길 수 있으며 아이를 출산하지 않은 주부들에게도 발생할 수 있다.

최근에는 결혼 초기에도 성감을 느끼지 못하여 찾는 이들도 상당하다. 진정한 결혼 생활의 즐거움을 느껴야 할 나이에 오히려 성생활이 고통스럽거나 전혀 느낌이 없는 경우는 상담과 치료를 받아 보는 것이 좋다.

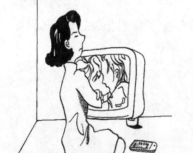

성의 개방화 물결과 남녀의 성차별이 점차 좁혀지면서 자신의 감정을 숨기지 않고 떳떳하게 표현하는 것은 솔직하고 바람직한 현상이라고 볼 수 있다. 물론 최근에 이런 증상이 갑자기 늘어난 것은 아니라고 본다. 예전에도 대다수 여성들에게 불감증상이 있었겠지만 여성들이 쉽게 드러내놓고 말하지 못하였기 때문이다. 요사이는 신세대 주부나 중년 부인들이 어깨를 펴고 들어와 아무 거리낌없이 자기의 고민을 털어놓고 치료를 받는다.

불감증은 성생활시 전혀 쾌감을 느끼지 못하는 여성들이 나타내는 증상을 말하지만 일반적으로는 오르가즘을 느낄 수 없는 여성에서부터 성생활을 할 수 없는 경우까지 폭넓은 의미로 사용되고 있다.

성생활을 할 수 없는 경우를 한방에서는 질경(膣痙)이라 하는데 성생활시 질의 근육 및 골반의 근육들이 경련을 일으키며 통증을 동반하게 되는 것을 말한다.

질경의 원인은 윤활유 역할을 하는 질내 분비물이 부족하기 때문이거나 자궁의 근종 및 자궁선근증으로 자궁이 딱딱하게 굳어 있기 때문으로 볼 수 있다. 그리고 정신적 자극으로 인해 여성 하복부의 기능이 떨어져 위축이 된 경우도 불감증의 원인 중 하나로 생각할 수 있다.

또한 이 불감증의 원인은 대체로 자궁내 질환에 원인이 있는 경우가 많다. 이와 같이 늘어진 질과 딱딱해진 자궁으로 인하여 나타나는 중년 여성의 불감증은 한의학적 치료로 제 모습을 찾게 시도하는 방법을 연구하고 있다.

자궁이 튼튼하면 신체 전반이 건강해지고 특히 아름다운 피부와 용모 그리고 한층 젊어진 모습으로 변모시켜 준다. 여성의 내분비 계통의 치료에 대한 한의학의 우수성은 아무리 강조해도 지나침이 없을 것이다. 그러므로 불감증으로 고민하고 있는 여성이나 성 생활시 불결함을 느끼는 여성은 무조건 참고 있을 것이 아니라 용기를 내어 치료를 받아야 한다.

중년 여성에게 많이 나타나는 불감증의 경우 무엇보다도 강조하고 싶은 점은 정확한 진단을 통해서 원인이 되는 질병을 알아내어 그에 대한 치료를 하게 되면 불감증은 물론 성욕 자체도 항진되며 아울러 골다공증의 예방뿐 아니라 아름다움까지 그대로 유지할 수 있게 된다.

① 불감증을 일으키는 원인

① 정신적인 원인

스트레스, 근심, 우울증, 피곤함, 또는 남편에 대한 불신감 등 정신적이고 심리적인 원인이 많다고 본다. 그 외에도 어렸을 때 성적인 충격을 받아 성인이 된 여성 중에는 성에 대한 두려움과 공포감으로 인해 정상적인 성생활에 지장을 주는 불감증이 올 수 있다.

② 성장배경

엄한 가정환경과 종교적인 분위기에 자란 여성 중에 불감증이 올 수 있다. 이런 분들 중에 간혹 결혼 후 질경련으로 고생하는 수가 있다. 이때 질입구의 근육이 굳어져서 성교 자체를 할 수 없는 경우가 발생한다. 흔히 속궁합이 맞지 않는다는 뜻으로 이로 인해 많은 여성들이 결혼생활에 파탄을 가져오기도 한다.

③ 남편이 원인

부인이 오르가즘에 오르지 못했는데 남편이 자신의 욕구만 채워 버리는 경우가 이에 해당된다. 남편의 발기 불능과 조루증 때문에 오르가즘에 이르지 못하는 여성이 있다. 남성들은 흔히 발기부전이나 조루라는 사실을 창피하게 여기는 나머지 부인과의 성적 접촉을 꺼리게된다. 많은 부부들은 배우자의 성욕이 저하되면 자신을 개인적으로 싫어한다고 생각하여 결혼생활에 위화감을 초래하기 쉽다.

④ 생활습관

ㅇ여성의 과다한 음주는 오르가즘을 느끼지 못하게 한다.

적당한 음주는 성충동을 증대시키지만 과음을 하게 되면 성불능을 초래하기 쉽다. 특히 여성은 알코올 분해 효소가 남성보다 적어 적은 양의 알코올로도 간경화나 심장병에 걸릴 확률이 높다. 특히 임신부에게 있어서는 조금의 술이라도 기형아 출산의 우려가 있기 때문에 각별한 주의가 요망된다.

ㅇ자전거를 많이 타는 여성에게 불감증이 생길 수 있다.

연구결과에 의하면 자전거의 딱딱한 좌석은 음핵의 기능을 떨어뜨리기 때문에 불감증과 배뇨 장애를 초래할 수 있다고 본다. 왜냐하면 여성은 항문과 외음부 사이에 있는 혈관과 신경이 압박을 받아 성기능 장애와 배뇨 장애를 일으킨다고 하였다. 남성도 마찬가지로 자전거와 같은 딱딱한 좌석에 오래 앉아 있으면 성기능 장애가 따른다는 발표가 있다.

ㅇ배뇨습관

소변을 오래 참는 것은 안 좋다.

○자궁내 질환

질이나 자궁부위에 염증이 있거나 각종 자궁질환이 발생할 때 불감증에 걸릴 수 있다.

② 불감증의 치료

서양의 경우 60년대까지만 해도 여성 불감증은 정신과에서 치료를 담당해 왔다. 그러나 정신분석학적으로 접근하면 시간이 오래 걸리기 때문에 최근에는 약물요법과 행동요법, 대화요법으로 나누어 치료하는 것이 상당한 도움을 주고 있다.

① 약물요법

정신적인 원인이 스트레스로 작용하는 경우에는 가미소요산을 사용한다. 그리고 질염이나 자궁질환이 원인이 되는 경우는 한방좌약요법을 사용한다.

② 행동요법

집에서 여성 혼자 할 수 있는 치료법이다. 바로 마스터베이션이란 방법이다. 자위 행위를 이용하면 최초의 오르가즘을 경험할 수 있으며 실제 체험에서 얻은 결과를 남편에게 다시 교육시킬 필요도 있다. 실제 임상에서도 연령이 젊은 부부나 부부관계가 좋은 부부일수록 치료 효과가 높아진다.

서양의 경우 교육받은 사람일수록 마스터베이션의 중요성을 인식하고 있고 자기의 권리를 찾는 데 매우 적극적이다. 여기서 중요한 것은 자위 행위는 수치스럽고 위험한 것이라는 데서 벗어나 지극히 자연스럽고 아름다운 것이라고 자신을 격려해야 한다.

그 외 윤활유 역할을 하는 질내 분비물이 부족한 경우에는 부부생활 전에 젤을 발라 통증을 없애는 것이 좋다.

결론적으로 여성의 음핵, 즉 클리토리스는 오직 성적기능만을 위해서 존재한다. 콩알 크기 만한 이 부분은 자극이 민감해서 수면 중에 발기 현상이 일어나기도 한다. 남성과 다른 점이 있다면 여성의 경우 성적으로 흥분할수록 분비물이 증가한다는 것이다. 그 동안의 임상 경험에 비추어 보아도 여성 불감증은 생리학적인 원인보다 자신의 신체 구조를 모르는 무지에서 오는 불감증이 훨씬 많다고 본다. 불감증을 극복하려면 좀더 자기 몸을 사랑하는 마음과 자세가 반드시 필요하다.

여기서 주의할 점은 불감증 치료를 한다고 해서 모두 되는 것은 아니다. 본인에게 성적 욕구 자체가 없거나, 본인이 고칠 필요성을 전혀 느끼지 않고 또 마음의 갈등도 없는 경우는 어찌 할 수 없는 노릇이다.

③ 불감증 예방법

○우선 생식기를 항상 청결하고 건조한 상태로 유지시키도록 노력한다.

○몸에 꽉 끼는 팬티는 입지 않는다. 몸에 꽉 끼는 옷은 하복부의 혈액 순환을 방해하기 때문에 각종 염증과 냉증을 유발한다.

○비만도 불감증의 적이다. 비만해지면 몸매뿐 아니라 지방이 자궁

에 축적되어 불감증을 일으킬 수 있는 요인이 되므로 체중을 줄여야 한다.

○출산 후에나 중년기가 되면 성기의 신축성이 떨어지기 때문에 많은 고민을 한다. 이때 질 근육의 힘을 키우기 위해 '질근육강화운동법'을 권하고 싶다.

○오수유(吳茱萸)나 쑥을 이용하여 매일 따뜻한 물에 좌욕을 하는 것이 좋다. 좌욕을 하게 되면 혈액순환이 잘 되어 불감증 치료와 예방에 좋은 방법이 된다.

'질근육강화운동법' 3단계

· 1단계 : 소변을 참거나 양 무릎을 오므려서 항문을 조이듯이 질 부위를 약 2초간 수축시켰다가 긴장을 푸는 것을 반복 운동한다.
· 2단계 : 이런 반복 훈련이 익숙해지면 5초 이상 수축과 이완을 반복하여 단련시키는데 하루 100번 이상 한다.
· 3단계 : 어느 정도 익숙해지면 질이 마치 물을 빨아올리듯 수축하고 다시 물을 내뱉듯이 풀어 버린다.

　　이 운동은 항문근육과 질근육을 동시에 단련시킴으로써 불감증을 해소시킬 수 있다. 이 운동은 때와 장소의 제약을 받지 않고 혼자서도 얼마든지 할 수 있는 운동이기 때문에 습관처럼 계속하면 좋은 결과를 얻을 수 있다.

사례①　**불감증**

남궁영자(가명), 44세, 청주시 거주

불감증이란 성교 때에 쾌감을 느끼지 못하는 것으로 비교적 폐경기 이후의 여성에게서 많이 나타난다. 불감증이 나타나는 원인은 호르몬

치의 변화에 기인하는 것도 있으나 주로 정서나 정신적인 요인에 의해서 일어나는 경우가 많다. 주로 부부생활의 권태기를 느끼는 결혼 후 10년 정도의 중년 여성에게서 흔히 나타나기도 한다.

세 자녀를 두고 있다는 남궁영자 씨는 한참을 머뭇거리다가 불감증을 치료받고 싶어서 왔다고 조심스럽게 말을 꺼냈다. 불감증으로 내원하는 경우 환자는 지치고 위축되기 마련이다. 따라서 최대한 안정시킨 후 편안한 상태로 상담을 하는 것이 중요하다.

이 환자는 과거 유산 경험이 많았으며 요즘 들어 피곤함을 더욱 느끼고 성욕도 전에 비해 상당히 줄어들었다고 한다. 장내에 가스도 차며 변비와 기미, 소화불량을 호소하였다. 생리시 요통이 심하고 생리량도 최근 많이 줄었으며 평소 냉이 심하게 흘러 속옷을 자주 적실 정도며 냄새도 심했다. 또 가끔씩 귀에서 소리도 났다.

임상증상과 사진법(四診法)을 종합해 본 결과 하복부가 차고 순환이 정체되어 신장기능이 허약해져 있었고 난소의 기능도 저하된 것으로 판단하였다.

전신증상을 해소시켜 주면서 저하된 신장기능을 돕고 자궁내 어혈을 제거하는 약물과 한방좌약을 처방해 주었다. 처음에는 질 밖으로 팥죽 같은 찌꺼기가 배출되었다.

이렇게 두 달 정도를 꾸준히 치료하자 환자는 생리통과 안면 기미가 줄어들기 시작했다. 또한 냉이 거의 없어졌고 부부생활도 원만해졌다고 고마워하였다. 그 후로도 현재까지 약 한 달문의 좌약을 계속 사용하고 있는데 처음 내원했을 때의 우울한 모습은 전혀 찾아볼 수가 없는 활기찬 중년기를 보내고 있다.

불감증은 일반적으로 정신적인 요인이 더 크게 작용하기는 하지만 이 환자의 경우처럼 다산(多産)으로 질 수축력이 저하되고 냉이 생겨 심리적으로 위축된 때는 그 원인이 되는 증상을 해소시켜 주면 불감증 치료에 큰 도움이 된다.

또 요즘에는 적지 않은 중년 여성들이 분만으로 인해 넓어진 질과 회음부 혹은 늘어진 방광벽을 좁혀 주는 이른바 '이쁜이수술'을 받기도 하지만, 부부 사이의 성생활의 만족은 무엇보다도 정신적인 것이 우선한다는 사실을 명심해야 할 것이다.

사례② 불감증
김연경(가명), 35세, 인천시 거주

환자는 결혼한 지 10년 된 주부로 현재 남편과 함께 식당을 운영했다. 항상 바쁘다 보니 몸이 아파도 시간을 내어 병원을 다닐 여유가 없었다. 초등학교와 유치원에 다니는 아이 둘이 있어 가정에서 아이들도 돌보고 식당 일도 해야 하니 매우 힘들고 지쳐 있었다.

5년 전 둘째 아이 출산 후에 유산을 했는데 그 후로 자궁에 염증이 생긴 것 같고 현재까지 산부인과 치료를 받고 있었다. 자궁의 염증으로 인해 항상 허리가 아프고 아랫배가 좋지 않았다. 그러나 생리는 비교적 규칙적이고 양도 일정한 편이었다.

증상을 들어보고 망진(望診)과 문진(問診)을 통해 맥과 혀를 관찰해 보니 간 기운이 울체된 상태가 보이고 신장의 기능도 무력해 보였다. 혀의 색깔은 신경이 예민해질 때 나타나는 짙은 빨간 색이며 어혈(瘀血)과 치흔(齒痕)이 동시에 보였다. 요즘 들어 너무나 힘들어 하는 부인을 옆에서 지켜보던 남편이 한의원에 가서 보약이라도 지어먹고 오라고 해서 방문했다.

하지만 짐짓 환자는 말이 끝나지 않은 듯 머뭇거리기 시작했다. 무엇인가 말할 듯한 그녀의 표정을 읽고 그간의 사정을 들어줄테니 얘기하라고 하자 하소연하듯 털어놓았다. 그녀는 남편과의 관계에 대해 이야기하기 시작했다.

결혼한 지 10년이 되었지만 허리의 통증이 심해 한 번도 관계시 쾌감을 느낄 수 없었다. 부부 사이의 성 문제이고 더구나 한국처럼 성에 대한 얘기를 드러내놓고 하는 것을 터부시하는 상황에서 이런 일로 병원에서 치료를 받는다는 것에 대해 쑥스러워했던 것이다. 부부의 성 관계가 원만치 못하다 보니 남편과의 관계도 점점 멀어지는 것 같고 모든 생활에 있어 짜증이 나고 힘이 들었다. 그녀의 얘기를 충분히 듣고 난 후 부부 사이의 관계는 육체적인 것 뿐만 아니라 정신적인 면도 중요하므로 시간을 두고 생각해보고, 통증을 치료하면서 관계를 회복시켜 보자고 했다. 오랜 기간 동안의 자궁내 염증은 불감증을 유발하는 계기가 되기 때문이다.

우선 신경성과 스트레스로 인한 간기(肝氣)의 울체를 풀면서 소화기능을 회복시키고 자궁내 염증상태를 개선시킬 목적으로 동북탕가감 방에 한방좌약을 함께 처방했다. 치료를 시작하고 얼마 되시 않아서 전화가 왔다. 한방좌약을 넣자마자 물과 같은 액체가 수돗물이 나오듯이 펑펑 쏟아지고 좌약을 뺄 때 하얀 냉도 함께 빠져 나왔다. 식욕도 약간씩 좋아져 요즘은 하루에 세 끼를 꼬박 챙겨먹고 소화도 잘 되는 편이다. 분비물이 생겨 성관계는 피하고 있는 중이며 아직도 피곤하고 허리 아픈 증상은 여전했다. 전체적인 기능 회복에는 어느 정도 시간이 걸리므로 꾸준히 사용하고 복용토록 했다.

가끔 전화를 통해 상황을 전하면서 치료를 지속했고 두 달 정도 지난 뒤 환자가 다시 찾아왔다. 분비물이 빠지면서 상태가 호전됨을 느낄 수 있었다. 초음파상으로 깨끗해진 자궁을 확인했고 그녀의 활기찬 목소리가 듣기에 좋았다. 치료 후 처음 한 달간은 관계를 할 수 없었는데 분비물이 서서히 줄어들면서 몇 번 시도하였고 허리의 통증은 거의 느낄 수 없었다.

처음에 자신을 의심했으나 본인보다 남편이 더욱 놀라고 반가워했다. 아직 치료가 완전히 끝난 상태가 아니라서 무리하지 않으려 노력 중이고 부인병에 스트레스가 원인이 될 수 있다는 말을 듣고 지금 식당에 종업원을 한 명 더 구했다.

그녀는 회복을 위해 당분간 집에서 쉬면서 아이들과 지냈다. 전에는 항상 부인을 앞세워 일하던 남편도 요즘에는 부인의 밝고 좋아진 모습을 보고는 흐뭇해했다. 결혼 후 생활에 바빠서 서로에게 무관심하고 서먹서먹했던 사이가 이번 치료를 통해 남편의 사랑을 다시 한 번 확인하는 계기가 되었다.

환자는 제2의 신혼을 맞은 기분이라며 불경기라 힘이 들지만 정신적, 육체적으로는 누구보다 행복하다는 말을 남겼다.

14. 음취증(陰吹症)

　　음취(陰吹)란 여성의 질에서 소리가 나는 것을 말한
다. 여성병 중에 흔치 않은 병이지만 간혹 임상례가 발생하고 있다. 음
취는 외성기병(外性器病) 중 음호병(陰戶病)에 속하는 질환이다. 음
호(陰戶)라 함은 외음부(外陰部)와 질강(膣腔)을 포함한 외부 성기를
지칭한다.

　　음호병에는 음종(陰腫)·음통(陰痛)·음양(陰痒)·음창(陰瘡)·음
치(陰痔)·음냉(陰冷)·음취(陰吹)·음정(陰挺)·음탈(陰脫)·교접
출혈(交接出血) 등 여러 종류가 있는
데, 주요 원인으로는 평소 기름진 음식
과 음주과다 등으로 습열이 발생해 아
래로 흘러 생기는 습열하주(濕熱下注)
와 분만시 힘을 과다하게 써서 나타나
는 용력과다(用力過多)·기허하함(氣
虛下陷)·위기하설(胃氣下泄) 등이 내
부분이다.

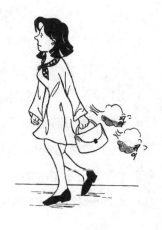

이중 음취(陰吹)라 함은 여성의 음호에서 소리가 나는 것을 말하며 흔치 않은 병이므로 생소하며 일반에게는 잘 알려지지 않은 증상이다.

음취증이 생기는 것은 출산을 많이 했거나 몸이 약한 경우에 비위를 비롯한 소화기 계통의 기능이 약해서 발생한다. 또한 음식물이 소화 흡수되어 맑은 기운이 입, 귀, 코 등으로 상승하는 과정에 장애가 생겨 경락의 기혈이 올바른 순환을 하지 못하고 뭉쳐서 아래로 내려가 음호(陰戶) 중에서 소리가 나게 되는 것이다.

음취의 증상은 그 소리가 마치 곡도(穀道)의 실기(失氣) 즉 방기(放氣)와 같고 심하면 연속적으로 소리가 나게 되나 생명에는 지장이 없다. 치료는 약해져 있는 비위의 기능을 끌어올려 청탁분별(淸濁分別)의 순행을 원활케 하고 기혈의 울체를 풀어준다. 십전대보탕(十全大補湯)에 시호(柴胡), 승마(升摩) 등을 가하거나 한방좌약요법을 응용하면 좋은 효과를 보인다.

사례① 음취증

신경희(가명), 44세, 부산시 거주

부산에 사는 신 여사는 결혼 후 거의 10년 이상 밤낮이 바뀐 생활을 하고 있다. 직업은 야밤에 물건을 실어와서 새벽에 도매상에게 넘기는 대규모 수산물종합시장을 운영하고 있다. 현재 두 명의 아이가 있지만 잘 돌볼 수 없는 상황이라 친정 부모님께 맡긴 상태이다. 인공중절수술을 무려 10번이 넘게 한 경험이 있다. 유산 이후부터 생리시 덩어리가 나오고 생리가 아닌 때에도 악취가 심하고 누런 냉이 계속 흘러 나왔다. 병원에서는 자궁내막 및 경관부에 약간의 염증이 생겼을 뿐이고 치료하면 바로 회복될 수 있다고 했다. 스트레스를 받거나 피곤하게 되면 증상이 재발되곤 했다. 검사상 이상이 없다고 하지만 본인이 느끼는 몸의 상태는 전과 달랐다.

현재는 염증이 호전된 상태이지만 자궁의 수축력이 떨어져 부부관계시 예전과 같은 즐거움을 느낄 수 없었다. 평소 소화가 잘 되지 않아 배에 가스가 잘 차고 변비도 심했다. 특히 남들보다 방귀가 많아 여러 사람들이 모인 장소에서는 오래 머물지 못하고 자리를 비워야 했다. 그런데 몇 달 전부터는 항문이 아닌 자궁 쪽에서도 아래로 새는 느낌과 함께 이상한 소리가 났다. 이러한 병이 있다는 말을 들은 적이 없기 때문에 산부인과를 찾아 상담을 했지만 자궁의 수축력이 저하된 것을 제외하고는 이상이 없다고 하여 별다른 치료를 받지 않았다. 다만 수축에 도움이 될 수 있는 수술을 시도해 보는 것이 좋을 것 같다고 하여 소위 말하는 '이쁜이 수술'을 받게 되었다.

평소 많았던 유산 경험에 비해 비교적 건강하다고 자부하던 그녀는 본인의 건강과 신체에 관심이 많았다. 그 후로도 주기적으로 병원에서 암 검사와 초음파를 통해서 자궁을 비롯한 몸의 상태를 체크했다. 하지만 이유 없이 자궁이 빠지는 느낌은 심해졌고 아랫배의 묵직한 통증도 생겼다. 친정 어머니가 한방적 치료를 받아 보라고 권유했지만 평소 한방에 대한 관심이 없었기 때문에 선뜻 나서지 못했다. 차일피일 미루다가 용기를 내어 한의원 방문을 결심했다.

겉모습으로 본 그녀의 모습은 약간 그을린 피부에 체격도 준수한 편이었다. 혀와 맥을 보니 혓바늘이 심하게 돋아 있고, 특히 중, 하초의 맥은 가라앉고 미약했다.

먼저 중, 하초 소화기의 기능을 회복시켜 하강되어 있는 기운을 끌어올릴 목적으로 동북탕을 처방했다. 아울러 정체되어 있는 간의 울체를 풀어 심장의 열과 자궁염증 및 하복부의 통증을 제거하기 위한 약물을 가감해서 한방좌약 좌궁단을 함께 처방하였다. 일반적으로 양방 산부인과나 한의원에서도 이런 케이스가 흔치 않기 때문에 특별히 관찰을 하고 경과를 지켜보기로 했다.

한 달 정도 지나 전화방문을 통해 안부를 묻자 생활이 바빠 연락을 할 수 없었지만 처방된 약은 꾸준히 복용하고 사용하였다고 한다. 좌약을 사용하는 동안 심한 냄새와 냉은 사라지고 하복부의 뻐근함이 없어졌다. 소화력도 예전보다 좋아져 팽만감이 없어졌고 자궁에서 나던 소리가 약해졌다. 시간과 노력이 필요한 과정이라 신씨는 힘들어했지만 효과가 빠르고 전체적인 컨디션이 좋아져 계속 치료하기를 원했다.

한 달 정도 좌약과 한약을 더 사용한 후 분비물이 상당히 쏟아지면서 이제는 몸도 가볍고 식사 후 불쾌한 느낌과 소리나는 증상도 거의 사라지게 되었다.

현재 그녀는 최상의 컨디션을 유지하고 있다. 남들이 잠들기 시작하는 시간에 오히려 어둠과 새벽을 가르면서 매일매일 최선을 다해 열심히 생활하고 있다.

제 5 장

임신병(姙娠病)

1. 불임(不姙)

　　불임은 병적으로 임신이 성립되지 않는 상태를 말한다. 결혼한 부부가 일정기간 규칙적인 성생활을 하였음에도 불구하고 자연적인 임신이 이루어지지 않는 상태를 불임증이라고 한다. 즉, 여성이 결혼하여 정상적인 부부생활을 해왔고 배우자도 건강한데 1년이 지나도록 임신이 되지 않거나 혹은 이미 아기를 낳았더라도 그후 2년 이상 임신을 못하는 경우를 모두 불임증이라 정의하고 있다. 최근에는 결혼 후 6개월이 지나도 임신이 되지 않는 경우를 불임이라 보는 견해도 있다.

　　불임증에는 한 번도 임신의 상태에 이르지 못한 원발성 불임(原發性 不姙)과 1회 이상 임신 경험이 있으나 또다시 임신이 되지 않는 속발성 불임(續發性 不姙)이 있다.

　　한의학에서는 전통적으로 임신 성립의 기전을 말할 때 종자(種子) 또는 구사(救嗣)라고 하는 말을 사용해 왔다. 그래서 불임해소의 방법 또한 종자술(種子術) 혹은 구사법(救嗣法)이라 하여 불임을 치료하는 원칙으로 삼고 있다.

옛날에는 칠거지악(七去之惡)이라 하여 불임의 원인을 여성의 탓으로만 돌렸던 사회, 문화적인 관습이 있었다. 최근에도 결혼한 여성이 아기를 갖지 못하면 우선 원인을 알아보기도 전에 남성보다도 여성에게 모든 책임을 전가시키고 따가운 시선으로 보는 것이 현실이다. 이런 상태로 계속 시간이 흐르면 급기야 시댁의 냉대와 강요에 의해 이혼을 당하는 수모도 겪을 수 있다. 그러나 남성측의 병적 요인으로 인한 불임도 전체 불임의 3분의 1을 차지하고 있으므로 불임을 결코 여성의 탓으로만 돌려서는 안 될 것이다.

① 한방에서 보는 여성 불임의 원인 10가지

① 비만성 불임 (肥滿性不姙)

비만인의 불임증을 말한다. 선천적으로 몸에 수분이 잘 생기는 여성이 자궁 안에 습담이 오래도록 정체되면 자궁이 지방화되어 임신이 되지 않는 경우이다.

② 수척성 불임(瘦瘠性不姙)

마른 사람의 불임증을 말한다. 신체적으로 피가 부족하여 마르면 자궁의 기능 역시 위축되고 자궁으로 들어오는 혈액이 순환되지 않아 생기는 불임이다.

③ 정신허약성 불임(精神虛弱性不姙)

우울하고 소심한 사람에게 생기는 불임을 말한다. 신기부족(腎氣不

足)이 원인이 되며 정신적으로 허약한 상태의 여성에게 생기는 불임
이다.

④ 비위허약성 불임(脾胃虛弱性不姙)

소화기능에 이상이 생기면 신체가 허약해져 이로 인하여 자궁에도
진액이 고갈되어 오는 불임이다.

⑤ 한냉성 불임(寒冷性不姙)

자궁이 차가워 임신이 안 되는 경우이다. 임신을 하려면 심신이화
(心腎二火) 가 있어야 하는데 자궁이 냉해져 임신이 불가능한 것을
말한다.

⑥ 허열성 불임(虛熱性不姙)

신수가 마르면 골수에 열이 생겨 자궁이 골수의 영양을 받지 못하
므로 불임이 되는 것을 말한다.

⑦ 간울성 불임(肝鬱性不姙)

간기(肝氣)가 막히면 심신의 소통이 안 되고 임맥과 대맥이 차가워
지므로 임신이 안 된다. 그리고 칠정의 손상으로 호르몬 계통에 이상
을 초래하여 불임이 되는 경우도 여기에 속한다. 질투(嫉妬)불임이라
고도 한다.

⑧ 신장성 불임(腎臟性不姙)

신장의 기능이 약하여 자궁에 이상을 초래하는 불임증을 말한다.

⑨ 자궁기형성 불임증(子宮畸形性不姙)

선천적으로 자궁에 기형이 생겨 자궁 이상으로 인한 불임을 말한다.

⑩ 종양성 불임(腫瘍性不姙)

자궁근종이나 난소종양 등의 각종 생식기 종양으로 인한 불임을 말한다.

양방적으로는 환자의 병력, 신체검사, 기본혈액 검사, 성교 후 검사, 자궁내막 검사, 자궁난관조영술, 복강경 검사, 호르몬 검사, 혈중 황체호르몬 검사, 자궁경부세포진 검사, 초음파를 통한 배란 검사 등을 통해서 불임의 원인을 밝혀내고 있다.

또한 나팔관이 막힌 경우, 배란이 안 되는 경우, 자궁경관점액이 좋지 않은 경우, 자궁에 기형이 있는 경우, 자궁근종이 있는 경우, 자궁내 유착증이 있는 경우 등도 불임의 원인이 될 수 있다. 간혹 황체시기에 결함이 생기거나 고프로락틴혈증, 자궁내막증 등이 있는 경우에도 불임의 원인이 된다.

이 외에도 많은 원인을 들 수 있는데 이 중에서 가장 많은 빈도를 차지하고 있는 것은 나팔관복막 이상이며 전체 여성 불임의 약 50%를 차지한다.

② 여성 불임의 증상

① 비만성 불임

월경이 고르지 않고 색도 흐리며 얼굴은 창백하고 머리가 어지럽다. 또 심장이 두근거리며 냉도 흐르고 끈적거리며 입에 묽은 가래가 생기고 가슴과 윗배가 더부룩하며 불편하다. 혀에는 흰 설태가 두껍게 낀다.

② 수척성 불임

자궁에 피가 부족하여 월경량이 적거나 전혀 나오지 않는 경우로 생리의 색이 맑지 않다. 주로 피가 부족하기 때문에 빈혈이 있고 몸도 야위면서 얼굴엔 윤기가 없다. 설태가 얇게 끼며 맥은 약하고 가늘다.

③ 정신허약성 불임

정신이 우울하고 명랑하지 않다. 신기가 부족하기 때문에 허리가 아프고 다리에 힘도 없다. 성욕이 감퇴되고 자궁에도 피가 부족하여 월경량이 줄어든다.

④ 비위허약성 불임

소화기능이 약하고 식욕도 부진하다. 항상 기운이 없고 손발이 차며 월경량이 적다. 혀의 혈색은 부족하고 맥은 약하고 가늘다.

⑤ 한냉성 불임

항상 아랫배와 손발이 차갑다. 월경 주기가 늦어지고 월경량도 적으며 월경을 해도 시원치 않다. 색은 자주색이고 덩어리가 있으며 월경통도 심하고 아랫배가 차다. 흰 설태가 얇게 끼며 맥이 가라앉고 느리다.

⑥ 허열성 불임

머리가 맑지 않고 두통이 있으며 전체적으로 마르고 손과 발에 열이 난다. 호르몬이 부족한 상태이기 때문에 몸에 열이 생기고 피가 부족해지므로 입술이 빨갛고 뺨이 붉으며 목이 마르고 입이 쓰다. 특히 저녁 무렵에 심한 열이 나며 혀는 붉고 맥은 가늘면서 빠르다.

⑦ 간울성 불임

간장의 기운이 울결된 경우로 월경주기가 불규칙하며 월경량도 적고 월경이 시작되기 일주일 전부터 유방도 커지고 아프며 이랫배와 가슴이 불쾌하고 아프다. 혀는 붉고 설태가 얇게 끼며 맥은 팽팽한 듯하다.

⑧ 신장성 불임

신기가 허한 경우 월경량이 적고 얼굴빛이 검게 되며 정신도 피로하여 허리가 아프고 다리에 힘이 없다. 성욕도 감퇴되고 소변 색이 맹물처럼 맑으며 냉의 색깔은 흐린 황색으로 붉으며 혀에 설태가 얇게 끼고 맥은 약하고 느리다.

⑨ 자궁기형성 불임

중복자궁의 경우 보통 한쪽 자궁에만 임신이 되며 어느 정도 정상 상태를 유지하다가 그후 유·조산 확률이 높다. 단각자궁의 경우 자궁강에 수정란이 착상하게 되는데 난관임신처럼 대부분 임신 초기에 파열될 경우가 많다.

⑩ 종양성 불임

자궁체부에 근종이 있거나 난소의 종양이 여기에 해당된다. 배란에 장애가 생겨 임신이 안 되거나 또는 자궁체부에 근종이 생겨 착상이 안되기도 하며 착상 후에도 임신 유지가 어려워 유·조산의 확률이 높다.

③ 여성 불임의 치료

① 비만성 불임

비만한 사람은 담습(痰濕)이 왕성하여 자궁에까지 영향을 주므로 비위(脾胃)를 보하면서 아울러 담습(痰濕)을 제거해 준다. 처방으로 이진탕(二陣湯), 보중익기탕(補中益氣湯) 등이 사용된다.

② 수척성 불임

마른 사람은 화(火)가 많으므로 정수(精水)를 보하여 화(火)를 제거한다. 처방으로 양정종옥탕(養精種玉湯)을 사용한다.

③ 정신허약성 불임

신중(腎中)의 수화(水火)를 함께 보(補)하여 비위(脾胃)가 운화기
능을 회복하면 자연 치료된다. 처방으로는 사군자탕합육미환(四君子
湯合六味丸)을 사용한다.

④ 비위허약성 불임

비위(脾胃)의 운화기능을 회복시켜 혈액순환을 촉진함으로 자궁을
영양한다. 처방으로는 사군자탕(四君子湯), 보중익기탕(補中益氣湯)을
사용한다.

⑤ 한냉성 불임

비위가 허한(虛寒)하거나 임독맥(任督脈)이 허약해져서 심신(心腎)
의 화(火)가 쇠하여 나타나므로 보비온중(補脾溫中), 보임독맥(補任督
脈), 온신보중(溫腎補中)한다. 처방으로 승대탕(升帶湯), 온포탕(溫胞
湯)을 사용한다.

⑥ 허열성 불임

신중(腎中)의 음(陰)이 부족하여 무근(無根)의 허화(虛火)가 발생
해서 나타난다. 신음을 보충하여 양을 제압한다. 처방으로 청심온담탕
(淸心溫膽湯)가미방을 사용한다.

⑦ 간울성 불임

평소 스트레스를 많이 받거나 화를 잘 내서 간기(肝氣)가 울결되고 임맥(任脈)이 불통하여 유발되므로 간(肝)을 조리하여 울체를 풀어 준다. 처방은 조경종옥탕(調經種玉湯), 가미향부환(加味香附丸)을 사용한다.

⑧ 신장성 불임

신장(腎臟)의 기운을 보하면서 방광(膀胱)의 수습(水濕)을 제거한다. 처방은 화수종자탕(化水種子湯)을 사용한다.

⑨ 자궁기형성 불임

중복자궁(重複子宮), 단각자궁(單角子宮) 등이 있으며 임신하기가 어렵고 만일 임신이 되었더라도 유산, 사산의 확률이 높다.

⑩ 종양성 불임

비위(脾胃)나 간신(肝腎) 및 자궁의 순환기능을 회복시켜 어혈 및 담습(痰濕)의 울체와 하복부의 종괴(腫塊)를 풀어 배출시킨다. 또한 직접 한방좌약이나 훈증요법으로 약효를 자궁에 침투시켜 어혈 및 담습과 적취의 배설을 촉진시킨다.

활혈(活血), 산어(散瘀), 파적(破積)의 방법을 쓰고 석영산(石英散), 통경탕(通經湯), 도인전(桃仁煎) 등이 사용된다.

그 외 불임은 한증, 열증, 허증, 실증의 4가지로 구분하여 치료의 원칙으로 삼는다.

○한증(寒症): 하복부와 자궁부위가 전체적으로 차가운 경우인데

쑥뜸이나 약물을 사용하여 한증을 풀어준다.

○**열증(熱症)** : 매운 음식을 평소에 자주 먹거나 감정의 부조화와 스트레스 등에 의해 기혈의 울체가 생기면서 동시에 열이 발생해 순환에 장애가 되는 경우인데 울체된 기운을 풀어 혈액순환을 회복시킨다.

○**허증(虛症)** : 신체가 허약하거나 자궁의 기능이 약한 경우인데 간장과 신장기능을 보해주고 기운과 혈액을 늘여 맥을 조화롭게 하여 허증을 치료한다.

○**실증(實症)** : 평소 고량후미와 음주 등으로 신체에 습한 기운이 발생하면 담(痰)이 생기기 쉽다. 몸 안에 생긴 담과 습을 제거하고 간의 기운이 울결된 것을 풀어주며 기와 혈의 순환을 도와주는 치료법을 사용한다.

한의학적인 측면에서 치료는 반드시 근본을 고쳐야 된다는 원칙 아래 월경을 순조롭게 해주며 기능적인 모든 원인을 제거하면 임신이 가능해진다고 본다. 약물에 의거한 치료 이외에도 일상 생활에 있어 마음을 안정시키며 부부생활도 절도 있게 하고 과로를 피해야 함은 필수조건이라 할 수 있다.

④ 한방에서 보는 남성 불임 원인 4가지

① 기허성 불임 (氣虛性 不姙)

선천적으로 체질이 약하거나 후천적으로 정력이 부족하여 임신이 성립되지 않는 경우를 말한다.

② 정자희소성 불임 (精子稀少性 不姙)
정자의 수가 부족하여서 생기는 불임을 말한다.

③ 조루성 불임 (早漏性 不姙)
사정 중 조루가 되어 정자가 자궁 속으로 접근하지 못하여 생기는 불임을 말한다.

④ 정액불량성 불임 (精液不良性 不姙)
정액 성분에 이상이 생겨서 오는 불임을 말한다.

양방적으로 오는 남성 불임의 원인은 정액 가운데 정자가 완전히 없는 무정자증과 정액 중 정자의 수가 정상보다 적은 정자감소증, 정자가 기형으로 생겨 움직임이 나쁜 정자무력증, 정자는 있으나 정액이 없는 무정액증, 사정된 정액이 요도로 사정되지 못하고 방광으로 흘러 들어가 버리는 역류정액 등과 발기불능, 성기의 기형 또는 조루나 지루 등으로 질내 사정이 불가능한 경우가 모두 그 원인이 된다.

특히 정자감소증이 원인이 되어 임신하지 못하는 부부는 전체 불임 부부의 35% 정도에 이르고 있다. 일반적으로 남성 불임은 성기의 기형 여부, 임독성 질환 등 기질적 병변 등에 따른 이화학적 검사와 정액 검사로써 그 원인을 판별한다. 한의학에서는 전신증상에 따라 불임증의 원인을 여러 가지로 분류하고 있다. 여성 불임과 마찬가지로 남성 불임도 한방 사진(四診)에 의한 변증과 함께 이화학적 검사를 병행하여 불임의 기전을 확인하고 치료받으면 좋은 성과를 얻을 수 있다.

5 남성 불임의 치료

① 기허성 불임

부족한 양기(陽氣)를 보충하여 고정(固精)한다. 치료방은 십보환(十補丸), 삼기부정단을 사용한다.

② 정자희소성 불임

음허(陰虛)로 보고 자음익수(滋陰益水)한다. 치료방은 육미지황탕(六味地黃湯), 팔미지황탕(八味地黃湯)을 사용한다.

③ 조루성 불임

심허(心虛)로 보고 삽정(澁精)하며 고정(固精)한다. 치료방은 감실연수고정단을 사용한다.

④ 정액불량성 불임

신허(腎虛)로 보고 온신보정(溫腎補精)한다. 치료방은 천금종자환(千金種子丸), 온신환(溫腎丸) 고본건양단(固本健陽丹), 양기석환(陽起石丸)을 사용한다.

남성불임의 치료에 있어서 식사습관, 일상생활, 내분비 관계 등도 중요한 관건이 되므로 검사 결과와 함께 이를 종합적으로 진찰하여 건강 상태를 증진, 회복시킬 전신요법을 찾아야 할 것이다. 한의학에서 남성의 '양정(養精)'을 중시하고 있는 이유가 바로 여기에 있다.

 남성의 정력을 키우는 7가지 양생법

1. 과다한 교접을 금할 것.
2. 과로가 되지 않도록 생활을 절제 할 것.
3. 자주 화내지 말 것.
4. 과음도 정액을 손상시키는 것이니 마땅히 술을 경계할 것.
5. 서양식 위주의 식생활을 가급적 피할 것.
6. 기의 원활한 순환을 도와줄 것.
7. 체질에 맞는 꾸준한 운동을 계속 할 것.
이들은 모두 일상 생활의 규범이 될 만한 것들로 불임증 치료에 있어 전신요법의
일환으로 그 의미가 깊은 것이라 할 수 있다.

사례① 불임-속발성 불임

신종은(가명), 33세, 울산시 거주

울산에 사는 신종은 씨는 91년 결혼해서 곧 예쁜 여아를 출산했다. 그 뒤 둘째를 출산하기 위하여 많은 노력을 기울였으나 웬일인지 원하는 임신이 되지를 않았다. 여러 병원에서 각종 불임 검사를 받아 보았으나 특별히 불임이 될 만한 원인이 없다고 하였다. 별다른 이상이 없다고 하니 안심이 되기는 하였지만 답답한 마음을 풀 길이 없었다. 그러던 중 6년 만인 97년 1월 중순에 본원을 방문하였다.

환자는 내원 당시 허리가 아프고, 배에 가스가 차면서 늘 헛배가 부르다고 하였다. 생리는 규칙적인 편인데 약간 검은 덩어리가 섞여 나왔고 생리량은 예전에 비해 줄어들었다고 했다. 최근에는 불임에 대한

치료를 받은 적이 없다고 말하면서 포기 반, 기대 반이라고 솔직한 심정을 털어놓았다.

진단 결과 자궁과 난소기능이 저하되어 있었으며 자궁내 혈액순환 상태도 좋지 못하여 자궁을 따뜻이 하고 난소기능을 돕는 약물에 위장기능을 다스리는 약물을 처방하고 한방좌약을 한 달치 지어 주었다.

일주일에 두 번씩 침 치료를 병행하였는데 좌궁단을 삽입한 지 사흘째부터 많은 노폐물과 검은 덩어리가 섞여 나왔다. 치료를 시작한 지 보름 정도 지나서 생리를 하였는데 생리량이 지난번보다 늘었으며 허리통증도 감소되었다고 하였다. 치료 중에 가끔씩 붓는 증세가 나타나기도 하였으나 그때마다 침과 약물을 사용하면 곧 증세가 감소되곤 하였다.

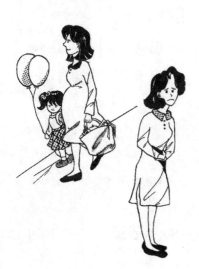

이렇게 3개월 정도 꾸준히 침과 약물요법 그리고 한방좌약을 사용하자 하복부에 나타났던 증상이 거의 소실되었으며 환자 자신도 몸이 훨씬 가벼워졌다고 인정하였다. 계속하여 자궁을 따뜻이 하고 난소기능을 돕는 약물에 몸 기능을 보하는 약물을 한 달간 더 지어 주고는 조금 더 기다려 보자고 하였다.

그 뒤로는 소식이 없어서 잊고 지냈었는데 10월 중순경 환한 표정으로 다시 본원을 방문하게 되었다. 그 동안의 소식을 물어 보니 치료를 마치고 2개월이 지난 6월말에 병원에 가서 검사를 해보니 기다리던 임신이 되었다고 했다. 지금은 임신 4개월째라고 하면서 진작에 인사를 하러 왔어야 했는데 이제서 야 여섯 살 된 아이 보약도 짓고 고맙다는 인사도 전하러 왔다며 오히 려 미안해 하는 것이었다. 아이 약을 지어 가지고 돌아가는 환자에게 어렵게 얻은 자식이니 건강에 조심할 것을 당부하였다.

─────────── **사례②** **불임-배란장애**

함윤희(가명), 27세, 청주시 거주

청주에 사는 함윤희 씨가 친구의 소개로 본 한의원을 찾은 것은 97 년 10월 초순이었다. 상담을 해보니 이 환자는 첫 아이를 출산 후 4년 이 지나도록 다시 아이가 생기지 않아 그 동안 여러 군데를 돌아다니 며 치료를 받아 보았으나 허사였다는 것이었다.

첫 출산 후 한 번의 유산 경험이 있었고 병원에서 불임 검사를 받아 본 결과 배란이 잘 안 된다는 진단을 받았다. 생리관계를 물어 보니 주기는 일정했으나 생리혈이 지나치게 검고 덩어리가 섞여 나오며 생 리통이 심하였다. 또한 평소 냉이 흘러나와 가끔씩 외음부가 붓고 가 려운 증상도 생겼다.

전신증상으로는 항상 몸이 피곤하고 산후조리를 잘못하여 요통과 전신관절통 증세가 있었고 소변에도 방광염 증세가 있었다. 증상을 종 합해 본 결과 전신적으로 기혈이 부족한 상태였으며 따라서 자궁과 난소의 기능도 좋을 리가 없었다.

우선 기혈을 보하는 약물에 관절의 순환을 이롭게 하는 약물을 가미하여 보름간 처방해 주고 한방좌약도 사용하도록 하였다. 또 일주일에 2~3회 정도의 침 치료도 같이 병행하였다.

보름 정도가 지나자 냉이 현저하게 줄어들고 전신적인 통증도 감소되었다. 지속적으로 기혈을 보하면서 자궁과 난소의 기능을 돕는 처방을 투여하면서 전신적인 순환력을 돕기 위하여 부항요법도 실시하였다.

치료를 시작한 지 한 달여 지나서는 피곤한 증상이 깨끗이 사라지고 방광염 증상도 상당히 개선되었다. 이렇게 두 달 동안 계속해서 치료하였는데 그 동안 환자는 한 번도 거르지 않고 통원 치료를 꾸준히 받아 한의원 직원들과도 아주 친해질 정도가 되었다.

그런데 두 달이 조금 지나서부터 웬일인지 이 환자의 소식을 들을수가 없었다. 어느 날 불임 치료를 받기 위해서 방문한 다른 환자로부터 그녀의 소식을 들을 수가 있었다. 얼마 전에 임신 8주 진단을 받고집에서 몸조리를 잘 하고 있다고….

차트를 찾아서 집으로 전화를 해보니 소식을 빨리 전하지 못해서미안하다며 고마워하는 것이었다. 남편도 너무 좋아한다고 했다. 태기가 약간 불안한 증상이 있어 안태약을 지으러 조만간 방문하겠다는그녀의 목소리가 그 날처럼 밝을 수가 없었다.

사례③　불임-난관폐색

채희인(가명), 37세, 경주시 거주

경주에 사는 채희인 씨는 88년에 첫 아이를 출산하고 둘째 아기를 낳기 원했으나 뜻대로 임신이 이루어지지 않았다. 그래서 병원에 가서 각종 불임 검사를 해 본 결과 양측 나팔관 폐색으로 인한 불임으로 진단 받고 나팔관 소통수술을 받게 되어 어렵게 두 번째 출산을 하게 되었다. 두 번 모두 예쁜 여아를 출산하였는데 사내아이를 꼭 낳고 싶다는 욕망이 강하여 다시 임신을 계획하였으나 2년이 넘도록 임신이 이루어지지 않자 주변 친구와 함께 본원을 방문하였다.

내원한 환자의 생리상태를 체크하였는데 생리주기는 비교적 일정한 편이었으나 생리통이 약간 있었고 생리량이 전에 비해서 절반으로 줄어들었다.

평소에도 냉이 흘러서 심할 때에는 속옷을 서너 번이나 갈아입을 정도였고 더욱 심할 때에는 외음부가 가렵고 악취가 많이 난다고 하였다. 또한 소화가 잘 되지 않았고 과거에 유산 경험이 4번이나 있었다. 출산 후 체중도 갑자기 불어서 결혼 전보다 20Kg 정도 늘어났다고 하였다.

이렇게 비만인 사람은 체내에 담습이 남게 되어 비위의 기능이 저하되고 전신적인 순환기능이 나빠지지만 여성의 경우는 특히 자궁 내에서 순환기능이 저하되어 문제를 일으키는 경우가 있다. 자궁 속에 어혈과 습한 기운이 뭉치게 되면 나팔관이 막힐 확률이 높다.

이 환자의 경우도 나팔관 폐색과 자궁기능 저하로 임신이 쉽게 되지 않는다고 판단하였다.

따라서 먼저 비위기능을 돕고 몸에 정체된 습담을 제거하는 약물을 15일분 처방해 주고 한방좌약을 병행해 사용하도록 했다. 또한 일주일에 2~3회 침과 부항요법을 실시하였다.

　좌궁단을 사용하는 동안 자궁 속의 노폐물들이 질구를 통해서 흘러 나왔고 2주 정도 지나서 다시 생리가 있었다. 생리량은 전에 비해 상당히 늘어났고 통증도 거의 없었다고 했다. 그 후로도 계속 한 달 동안을 꾸준히 치료하여 냉도 줄었고 소화상태도 상당히 개선되었다.

　그러던 중 생리 예정일이 되어도 아무 소식이 없자 병원에 가서 임신여부를 알아보았다. 애타게 기다리던 임신이었다. 임신을 확인하고서는 너무나 기뻐서 곧장 한의원으로 달려와 낭보를 전했다.

　한방좌약은 임신을 돕기 위해서 만들어졌기 때문에 임신 중에도 사용은 가능하나 임신이 확인되면 굳이 사용할 필요는 없다. 남은 좌약은 출산 이후에 자궁 속의 나쁜 찌꺼기를 배출시킬 때 사용하면 좋다. 이 환자는 전에도 수회의 유산 경험이 있었기 때문에 안태약(安胎藥)을 지어주면서 몸조리를 잘하도록 당부하였다.

　　　　　　　　　사례④　불임-원발성불임
　　　　　　　안선진(가명), 29세, 부산시 북구 거주

　부산에 사는 안선진 씨는 95년도에 결혼하여 행복한 결혼생활을 누리고 있었는데 1년이 지나도록 임신이 되지 않자 불안한 마음이 들기 시작했다. 병원에 가서 불임 검사를 받아 보니 배란기능이 잘 이루어지지 않는다고 하여 호르몬제 치료를 받았다. 그러나 6개월이 지나도록 특별한 효과를 보지 못하자 우연한 기회에 여성지를 보고 본원을 방문하게 되었다. 내원한 때가 97년 10월 말경이었으니 결혼한 지 만

2년이 조금 넘은 시기였다.

내원 당시 환자의 주된 증상은 몸이 무척 차서 따뜻한 방에 있는 데도 몸에서는 차가운 냉기가 느껴져서 옷을 몇 개씩 껴입을 정도라고 했다. 또한 가끔씩 얼굴 부위로 화끈할 정도의 열기가 올라온다고 하였다. 생리 관계를 물어 보니 생리는 비교적 규칙적이며 생리량이 다소 많은 편이라고 하였다. 또한 백색의 냉도 약간 흐르고 소화상태도 양호하지 못하였다. 여러 가지 증상과 진맥을 종합해 본 결과 음혈이 부족해서 허열이 상승하는 것으로 판단되었다.

따라서 치료는 부족해진 음혈을 보충하면서 청열시키는 것을 목표로 처방을 하였고 동시에 자궁내 어혈을 풀어주는 한방좌약도 병행하여 사용하도록 하였다. 우선 이렇게 치료하여 신체의 기혈을 바로잡은 뒤에 임신을 기다려보자고 하였다.

한의학에서는 임신을 하기 위해서 종자지도(種子之道)가 선행되어야 한다고 보았다. 종자지도란 토양이 되는 밭이 기름져야 하고, 종자가 되는 씨가 건전해야 하며, 부모로부터 받는 선천지기와 본인의 건강상태가 좋아야 임신이 되는 것이다. 다시 말하면 임신할 여성은 우선 월경이 순조로워야 하고 배우자인 남성은 정액의 질이 건강해야 한다. 그런데 이런 조건이 한 가지라도 만족스럽지 못하면 임신은 이루어질 수 없다. 이와 같이 임신을 하기 위해서는 허약한 쪽의 기운을 보충해 주고 조절해 주는 처방을 사용하게 된다.

거의 두 달이 지나서 다시 환자가 내원하였는데, 그때는 이미 임신이 되었다는 산부인과 진찰을 받고 안태약을 짓기 위해서 왔다.

이런 경우는 예상외로 빨리 임신에 성공한 경우로 자궁에 큰 기질적인 이상이 없었고 단지 기능상에 문제가 있었기 때문에 조기에 치료 효과를 보고 임신할 수 있었던 케이스이다.

이 환자의 경우처럼 자궁과 난소에 기질적인 이상소견이 없이 기능상의 저하로 인하여 발생하는 불임인 경우에는 한방치료가 매우 우수한 효과를 나타내게 된다. 그것은 한방치료가 인위적이고 강제적인 치료가 아니라 인간과 질병을 잘 관찰하고 오장육부를 다스려 정상적으로 기능을 회복시켜 주는 자연적인 치료이기 때문이다.

사례⑤ 불임-자궁내막증 · 유산후유증

유정민(가명), 33세, 서울시 성북구 거주

환자는 결혼 5년 된 평범한 주부였다. 결혼한 지 일 년 정도 지나서 임신을 하게 되었고 남부럽지 않게 행복한 신혼을 가꾸고 살았다. 그런데 이러한 행복은 오래 가지 못했고 임신 7주 만에 뜻하지 않은 자연유산이 일어났다. 본인뿐 아니라 주위의 가족들은 건강하던 태아가 갑자기 유산이 되었냐면서 곧바로 불임전문병원을 찾아가 검사를 받았다.

검사 결과 자궁이 남들보다 약간 작은 것을 제외하고는 유산될 만한 어떤 소견도 발견되지 않았다. 병원에서는 아직 초산이고 정상적인 경우에 있어서도 보통 임신 2-3개월 정도에 태아가 유산될 확률이 높으므로 크게 신경쓰지 말고 몸조리를 한 후에 두 번째 아이를 갖도록 노력하자고 했다.

그렇게 사랑의 첫 결실이 깨어진 후 심적으로도 의기소침해지고 매사에 자신감이 없어졌다. 그 후로 한달 두달 그 일이 희미해져 갈 무렵 이상하게도 생리의 양이 점점 줄어들었고 덩어리가 나오면서 색도 커피색처럼 검게 나왔다. 또한 전에는 없었던 냉도 생겼다. 아무래도 유산한 것이 원인인 듯 싶어서 다시 병원을 찾게 되었다.

　결과적으로 소파수술 후에 내막이 상처를 입고 잘 아물지 못해서 약간의 내막증이 생긴 것으로 진단이 나왔다. 이 상태로 임신할 경우 아이에게 좋지 못한 영향을 줄 수 있을 것 같아 치료를 위해 한방병원을 찾았고 그곳에서 1년 정도 꾸준히 임신을 위하여 치료를 했다. 그 후 몸의 상태는 호전되었으나 기다리는 아이는 생기지 않았고 결국 작년 겨울부터 올 봄까지 인공수정을 네 차례 하게 되었지만 모두 실패로 돌아갔다. 너무나도 암담하고 실망스러운 마음으로 하루하루를 지내게 되었고 우연히 치료하면서 알게 된 같은 처지의 친구에게 한방좌약으로 부인병을 다스리는 한의원이 있다는 얘기를 듣고 방문하게 되었다. 그 때가 봄이 거의 지나고 여름의 문턱에 들어설 무렵인 5월의 마지막 날이었다. 환자는 그간의 일들을 하소연하듯이 털어놓았고 7월경에 시험관아기를 시도할 계획이라고 말했다.

　일단 문진과 진맥을 통해 본 결과 그간의 인공수정 및 정신적 고통으로 인해서 몸과 마음이 지쳐 있는 상태였다. 초음파상으로는 약간의 내막증과 염증의 소견이 보였지만 그리 심각한 정도는 아니었다.

　환자에게 시험관 아기도 좋지만 그 동안의 유산과 인공수정으로 자궁의 상태가 좋지 않고 설령 임신이 되었다고 해도 아이가 뿌리를 박고 자랄 수 없는 상태이므로 일단 몸을 추스르고 자궁의 상태를 개선 시킨 후에 임신확률을 높이는 것이 좋다고 설명했다.

치료기간은 1~2개월 경과를 지켜보면서 결정하자고 했다. 환자는 수긍했고 치료에 들어갔다. 우선 자궁내에 쌓여 있는 어혈과 염증의 상태를 호전시키면서 순환기능 회복을 위해 현부이경탕가감과 한방좌약을 한 달간 투여했다. 한 달이 조금 지난 7월 초 환자가 다시 방문 했고 결과는 상당히 호전되었다. 한약과 좌약을 거의 다 사용했을 무렵에 생리가 있었는데 덩어리가 나오고 색이 맑아졌으며 이제는 냉도 별로 나오지 않았다. 경과가 좋으니 이번 한 달만 꾸준히 치료하고 시험관아기를 시도해 보자고 권했다. 희망이 생긴 듯 상기되어 돌아간 환자는 한동안 연락이 없었다.

8월이 거의 지나갈 무렵의 어느 날 흥분된 목소리로 8월초에 시험관아기를 했고 어제 임신이 확인되었다며 기쁨을 감추지 못하고 감사의 말을 전했다. 그런데 약간의 복통과 하혈이 비쳐 걱정이 된다고 하여 몇 달간 안정을 취하면서 안태시키는 약을 복용토록 했고 축하의 말을 함께 전했다.

자궁은 마치 밭과 같다. 자궁의 상태가 노폐물과 어혈 없이 깨끗한 밭과 같이 되어야만 수정 후 자궁에 착상이 잘 된다. 한약과 한방좌약을 사용하여 자궁이라는 밭을 깨끗이 청소하고 비옥한 옥토로 만든 후에 시험관을 시행하니 당연히 임신이 잘 될 수밖에 없을 것이다. 준비된 자에게 모든 것이 주어진다는 진리가 다시 한 번 마음에 와서 새롭게 닿는다. 출산까지 건강하기를 기원한다.

사례⑥ 불임-양측 난관 제거-9차 시험관 아기 성공

박경옥(가명), 35세, 서울 송파구 거주

박경옥 씨는 결혼한 지 13년이 지났지만 아직 아이가 없다. 처음 2-3년 동안은 적당한 시기에 임신이 되었지만 원하지 않는 임신과 약물 복용으로 인해서 세 번의 인공유산을 하게 되었다. 처음 두 번은 문제가 없었는데 마지막 유산을 한 이후에 하혈이 그치지 않고 계속되어 고생을 하였다. 그 후로 생리의 상태가 전과 다르게 통증도 심하고 덩어리가 나오기 시작했다. 유산후유증으로 인해 몸의 상태가 일시적으로 좋지 않은 것으로 생각하고 별다른 치료없이 그냥 지냈다. 어머니가 지어 준 한약으로 어느 정도 몸을 추스른 다음에 아이를 갖기로 하고 그 다음 해에 임신을 시도했다. 원하던 임신은 되었으나 나팔관 임신, 즉 자궁외 임신이 되어 결국 한쪽 나팔관은 제거하였다. 불행은 여기서 끝나지 않았다.

첫 번째에 이어 두 번째 임신도 수정란이 나팔관에 착상이 된 자궁외 임신이 되어 나머지 한쪽 나팔관까지 제거하는 수술을 받게 되었다. 자궁외 임신의 원인은 오래 전에 했던 세 번의 인공유산 중 마지막 유산후유증으로 인해 양측 나팔관이 막힌 것이라고 판단했다.

지금의 상태로는 정상적인 임신은 불가능하게 되었다. 그 후로 생리 불순은 심해져 양도 적어지고 덩어리뿐만 아니라 냄새도 심하게 났다. 한때 별 생각 없이 행했던 유산이 이러한 상황까지 몰고 오리라고는 생각지도 못했던 환자는 앞이 캄캄했다.

병원에서는 배란도 잘 되지 않고 자연임신은 불가능하니 시험관 아기를 권유했다. 환자는 말로만 듣던 시험관 아기가 자신의 일로 닥치고 보니 처음에는 거부감도 심했고 아기 없이 남편과 단둘이 살려는 생각도 했다. 게다가 남편의 반대가 심해서 그 후 4-5년간은 아이를 잊고 살았다. 그런데 시간이 지나고 나이가 들수록 아이에 대한 욕심을 버릴 수 없었고 남편을 설득해서 시험관 아기를 하게 됐다.

시험관시술을 모두 8차례 시도하던 중 난자의 상태가 좋지 않아 모두 실패하고 그 중 두 번만 성공을 했다. 그러나 채 임신의 기쁨을 맛보기 전에 8번 모두 실패의 아픔을 겪었다.

그녀는 이제 자신은 여자로서의 기능을 상실하였다고 생각하며 심한 자책감에 빠지고 우울한 생활을 하였다. 하지만 남편과 주변 가족의 사랑으로 점차 몸과 마음도 회복되기 시작했다. 방향을 바꾸어 한방적인 방법으로 기대를 가져보자는 권유에 따라 치료를 시작하였다.

올해 들어 그녀는 3개월간 한약과 침 치료를 열심히 했다. 아이를 갖기 위해 온갖 노력을 하던 중 우연히 소문을 듣고 한방좌약에 관심을 갖게 되었다. 그간의 마음고생이 얼마나 심했는지 진찰을 통해서 알 수 있었다.

몸의 상태는 극도로 약해져 있었고 심장과 자궁에 열과 어혈이 축적되어 있었다.

거의 자포자기한 상태의 환자에게 이러한 경우 한방적으로 기대 이상의 효과를 보는 경우가 많으니 열심히 노력하자고 했다. 그녀의 경우 자연적인 임신은 할 수 없으니 시험관시술을 통하여 아기를 갖는 방법밖에는 없다. 그러나 아무 계획과 준비 없이 일을 했을 때는 반드시 실패하듯이 이번에는 자궁이라는 밭을 비옥하게 만든 후 임신을 하도록 권했다. 그녀 또한 이제 마지막으로 선택한 방법이므로 최선을 다해 노력할 것이라고 말했다.

일단 임신을 시키는 것도 중요하지만 임신 후에 착상이 잘 돼 자궁에서 아기가 잘 자라는 것도 매우 중요하다. 자궁 속에 임신을 하고 아기를 낳는 것은 마치 농부가 씨를 뿌리기 전에 밭을 비옥하게 손질하고 갈아서 훌륭한 옥토를 만들고 싹이 나오면 잘 가꾸어 손질 후 가을에 풍성한 수확을 얻을 수 있는 것과 같은 이치이다.

이와 같은 방법으로 임신을 할 수 있다고 자세히 설명하고 치료를 시작했다. 먼저 어혈을 풀어주는 계통의 한약을 복용하면서 한방좌약을 사용해 보도록 했다. 한 달 뒤 환자는 좌약을 삽입하자마자 평소에 아랫배와 허리에 쑤시는 통증이 줄어드는 것을 느꼈다.

그 후의 생리상태도 많이 호전되었다. 좌궁단에 의한 분비물이 커피처럼 쏟아지듯이 나오고 속이 편해졌다. 한 달을 더 치료한 후 시험관 아기를 시도해 보자고 권유했다. 그 후 몇 달간 그녀의 소식을 들을 수 없었다. 그러던 중 전화를 통해서 소식이 왔다. 보름 정도 약을 더 사용한 뒤 배란상태가 좋아 시험관 아기를 하게 되었고 그 뒤 임신을 하게 되어 현재 임신 7개월의 상태였다. 인사를 가야 하는데 병원에서 안정을 취하라는 말에 요즘은 열심히 집에서 태교중이라며 안정이 되면 한 번 인사를 오겠다고 감사의 말을 전했다.

비록 8번의 시험관 아기시술에 실패했지만 용기를 잃지 않고 끝까지 도전한 그녀에게 뜨거운 감사의 박수를 보낸다.

2. 임신오저(입덧)

임신오저는 임신 중 생기는 병이다. 임신중독증의 전조현상으로 일반적으로 임신 2-3개월의 시기가 되면 나타나는 증상이다. 대부분의 임신부에게 어느 정도 차이는 있으나 오심, 구토, 정신불안, 위장 장애, 어지러움 등의 증상이 나타나게 된다.

이와 같은 증후군을 입덧이라 하며 증세가 가벼운 경우 치료하지 않아도 일정기간 경과하면 자연 소실된다.

증세는 임신 약 6주에서 시작해서 보통 12주 정도 지나면 가벼워져

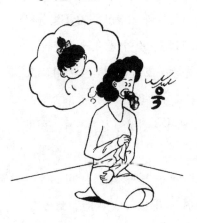

서 차차 없어지게 되는데 어떤 사람은 그 이상 오랫동안 고통받는 경우도 있다. 심할 경우 공복시 뿐만 아니라 하루종일 일어나는 사람도 있으며 약간의 냄새를 맡거나 음식물을 조금만 먹어도 토하는 사람이 있다. 또한 토물 속에 담즙이나 소량의 혈액이 섞여 나오는 수

도 있다. 보통 이러한 증세는 처음 임신한 경우가 가장 심하고 그 이후에 좀 가벼워진다.

원인은 발육상태에 있는 태반조직에서 생성된 여성호르몬이 증가하여 일어나는 것으로 보여진다. 또한 위 카타르궤양·하수·만성변비 등의 위장질환, 자궁후굴·질부염증 등의 성기질환, 간장의 대사장애, 난소·갑상선·부신 등의 내분비장애, 신경과민·히스테리 등의 질병이 있게 되면 이것이 구토 중추인 위장의 미주신경을 자극하여 발병하게 되는 것으로 알려져 있다.

이러한 증상은 사람의 성격 차이에서도 상이한 양상을 보여 신경이 예민한 사람, 남에게 의지하려는 경향이 강한 사람, 좋은 환경에서 자란 사람일수록 심하게 나타난다.

이에 대한 치료로 산책이나 다양한 취미활동을 통해 기분을 전환하도록 노력하고 입덧하는 기간에는 영양을 너무 고려하지 말고 먹고 싶은 음식을 충분히 먹도록 한다. 또한 공복시에는 더 심해질 수 있으므로 우유나 주스, 간식 등으로 보충한다. 특히 기상시에 가급적 물기가 많은 음식은 증세를 악화시키므로 피하는 것이 좋다. 임신 때에는 후각이 평소보다 예민해지기 때문에 증상이 호전될 때까지는 직접 요리하지 않도록 한다. 이렇게 해서도 치료되지 않을 경우 전문 한의사와 상담하면 태아에 영향을 끼치지 않으면서 입덧을 중지시키는 처방을 받을 수 있다.

한의학적으로 임신오저는 자병(子病) 또는 병아(病兒)라 하고 오식저식(惡食阻食)의 약칭이다. 이는 소위 인태이치모병(因胎而致母病)

즉 임신을 함으로 인해 모체에 영향을 주어 생긴 병의 대표적 증상이라 하겠다.

오저의 증후군인 임신구토는 보통 위장 장애로 인한 구토와는 달리 새벽이나 오후 주로 공복시에 일어나기 쉬운 것이 특징이므로 구토물은 음식이 섞이지 않는 점액 양의 액체인 경우가 많다. 초기의 임신구토는 일종의 생리적인 현상으로 특별한 약물요법을 사용하지 않아도 자연 치료되므로 심신을 안정하고 식이요법을 병행하는 것으로 충분하다. 그러나 심하면 전신 영양 장애를 초래하니 유의해야 한다.

원인은 각각의 설이 다양하지만 크게 비위허약(脾胃虛弱), 장기내저(臟氣內阻), 태기상역(胎氣上逆)으로 보여지며 평소 비위가 허약한데 태기가 상역하면 위내에 담음이 정체하였다가 오르게 되어 오심구토를 유발하며 이것이 심하면 병적인 임신오저가 된다.

증상은 일반적으로 속 울렁거림, 구토, 어지러움, 침과 담을 토함, 먹지 못함, 정신불안, 얼굴색이 누렇게 변하는 등의 증상이 나타나며 임상 경과에 따라 3기로 분류한다.

① 제1기: 완고한 오심과 구토를 주 증상으로 하는 시기이며 동시에 위 부위와 늑간근의 통증을 느끼게 된다. 구갈이 심하고 요량은 감소된다.

② 제2기: 구토보다도 심한 증상으로 혀에는 두꺼운 태가 생기며 피부는 건조하여 탄력성을 잃고 때로 황달이 생긴다. 체온은 38~39도로 상승하고 맥박은 가늘고 빠르며 1분에 100~140회 정도로 뛴다. 요

량은 더욱 감소한다.

③ **제3기:** 계속해서 신경증상을 일으키고 이명·두통·불면·다발성 신경염 등이 나타나고 결국 뇌 증상을 유발해서 기면상태가 되고 혼수에 빠진다.

치료 또한 각각의 설이 분분하여 혼란을 초래할 우려가 있으나 종합해 보면 한증, 열증, 허증, 실증으로 나뉜다. 그러므로 오저증의 치료는 기본적으로 습을 제거하고 담을 없애는 반하(半夏)와 위를 조리해서 구토를 멈추게 하는 복룡간(伏龍肝)을 주된 약재로 하고 아울러 열을 제거하면서 번조함을 제거하는 생강, 죽여(竹茹), 귤피, 백복령 등을 배합하여 처방을 구성한다.

여기에 비허증상을 겸하면 인삼·백출을 가하고 위장이 차가우면 건강(乾薑)을 첨가한다. 또 번조·구갈증이 보이면 황련(黃蓮)·황금(黃芩)을 가하고 기운이 막혀서 소통이 원활하지 못하면 자소엽·사인 등을 첨가하여 치료하면 대부분의 임신오저증에 유효하다. 일반적으로 보생탕, 백출산, 이진탕가감, 육군자탕 등이 다용된다.

3. 임신중독증(姙娠中毒症)

　　　　　　　　　임신중독증은 임신과 관련하여 생기는 증상이다. 증
상은 전신이 붓고 이로 인해 체중이 늘어나며 혈압이 높아지고 소변
에 단백이 섞여 나온다. 이것은 임신 자체에 원인적 관계가 있는 질병
이므로 임신의 성립 하에만 발병할 수 있다. 임신을 중절하거나 또는
분만에 의하여 태아와 그 부속물이 배출되면 병증은 대부분 급속히
소실되는 것이 특징이다.

　원인은 갑상선기능이 낮은 체질, 특이 체질 등의 체질적 소인과 밀
접하며 음식물의 영향도 비중이 크다. 특히 콜레스테롤을 함유한 음식
과 포화지방이 많은 동물성 식품 등이 원인이 된다. 이로 인해 임신부
의 혈류 속에 콜레스테롤이 증가하면 태반에 병변이 생기고 이것이
파괴되면 융모물질의 분해산물이 임부의 혈류 속에 다량 배출되며 이
것에 의해 임신부의 세소혈관을 구축시켜서 고혈압·단백뇨·부종 등
을 일으킨다. 이것이 임신중독증의 최대 원인이다.

　경증은 부종이 하지 또는 하복부에 부분적으로 일어나게 되고 단백
뇨 수치는 2.9%까지 나타나며 수축기 혈압이 140~170mmHg까지를

말한다. 중증의 경우 부종이 전신에 이르며 단백뇨가 3% 이상이며 수축기 혈압이 170mmHg 이상, 확장기 혈압이 110mmHg 이상 나타난다. 심할 경우 두통과 현기증, 눈이 침침해져서 잘 보이지 않는 경우도 있고 구역질과 구토증, 드물게는 경련과 혼수상태에 이르기도 한다. 이를 예방하기 위해 정기적인 진찰을 하고 조기에 발견함이 중요하다.

진찰 횟수는 임신 7개월까지는 4주에 1회, 8~9개월에는 2주에 1회, 10개월에는 주당 1회로 함이 좋다. 진찰시마다 임신중독증 초기 증상의 유무를 관찰한다. 7개월 이후의 임신부는 주당 약 300g 이하의 증가가 생리적이며 그 이상의 증가가 있으면 주의를 요한다. 아울러 부종의 유무와 요단백의 유무, 혈압 등을 측정한다. 이 가운데 어느 것이든지 1주일 이상 계속되면 초기 임신중독증이라 생각할 수 있다.

치료는 중독증 초기에는 식사를 조심해야 한다. 임신중독증이 경증일 때는, 즉 1주간의 체중 증가가 500g을 초과하며 부종, 단백뇨가 경도일 때는 음식 제한을 강화한다. 중증일 경우 우선 철저한 안정을 취한다. 다음은 음식 주의로 단백질 이외의 열량이 될 수 있는 음식은 극도로 제한하며 식염의 제한을 강화하고 처음 1주간은 무염식으로 한다.

보통 임신주 수에 따라 치료법이 달라지는데 태아발육이 정상일 때는 곧 유도분만을 실시한다. 만약 임신중독증이 임신 38주 이전일 때는 태아의 적당한 발육과 성숙이 이루어질 때까지 임신을 지속시키기 위해 노력하게 된다. 임신중독증은 임신 32주 이전일 때가 문제가 된다. 이 시기의 태아가 출생했을 때는 생존할 가능성이 희박하고 그렇다고 임신을 지속시킬 때 모체와 태아에게 큰 위험 부담을 안겨 주게 되기 때문이다.

임신중독증의 근본치료는 인공적이든 자연적이든 아기를 분만케 하는 것이고 각종 약물요법은 태아가 충분히 성숙할 때까지의 시간을 버는 것이 최대 목적이 된다.

그러나 치료에도 불구하고 악화되어 혈압이 상승하고 망막의 병변이 진행될 경우는 인공임신중절을 시켜야 할 경우도 있다.

예방에 대해 살펴보면 음식을 섭취하는 데 있어 평소보다 다량 섭취할 것과 감량할 것이 있다. 단백질은 주로 포화지방이 적은 어류나 콩을 원료로 하는 제품 등의 식물성 단백질이 좋고 포화지방이 많은 육류의 섭취는 제한한다. 어느 정도 열량을 제한하는 것도 예방의 한 방법이 된다.

임신중독증은 한방적으로 인태이치모병(因胎而致母病), 즉 임신을 함으로써 산모에게 나타나는 병이다. 임신중독증은 한방에서 부종을 주 증상으로 하는 태수종만증과 유사하다.

태수종만(胎水腫滿)이라 함은 태중의 수기(水氣)로 인한 부종증(浮腫症)과 창만증(脹滿症)을 총괄하는 의미로 임신부종을 지칭한다. 임신 말기에는 대다수의 임부에서 부종이 나타나며 특히 족부의 부종은 전 임신부의 약 75%에서 볼 수 있다.

태수종만의 원인은 크게 비위허손(脾胃虛損)으로 인해 혈(血)과 수기(水氣)의 정상적 순환이 이루어지지 못해 발생하는 것으로 부종의 유형과 증상에 따라 다음의 다섯 가지로 분류한다.

① 자종(子腫): 비위의 기운이 허약하여 나빠진 물의 기운을 배설하지 못하므로 부종이 전신에 나타나는 것을 말한다. 먼저 얼굴에 부종이 생기고 점차 사지 및 전신에 퍼진다. 태수(胎水)라 하기도 한다.

② 자만(子滿): 주로 임신 후반기인 6-7개월 이후에 나타나며 복창(腹脹)과 천만(喘滿)을 주 증상으로 한다.

③ 자기(子氣): 하지의 부종을 주 증상으로 하며 수습의 사기(邪氣)가 다리에 편중되어 나타난다.

④ 추각(皺脚): 양다리에 부종이 있으면서 부종 주위의 피부가 두터운 것을 말한다.

⑤ 취각(脆脚): 양다리에 부종이 있으면서 부종 주위의 피부가 얇은 상태를 말한다.

임신중독증의 치료 원칙은 임신 중의 치료 원칙과 같이 청열양혈(淸熱養血)과 이비조기(理脾調氣)를 기본으로 한다.

태수종만은 비위허손(脾胃虛損)에 수기습사(水氣濕邪)를 겸한 병증이므로 조리비위(調理脾胃)를 우선으로 하면서 치수(治水)에는 이기(理氣)를 겸하고 치기(治氣)에는 이수(利水)를 겸하는 것을 원칙으로 한다.

아울러 간단히 원인을 세 가지로 분류하여 치료를 살펴보면 임신부종은 크게 비허(脾虛), 수습(水濕), 기체(氣滯)의 3가지로 분류된다.

① 비허증(脾虛症): 비위는 물과 습기를 운반하고 통솔하는 기능을

하는데 만약 비토(脾土)가 허약하면 물의 습한 기운을 통제하지 못해 부종이 나타난다. 전생백출산, 천금이어탕으로 보비(補脾)한다.

② 수습증(水濕症): 부종이 수분에 속한 것으로 일반적으로 숨이 차고 기침하는 증상이 있으며 피부에 광택이 있다. 계지복령산, 복령도수탕 등으로 수습을 제거해 준다.

③ 기체증(氣滯症): 부종이 기분(氣分)에 속한 것으로 창만(脹滿)이 현저하게 나타난다. 천선등산, 가미소요산 등으로 울체된 기운을 풀어 준다.

이밖에 임신과 함께 가장 많이 나타나는 오저(惡阻)와 임신중의 간질인 자간(子癎), 임신 중의 기와 혈이 불화(不和)하여 태아가 영육(營育)되지 못해 일어나는 복통인 포저(胞阻), 임신중에 갑자기 소리를 내지 못하는 자음, 임신 중에 가슴이 답답하고 불안한 자현(子懸), 임신신(姙娠腎) 등이 임신을 함으로써 임신독(姙娠毒)에 의해 산모가 영향을 받아 나타나는 임신중독증의 범주에 포함된다.

자궁을 건강하게 유지시켜 주는 생활법

· 월경 때는 과로를 피하고 몸을 청결히 한다.

월경 시에는 특히 과로를 피하는 것이 좋다. 몸이 피곤하면 몸 안의 노폐물이 원활하게 배출되지 못하기 때문이다. 또한 몸을 청결히 하며 성 관계는 갖지 말아야 자궁에 손상을 주지 않으며 자궁수축이 잘 되어 어혈의 배출과 자궁내막의 재생이 잘 된다. 월경기간 중 과식하면 혈행이 방해되고 경락이 막혀서 자궁근종이 생기거나 악화될 수 있다.

· 차가운 곳에 오래 앉아 있지 않는다.

선천적으로 아랫배가 차거나 손발이 찬 여성은 찬 곳에 오래 있지 말아야 한다. 이외에도 에어컨 바람을 직접 쐬거나 차가운 물로 샤워나 머리를 감는 것도 좋지 않다. 이렇게 되면 자궁에 찬 기운이 들어와 어혈이 쌓일 수 있다.

· 가벼운 운동을 한다.

운동은 하지 않고 두뇌만 사용하면 전신의 경락이 순환되지 않는다. 이렇게 되면 몸 안에 어혈이 쌓이기 쉽다. 그러므로 가벼운 체조나 기공, 탁구, 테니스 등의 운동을 해주는 것이 좋다.

· 양식변기는 허리를 약하게 한다.

지나치게 간편화된 생활이 질병을 일으키는 원인이 되므로 최대한 예방하도록 생활 개선에 노력해야 한다. 쪼그려 앉는 재래식 변기에 비해 현대의 수세식 변기는 자궁, 질, 항문, 복부, 허리 등의 근육을 약하게 한다.

· 전자파를 주의한다.

전자파는 신체의 지방조직인 자궁이나 유방 등을 단단하게 하여 종양화 하는 작용이 있다. 그러므로 전자파가 나오는 제품을 사용할 때는 주의한다. 전자레인지는 작동 후 빨리 일정거리를 두고 가스레인지를 사용할 때는 사용 5분전부터 환기팬을 켜는 것이 좋다. 장시간 텔레비전을 보거나 컴퓨터를 사용하는 것도 피하도록 한다.

· 꽉 끼는 옷은 피한다.

허리를 꽉 죄거나 통풍이 되지 않는 옷은 하복부의 자궁경락순환을 차단시켜 자궁을 약하게 만든다. 면으로 된 헐렁한 옷을 입는 게 좋다.

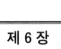

제 6 장

산후병(産後病)

1. 유산후유증(流産後遺症)

소파수술은 최근 사회·문화적으로 성에 대한 인식이 바뀌어짐에 따라서 무분별하게 행해지고 있다. 최근 우리 나라는 낙태의 천국이라는 오명을 들을 정도로 연간 낙태 건수가 260만 건에 이르고 있다. 이런 낙태 건수는 미국 여성의 낙태 건수와 비교해서 맞먹을 정도라고 하니 실로 엄청난 일이 아닐 수 없다.

이 통계는 미국 인구가 우리보다 약 다섯 배가 많으므로 우리 나라 여성들이 미국 여성에 비해 다섯 배 가까이 낙태를 하고 있다는 계산이 나온다. 이것이 한국의 심각한 현실이며 우리 모두 낙태에 대한 원인을 찾고 향후 대응책을 마련해 보는 전 국민적 관심을 가져야 할 때라고 본다.

임신중절(abortion)이란 자연유산을 말하는 것이 아니고 인공적으로 태아를 끌어내는 낙태를 말한다. 원하지 않는 임신이거나 피치 못한 임신인 경우에 임신중절수술을 하게 된다.

임신중절은 원칙적으로 모체 또는 태아의 어느 한쪽 또는 양쪽에 의학적으로 생명의 위험이 있다는 경우에만 허용되나 근래 이것을 대부분 원치 않는 임신의 경우 해결을 위한 방법으로 이용함은 의학적인 면에서나 사회적인 면에서 문제성을 노출하고 있다. 임신중절이란 말 그대로 정상주기인 280일 주기의 임신을 도중에 중절함을 말한다.

　방법으로는 약물에 의한 것과 수술에 의한 경우가 있는데, 수술에 의한 방법으로 임신 7개월 말까지의 경우를 인공유산술(人工流産術)이라 하고 8~10개월까지를 인공조산술(人工早産術)이라 한다.

　보통 자궁경부 안으로 시술 기구를 집어넣어서 자궁구를 확장시키고 자궁내용물인 태아나 그 부속물을 꺼내는 것으로 적당한 시기는 태아에 의해 자궁구나 경관 내벽을 상하게 할 위험성이 없는 임신 2개월 말에서 3개월 말이 된다. 보통 의사의 손 느낌만으로 확장기를 사용해 확장시킨 후 기구를 사용하여 긁어내게 되므로 내용물을 제거하는 과정에서 자궁내막을 손상시켜 자궁천공 등과 같은 불행을 초래할 수 있으므로 초기 임신중절이나 처음 임신에서의 중절 및 달수가 많이 지난 임신의 경우에 있어서 피함이 좋다. 또한 이러한 중절을 여러 번 반복하게 되면 다음 임신에 습관성유산이나 조산·자궁 외 임신·유착태반 등을 야기하기 쉽고 이밖에 요통, 무월경, 세균 감염, 하복부 통증, 생리불순 등이 생길 수도 있다.

　양방적인 치료는 초음파 검사, 자궁경 검사, 자궁난

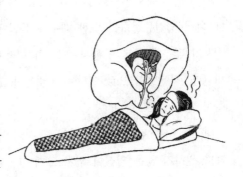

관 X-선 검사 등을 통해 진단한 후 자궁상태를 개선시켜 줄 수 있는 유착분리수술이나 에스트로겐 투여 등의 호르몬요법, 자궁 내 삽입 장치 등을 통해 이루어지게 된다. 소파수술 후 한약 투여는 수술 후 생기는 자궁내막의 손상 및 출혈, 염증, 어혈 등을 제거함으로써 내막을 재생시키고 임신 가능한 상태로 만들고 있다. 뿐만 아니라 본래 자궁의 기능을 회복시키며 뇌하수체, 자궁, 난소로 이어지는 임신호르몬의 불균형으로 인한 출혈 및 아울러 내막 손상으로 인해 뭉쳐진 어혈을 풀어내는 데 효과적이다. 또한 자궁 자체뿐 아니라 자궁과 연관된 우리 몸의 장부 기능도 회복시켜 주어 지속적 효과를 유지하게 한다. 아울러 중절수술 후에는 적어도 15일 이상의 산후조리를 해야 하며 충분한 휴식과 마음의 안정을 하는 것이 자궁보호에 매우 중요하다.

사례① 유산후유증

김선욱(가명), 35세, 대구시 거주

성문화의 급속한 개방으로 성에 대한 인식도 빠르게 변하고 있는데 그에 따라서 사회적으로나 문화적으로 부작용을 일으키고 있다. 근래에 와서 임신중절수술 또한 대수롭지 않게 여기며 함부로 시행하는 경우가 많은데 그로 인한 후유증 역시 적지 않으니 신중히 선택하기 바란다. 잦은 유산으로 인하여 오랫동안 고생한 환자의 경우를 예로 들어 살펴보기로 한다.

대구에 사는 김선욱 씨는 결혼 후 사내아이를 하나 낳은 뒤로 세 차례나 원하지 않은 임신이 되자 그때마다 중절수술을 받았다. 임신중절 후부터는 웬일인지 아랫배가 가끔씩 아파오고 허리와 다리까지 통증이 퍼져 왔다. 통증이 있을 때마다 병원을 찾아가 치료를 받았으나 잠시뿐이고 다시 심한 통증이 오곤 하였다. 수개월이 지나자 전신으로 통증이 번져 온몸이 저리고 쑤시며 관절마다 시리고 아픈 증세가 있어 친구의 소개로 본원을 방문하였다.

생리주기는 일정한 편이었으나 생리통이 약간 있고 생리량은 아주 적었다. 또한 소화불량, 변비, 소변빈삭 등의 증상이 있었다. 진맥해 보니 맥 또한 상당히 무기력하였으며 외관상으로도 혈액이 부족한 빈혈증상이 보였다. 임신중절수술이 여성의 자궁에 치명적인 영향을 미칠 수 있다는 필자의 말을 듣고 그간의 경솔한 행동을 후회하였다.

이 환자는 잦은 중절수술로 인하여 자궁내부의 손상이 심하고 수술 후 혈허(血虛)한 상태에서 풍한(風寒)의 사기(邪氣)가 침입하여 전신 관절에 통증을 야기한 것으로 판단되었다.

따라서 동북치중탕가감방에 관절의 풍습을 제거하는 약물을 첨가하였고 손상받은 자궁내 어혈과 염증 제거를 목적으로 한방좌약을 각각 처방해 주었다.

한 달이 조금 지나서 다시 내원하였을 때에는 전반적인 증상은 소실되었으므로 부족해진 원기를 돕는 보중익기탕 가감방을 처방하였다. 물론 한방좌약도 계속 사용하도록 했다. 두 달이 지난 지금까지 꾸준히 치료받은 결과 약간의 통증만 남고 거의 호전된 상태였다.

흔히 소파수술이라 부르는 인공임신 중절법은 기계로 자궁경관을 확장시켜 임신 내용물을 제거하는 것인데 이런 중절수술을 여러 번 반복하면 다음 임신에 습관성 유산이나 조산을 초래하기 쉬울 뿐 아니라 자궁 외 임신이나 전치태반을 가져오기 쉽고 태반유착을 초래할 수도 있다. 이밖에 하복통, 요통, 월경불순, 세균 감염 등이 생길 수 있다.

따라서 출산 후 산후조리 못지 않게 인공중절수술 후에도 최소한 3일 이상의 안정을 취해야 한다. 중절수술은 자궁내막에 직접적인 자극이 될 뿐 아니라 수술 후에도 치명적인 결과를 초래할 수도 있다는 사실을 인식하여 수술을 함부로 남용하지 말아야 하며 불가피하게 수술을 받은 경우에는 합병증이 생기지 않도록 충분한 휴식과 치료를 받아야 한다.

사례② 유산후유증

신정화(가명), 30세, 인천시 거주

신정화 씨는 첫 인상이 강하고 활동적인 신세대 주부같이 보였다. 결혼한 지는 3년이 되었고 처음 2년간은 계획 하에 아이를 갖지 않기로 했는데 우연히 임신이 되었다. 어떠한 준비도 되어 있지 않은 상황 때문에 부득이 유산을 시킬 수밖에 없었다.

그렇게 두 번의 여의치 않은 유산이 이루어졌다. 그 후로 직장 일이 바빠서 건강에 신경을 쓰지 못한 탓인지 몸의 상태가 좋지 않았다. 평상시에는 너무 깨끗할 정도로 분비물이 없었는데 가려우면서 냄새가 심한 노란색의 분비물이 흘렀다. 또한 왼쪽 아랫배에서부터 콕콕 쑤시는 통증이 다리 안쪽까지 이어져 밤에 잠을 이룰 수 없을 정도로 고통이 심했다. 전에는 느끼지 못했던 생리중의 메슥거림도 생겼고 생리 중 어두운 갈색의 덩어리가 나왔다. 걱정이 되어 병원을 찾았고 검사 결과 왼쪽 나팔관에 염증이 생겼다면서 이 상태로 치료하지 않으면 나팔관이 막혀 불임의 원인을 제공할 수 있다고 했다. 그 후 항생제 치료를 시작했고 치료를 받는 동안 머리가 더욱 어지럽고 소화도 잘 되지 않으며 설사도 잦았다. 병원에서는 백혈구의 수치가 많이 떨어졌다고 했다. 항생제 치료를 장기간 받아서 생긴 것 같아 치료를 중단했다.

환자의 소견과 진찰을 통해본 결과 유산 후에 생긴 내막의 상처가 아물지 않은 상태에서 염증이 난관까지 파급되었고 치료를 위해 항생제를 남용한 결과 자궁 및 소화기의 기능이 저하되면서 그로 인한 소모성 열이 상부에 들떠 있다고 판단했다. 초음파로 확인해 본 결과 경관 쪽에 염증소견을 볼 수 있었다.

일단 자궁의 순환상태를 회복시켜 어혈 및 염증을 제거함으로써 내막이 재생될 수 있도록 좌약을 삽입하고 약해져 있는 소화기의 상태를 호전시키기 위해서 한약을 처방하였다.

처음 한 달간 한방좌약에 의한 분비물이 생리처럼 뭉클뭉클 흘렀고 약이 다 떨어질 무렵에 생리를 했다. 생리량이 많이 줄었고 덩어리와 색깔도 호전되었다. 생리시의 두통과 메슥거리는 증상도 개선되었으며 전체적인 컨디션이 좋아지고 이제는 하복부의 쑤시는 통증도 강도가 약해졌다.

그런데 분비물이 흘러서인지 요도 부위가 가렵고 소변보기가 곤란하면서 밤에도 4~5번씩 잠을 깨 화장실에 가는 일이 잦아졌다. 한방 좌약에 의한 분비물이 다른 사람보다 많아서 요도부위까지 파급되었고 약간의 방광염 증상도 있었다. 남아 있는 염증과 자궁의 어혈을 제거하면서 방광염으로 인한 배뇨곤란을 치료하기 위하여 청리산(淸利散)을 가감해서 사용하였다. 직장관계로 자주 올 수 없어 보름에 한 번 경과를 살펴보기 위해 한의원에 들렀다.

한약을 복용한 이후 배뇨시의 장애는 거의 사라졌고 이제는 전체적으로 불편할 정도의 증상은 없어졌다. 무엇보다 통증으로 인해 잠을 이루지 못해 다음날 힘들게 출근하는 일이 사라졌다. 환자는 몸 중에 어느 곳 하나 좋은 곳이 없어 병원을 먼저 가야할지 한의원을 가야할지 걱정하였는데 한약과 좌약 치료 후 모든 증상이 사라진 것에 대해 무척 놀라워했다. 더욱이 한방에 대한 신뢰도가 높아졌다고 했다.

한의학의 특징은 경험과 임상을 중시하면서 병이 나타나게 된 원인을 국소적으로 보지 않고 종합적으로 관찰하고 체질과 개인상태를 중시하여 조화를 이루는 변증론치가 서양의학과 다른 한의학의 장점이자 특징이다.

2. 습관성유산(習慣性流産)

최근 결혼한 여성 중에는 습관적인 유산을 경험한 분들이 자주 있어 심히 우려되고 있는 바이다. 습관성유산이란 과거에 두 번 이상 또는 연속적으로 3회 이상 자연유산이 반복되는 경우를 말한다. 이러한 여성은 다음 임신에서도 자연유산이 될 확률이 높다.

임산부에게 첫 번째 아기가 자연유산 되었을 경우 두 번째도 자연유산될 확률은 다소 있다. 그러나 자연유산 등의 반복 유산 횟수가 늘어날수록 그 위험성이 커지는 것은 사실이다. 임산부의 나이가 35세가 지난 경우에는 유산할 확률이 더욱 높으며 반면에 정상분만의 경험이 있는 여성은 습관성유산이 일어날 확률이 매우 적다.

습관성유산의 원인은 크게 3가지로 나눌 수 있다. 유전인자의 이상, 호르몬의 이상, 해부학적 이상 등이며 이밖에 임신부의 감염과 영양결핍증이나 유독성 환경에의 노출

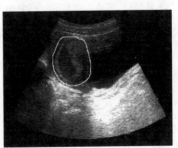

유산된 태낭으로 긴장감이 없으며 경계가 불규칙함

등 면역학적 요인, 또한 남성의 정충과다증이나 희소증 등을 들 수 있다. 특히 습관성유산의 중요한 원인은 신염과 매독이며 이중 20-30%는 매독 때문이다. 그러나 한 가지 이상 복합적 원인이 작용되고 있는 것이 보통이며 원인을 알 수 없는 습관성유산의 경우는 전문 한의사와 상담하여 원인을 찾으면 정상적인 임신도 가능하다.

1 습관성유산의 3가지 원인

① 유전인자의 이상

자연유산의 50~60%가 이에 해당되며 부모는 정상이라도 염색체가 결합하여 세포분열 과정에서 여러 요인에 의해 세포분열이 비정상적으로 되는 것이다. 부모의 연령, 감염, 방사선 조사, 지연수정 때문에 이루어지며 이때에 양측 부모가 함께 염색체 진단 검사를 받아야 한다.

② 호르몬의 이상

보통 황체기의 결함 때문인데 임신 6주까지는 난소의 황체에서 만들어지는 황체호르몬에 의해 안정을 취하게 되는데 충분한 양의 호르몬이 생성되지 못할 경우에 유산될 수 있음을 말한다. 원인으로 뇌하수체 기능부전과 정신적, 신경학적 요인을 들 수 있다. 치료는 그 원인에 따라 이루어지게 된다.

③ 해부학적 이상

습관적 유산의 10-15%가 이에 해당한다. 예를 들면 자궁의 아래

부분인 자궁경관이 무력하여 임신 5개월 무렵이 되면 태아가 빠져 나오게 되어 임신을 지속하지 못하게 되는 것을 말한다.

이때 치료는 자궁경부를 묶어주는 수술을 하여 만삭까지 임신을 유지시켜 준다. 이외에도 자궁강의 중간에 얇은 막이 있는 자궁중격증이 있으면 유산의 원인이 될 수 있는데 자궁으로부터 태아로 가는 혈액 공급이 충분히 이루어지지 못하기 때문이다. 그러나 이것은 전체의 약 3% 정도밖에 되지 않는다. 이외에 면역학적 이상에 의한 경우 황체호르몬이나 스테로이드, 아스피린 등을 겸용해서 치료하게 된다.

한의학적으로 습관성유산은 활태(滑胎)라 하여 정상분만이 아닌, 이상 분만의 범주에 포함시켰다. 한의학적으로 유산이라고 하면 태타(胎墮)를 말하는 것으로 광의의 경우 조산까지를 포함한 7개월까지의 조기중절을 말한다. 협의의 유산은 태반이 완성되는 임신 4개월까지의 유산을 말한다.

유산은 일반적으로 임신 초기 3개월간에 많이 일어나는데 전기 임신중절의 약 60~80%에 달한다. 한의학 고전인 〈의학입문(醫學入門)〉에서는 임신 3개월까지 형태가 갖추어지지 않은 상태에서 떨어진 것을 유산 또는 타태(墮胎)라 하고 5개월까지 이미 형태가 갖추어진 후에 떨어진 것을 소위 소산(小産)·반산(半産)·조산(早産)이라 하여 태아의 형상이 형성되기 전과 후로 구분하여 설명하였다.

② 습관성유산의 원인과 증상, 치료 6가지

① 기혈허손(氣血虛損)

얼굴이 창백하고 몸은 피곤함을 느끼며 불안 초조감을 동반한다. 치료는 기와 혈을 동시에 보해준다.

② 충임맥허손 (衝任脈虛損)

약해진 충임맥을 보하여 태아의 안정을 꾀한다. 비위의 기운이 쇠약해진 경우에는 보비(補脾)하면서 기운을 원활하게 해준다.

③ 명문화쇠 (命門火衰)

하초가 차가워지고 허리와 배에 통증을 느끼게 된다. 치료는 쇠약해진 화(火)의 기운을 돋우어 주면서 아울러 신장의 수(水)기운도 동시에 보충해 주는 치료법을 쓴다.

④ 혈허내열 (血虛內熱)

체내에 열이 있고 왼쪽 맥에 힘이 없으면서 거칠다. 치료는 혈을 보충해 주면서 아울러 열을 꺼준다.

⑤ 성조화동 (性燥火動)

성질이 조급하고 화를 잘 내며 안색은 어둡고 기운은 실하다. 그러나 맥은 힘이 없고 위로 떠있다. 치료는 화의 나쁜 기운을 몰아내고 건조한 것을 윤택하게 해주는 치료법을 쓴다.

⑥ 질부손상

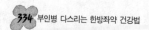

외상으로 인해 태기가 손상된 것으로 특히 하복부에 통증이 있으면서 하혈할 수도 있다. 치료는 기와 혈을 보하면서 어혈을 풀어준다.

유산의 3대 징후
- 임신 3개월 이전에는 탈락막이 아직 두껍고 혈관이 많으므로 출혈을 일으키면 유산될 확률이 높다.
- 통증을 들 수 있는데 이것은 자궁수축 때문에 생기는 것이다. 유산 특히 초기 유산 때에는 선골부에 경련성의 둔통을 느끼게 되는 경우가 많다. 그러나 임신 4-5개월 이후의 유산은 통증의 성질이 분명하게 나타난다.
- 임란배출(姙卵排出)인데 초기에서는 확인할 수 없으나 2개월 이후의 유산에서는 나타나게 된다.

이밖에 한의학 문헌에 제시된 태타(胎墮) 및 습관성유산의 치료방안은 유산의 예방에 그 목적이 있다. 그러므로 임신 중에는 격렬한 운동과 심한 과로 등은 피하고 일반적인 생활을 그대로 실천해 나가는 것이 중요하다.

특히 습관성유산을 경험한 여성은 임신 전에 매독반응 검사를 하여 충분한 치료를 받아야 한다. 만약 자궁경관 파열, 자궁위치 이상 등이 있으면 외과적인 처치를 해두어야 한다. 특히 약을 복용하는 데 있어 임신중의 치료 원칙은 반드시 지켜주는 것이 좋다.

임신부에 함부로 약을 써서 땀을 많이 나게 하든지, 대소변을 과하게 배출시키던가 하는 것들은 유산의 원인을 제공할 수 있으므로 유의해야 한다. 이때는 반드시 열을 제거해 주면서 혈을 보양해 주는 것이 태아를 안전하게 보호하는 길이다. 치료는 전문 한의사와 상담 후 유산을 방지하고 임신을 유지시키는 한약을 사용해야 한다.

3 산후풍(産後風)

　　　　　　　여성이 아이를 출산한 후 제대로 몸조리를 못했을 때 뼈 마디마디가 아프고 쑤신 것을 통칭 산후풍이라고 한다. 산후풍은 하나의 질환이라기보다는 여러 가지 다양한 증상들이 동반되어 오는 것을 표현한 말이다.

　일반적 증상은 머리가 무겁고 쉽게 피로를 느끼며 매사에 싫증이 나면서 몸이 노곤하고 권태롭다. 또한 머리·팔·다리·허리 등 몸의 모든 관절부위가 저리고 아프며 현기증이 잘 생기고 신체가 전반적으로 나른하며 쑤셔서 아프지 않은 곳이 없다.

　산후풍의 원인은 주로 산모가 아기에게 우유보다 모유를 직접 먹여서 체력이 소모되는 경우나 집안 일을 전적으로 하는 부부에게 많이 생긴다. 그 외에도 시댁 어른들을 모시거나 부양가족의 수가 많은 경우, 비교적 생활수준이 낮아 스스로 몸조리를 못해서 오는 경우 등도 여기에 해당된다. 다시 말해 산모가 정신적·신체적으로 충분한 휴식을 취하지 못하는 경우에 산후풍의 발병확률이 높다.

　산후에는 전신의 모든 관절이 이완되어 있고 혈맥의 흐름이 원활하지 못하므로 신체에 어혈이나 바람, 차가운 기운이 머물러 쌓여 관절과 전신의 근육에 통증을 일으킬 수 있다. 이 시기에 산모는 아기의 영양공급과 뒷바라지로 육체적 정신적으로 과로를 하기 때문에 각종 질병에 걸릴 위험성이 크다. 따라서 산후에는 평소보다 더욱더 영양과 건강관리에 힘써야 한다.

옛날부터 출산 후에는 금줄을 쳐서 외부인의 출입을 금하거나 바람을 쐬지 않는 것도 산모와 아기의 건강을 위해서 한 일이다. 특히 찬물에 손발을 넣거나 냉수나 찬바람을 피하게 한 것도 모두 산후풍을 예방하기 위한 현명한 조치인 것이다. 한의학의 특징을 예방의학과 경험의학이라고 강조하는 이유도 바로 여기에 있으며 선조의 지혜가 엿보이는 대목이 아닐 수 없다.

치료는 이러한 정신적·신체적 스트레스를 풀어 줄 수 있는 충분한 휴식과 영양을 보충해 주고 수면을 통해 피로가 쌓이지 않도록 돌보아 주는 것이다. 이때 산후의 어혈을 몸 속에서 제거해 주고 기혈을 보해 주는 보중익기탕류의 보약을 복용케 하면 회복에 많은 도움을 줄 수 있다.

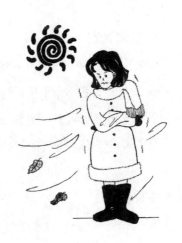

한의학적으로 산후풍은 산후신통(産後身痛)에 해당되며 류머티즘성의 관절 및 근육동이 여기에 속한다. 산후에는 백절(百節)이 느슨해지고

기혈의 순환이 원활치 못해 경락과 기육(肌肉)사이에 악혈(惡血)이나 풍한의 사기가 머물러 막히기 쉬우며 이것이 오랜 시일 쌓여 흩어지지 않게 되면 뼈와 관절이 자유롭게 놀지 못하고 근육이 당기며 동통을 유발하게 된다.

1 산후풍의 원인과 치료 3가지

① 혈체(血滯)

혈체신통은 산후에 어혈이 제거되지 않고 경락에 머물러 그대로 막히면서 오게 된다. 산후오로(惡露)의 색깔이 자흑색이고 양이 적으며 아픈 곳을 누르면 통증이 심하거나 맥이 거칠면서 느리고 전신이 쑤시고 아픈 증상이 나타난다. 또한 얼굴과 입술도 어혈색인 자흑을 띄게 된다.

치료는 혈액순환을 원활히 해주면서 어혈을 제거해 준다.

② 혈허(血虛)

혈허신통은 산후에 출혈이 대량 나오게 되면서 피부와 혈맥이 치밀하지 못하고 느슨해져서 통증을 느끼게 된다. 보통 아픈 곳을 누르게 되면 통증이 감소되고 시원한 느낌을 받는다. 치료는 부족해진 기와 혈을 보해 주면서 전신순환을 원활히 해준다.

③ 혈풍(血風)

혈풍신통은 산후에 기와 혈이 모두 허한 상태에서 풍한을 받게 되면 전신의 근맥이 경련을 일으키면서 수축하고 무력하며 통증이 있다. 전신관절 및 머리가 아프고 오한이 있으며 맥은 긴장감이 있다. 심해지면 경련이 생기면서 손발이 차가워지는 현상이 나타난다. 치료는 풍의 나쁜 기운을 밖으로 내보내면서 아울러 혈을 보해준다.

사례① 산후풍

전미선(가명), 37세, 미국 라스베가스 거주

라스베가스에서 꽃가게를 운영하고 있는 전미선 씨는 현재 5살 된 아이와 호텔매니저로 근무하는 남편과 함께 행복하게 살고 있다. 한국에서 살던 중 지금의 남편을 만나게 되었고 직장관계로 미국 이민을 가게 되었다. 피부색과 언어, 문화, 관습이 달라 이민 초기 몇 년간은 향수병으로 고생을 했으나 이제는 사랑하는 아이와 남편 그리고 주위의 한인교포 친구들이 생겨 큰 불편함 없이 생활하고 있다. 외로움을 달래기 위해 빨리 아이를 갖고 싶었지만 어느 정도 미국생활에 안정을 찾은 후에 임신을 원해서 다소 시간이 지체되었다.

임신 중에 입덧이 심했지만 남편과 주위 친구들의 도움으로 무사히 넘어가고 출산시에는 미국병원에서 제왕절개로 아이를 낳게 되었다. 한국 같으면 출산 후 3X7(21일)동안은 방안에 누워 집 밖은 물론이고 찬바람, 찬 음식 등을 삼가면서 산후에 어혈을 빨리 풀고 새로운 피의 생성을 돕기 위해 따뜻한 미역국을 먹고 목욕과 머리감기도 되도록 삼갔지만 미국에서는 아이 출산 후 바로 찬물로 샤워를 하고 며칠간의 휴식을 한 뒤 바로 정상인과 같이 생활하는 등 관습이 한국과는 다소 차이가 났다.

물론 미국에서 아이를 낳았으므로 미국 관습에 따라 병원에서 해주는 대로 출산 후 바로 샤워를 하는 등 몸조리를 제대로 하지 못했다. 그녀가 샤워를 하면서 느낀 것은 물의 냉기가 뼛속으로 들어가는 듯한 느낌을 받았다는 것이다. 그 후로 손발과 아랫배는 물론이고 몸의 관절마다 바람이 들어간 것처럼 시리고 아팠다.

출산 후 두 달이 지난 뒤에 생리가 있었는데 전에는 없던 생리통이 갑자기 생겼고 냉과 더불어 요실금 증상까지 나타났다. 하도 걱정이 되어 한국의 친정 부모님께 연락을 드렸더니 출산 후 몸을 차게 해서 생긴 산후풍이라며 지금 치료하지 않으면 평생 고생을 하게 된다고 한약을 지어 보내 주셨다. 한 달 정도 꾸준히 약을 복용한 후 몸의 차가운 기운은 없어진 듯이 보였으나 아직 냉과 요실금, 생리통 등은 여전했다.

어느 날 친구와 함께 아이 목욕을 시키고 우유를 먹이던 중 우연히 라디오에서 부인병과 한방좌약에 관한 강좌가 진행되고 있었다. 본인의 증상과 너무 일치한 점이 많다고 생각하며 환자는 그 방송을 열심히 들었다고 한다. 필자가 얼마 전 LA를 방문해 라디오코리아라는 한인교포 방송에 출연하여 인터뷰한 내용을 들은 듯 싶다.

그 후에 전화상담을 통해 자세한 이야기를 듣고 난 뒤 산후풍은 아이를 낳고 난 뒤 충분히 산후조리를 하지 못해 어혈과 노폐물이 배출되기 전에 외부의 나쁜 기운, 특히 차고 습한 기운이 경락을 타고 들어와 생기는 것으로 이해하게 되었다.

치료는 자궁 속에 남아 있는 어혈과 노폐물을 배출시키면서 약해져 있는 전체적인 순환기능을 회복시켜야 했다. 한약은 어느 정도 복용하였으니 한방좌약 좌궁단으로 치료받기를 원하여 LA 소재 나순경 한의원에서 구입하여 치료를 받았다. 그로부터 한 달이 지난 후에 라스베가스에 사는 환자에게서 연락이 왔다. 필자와 직접 통화를 하고 싶어 서울로 전화를 했다는 것이었다.

처음 한방좌약을 구입해 사용한 지 2-3일이 지나자 냉이 더 심해지는 듯 하더니 분비물이 나오면서 아랫배가 따뜻해지는 것을 느꼈다고 했다. 한 달 정도 사용한 뒤 생리가 있었는데 생리통이 거의 사라지고 현재는 약간의 요실금 증상만이 남아 있었다.

관절 마디마디의 통증과 저리는 증상들도 사라졌지만 아직은 몸을 아끼는 중이라고 했다. 몸 속에 순환이 잘되고 점차 회복되고 있으므로 남은 약을 사용한 뒤 연락을 달라고 부탁하였다. 또한 치료 후에도 당분간은 몸을 따뜻하게 해주고 무리한 일은 피하라고 당부해 주었다. 가끔 전화를 통해 안부를 전하는 전미선 씨는 미국에 올 계획이 있으면 꼭 연락해서 남편과 함께 식사대접을 하고 싶다면서 연락처를 남겨 주었다.

4. 산후조리에 관하여

　　　　대부분 부인병의 원인은 산후조리를 잘못해서 오는 경우가 많다. 아마도 임신과 출산은 여성의 일생 중에 잊혀지지 않을 가장 중요한 순간이 될 것이다. 이런 중요한 출산 과정을 '마음만 먹으면 언제든지 낳을 수 있는 아이' 쯤으로 쉽게 생각하다간 평생을 두고 신체적인 고통으로 인해 후회할 수가 있다는 것을 명심하시기 바란다. 산후 7주간의 조리기간이 여성의 나머지 건강을 평생 좌우한다고 해도 결코 과장된 표현은 아닐 것이다.

　　출산 뒤에 산모의 몸은 극도로 허약해져 있다. 왜냐하면 사랑하는 아기의 얼굴을 보기 위해 엄마는 최선의 노력을 다하였기 때문이다. 이때는 면역기능이 떨어지기 쉬워서 자칫 잘못하면 병에 걸리기도 쉽다. 출산 뒤 7주의 산욕기간 동안 몸조리를 잘못하면 두고두고 평생 고생을 할 수 있으므로 이 기간 만큼은 몸을 소중하게 아끼고 관리해야만 한다.

1 산후조리란 무엇인가?

일반적으로 조리란 병원에 입원하지 않고 정상적인 생활을 하면서 환자 스스로 병을 고치기 위해 의식적으로 노력하는 행동을 'self care', 즉 자가간호라고 한다.

그러나 정상적인 산후조리에 있어서만은 반드시 타인의 도움을 필요로 한다. 산후조리란 아기를 낳고 산모가 출산 전의 건강한 모습으로 되돌아가기 위한 몸조리를 말한다.

② 산후조리 유형

① 마마 걸 스타일, 일명 떠맡기기형

'임신이 되면 그냥 임신이 되었나 보다', '임신 중에 체중조절이 안 되어 비만현상이 심하여도 임신하면 다 그런가 보다', '출산은 병원에서 다 알아서 해주겠지', '아기만 낳으면 친정 엄마가 봐주겠지' 하고 모든 것을 누군가에게 맡기려고 하는 유형이 여기에 속한다.

② 완벽한 스타일, 준비 철저형

임신하면서부터 아기에게 필요한 모든 것을 철저히 준비해 둔다. 교육은 일찍 시키는 것이 좋다고 하여 뱃속에 있는 아이를 위해 태교를 시작하기도 한다. 산후조리도 미리미리 계획을 세워서 철저히 준비한다.

③ 미리 걱정 스타일, 근심걱정형

'출산 중에 제왕절개를 하는 것은 아닐까', '출산 후 체중은 잘 빠질까', '아기가 기형이 나오는 건 아닐까' 하고 모든 일에 조바심을 떨고 비관적으로 생각하는 사람이 여기에 속한다.

③ 산후조리의 중요성

산후조리는 여성뿐 아니라 남성에게도 매우 중요하다. 가족의 건강을 책임지고 있는 여성이 매일 방에 있으면 집안이 어떻게 되겠는가.

① 산후조리 기간

평균 7주 정도를 잡는데 1차 산후조리는 3X7일이라고 해서 약 21일을 잡고 있으며 2차 산후조리는 100일을 잡는다.

② 절대안정

일을 열심히 하고 나서는 반드시 휴식이 필요하듯이 출산 후에는 모든 뼈와 근육이 제자리를 찾고 정상화 되는 시간이 필요하다. 산후조리란 휴식을 취하면서 영양을 보충해 주는 기간을 말한다. 이처럼 산후조리에 있어서 제일 중요한 포인트는 절대안정이다.

④ 산후조리 기간의 행동지침

① 식사

식사는 분만 당일과 다음날까지는 소화되기 쉬운 죽과 맑은 미역국을 먹는 것이 좋고 그 이후부터는 영양가가 높고 소화가 잘 되는 음식을 먹는다.

○**미역** - 미역은 칼슘과 요오드 성분이 많이 들어 있는 강알칼리성 식품이기 때문에 피를 맑게 하여 전신의 순환을 도와준다. 미역의 성질은 미끄럽고 부드러워서 목에 걸리지 않고 잘 넘어간다.

산모는 미역국을 열심히 먹어야 한다. 출산 후에 미역국을 매일 먹이게 한 것은 우리 선조의 참으로 놀라운 지혜이다.

조리법은 쇠고기를 갈아서 참기름에 볶은 다음 미역과 물을 붓고 끓이기도 하고 홍합을 넣고 시원하게 조리하는 방법도 있다. 이것은 지방마다 다른데 어느 지방에서는 물고기를 넣고 미역국을 끓이기도 한다. 생선은 산모에게 부담이 덜하며 소화도 잘 되기 때문이다.

○**해삼** - 출산 후의 영양보충에 매우 좋다. 자궁을 튼튼하게 해주며 피를 잘 만들어 주는 작용이 있다. 또한 관절과 근육, 손상된 치아 강화에 좋다.

○**인삼과 홍삼** - 쇠약해진 몸을 추스르는 데 최상의 약이다. 평소에 몸이 냉한 여성과 기운이 떨어진 산모가 먹으면 좋다.

② 자세

분만 직후에는 엎드리거나 옆으로 누워 있는 것이 좋고 하루가 지나면 베개를 높게 하고 양쪽 무릎을 세운 상태로 반듯하게 눕게 한다. 그러면 어혈배출과 자궁수축을 도와주고 골반이 벌어지는 것도 방지해 준다. 산후 3일째부터는 누운 채 몸을 자유로이 움직여도 무방하며 아기에게 젖을 술 때나 식사할 때는 자리에서 앉아도 좋다.

③ 목욕과 보행

산후 1주부터는 세수를 하거나 화장실을 다녀도 괜찮다. 실내를 가볍게 걸어다니는 것은 방광의 기능을 빨리 회복시키고 장운동을 원활케 해준다. 배뇨곤란이나 변비를 막는 데도 도움이 되며 혈액순환을 도와 다리의 부종과 합병증 예방에 효과적이다. 단, 제왕절개로 분만한 경우라면 1주 이내에 보행을 해주는 것이 좋고 그래야 가스가 잘 나와 음식 섭취가 용이해진다.

산후 2주부터는 온수로 목욕을 하여도 무방하다. 단, 머리를 감기 위해 상체를 앞으로 숙이면 현기증이 나타나고 자궁과 허리에 무리가 따를 수 있으므로 간병인에게 도움을 청하거나 샤워기를 이용하여 머리를 감도록 한다. 이때부터는 집안을 자유로이 돌아 다니는 것도 좋고 밤에 잠이 오지 않을 경우에는 따뜻한 차를 마셔 순환을 도와준다.

④ 집안일

산후 3주부터는 아기 돌보는 일과 집안일을 병행해도 좋다.

⑤ 복대

산후 6주까지는 복대를 해서 뱃살이 늘어지는 것을 예방해 준다. 그이유는 늘어나서 아래로 처진 복벽을 원상태로 회복시켜 주고 자궁이 원위치로 오도록 하기 위함이다. 이때 무거운 물건을 들어올리거나 내리는 일은 하지 않는 것이 좋다.

⑥ 성생활

성생활은 적어도 산후 6주 또는 8주가 지나서 시작하는 것이 안전하다는 견해가 있는데 사실은 첫 생리가 있은 후부터 갖는 것이 좋다.

왜냐하면 생리의 재시작은 여성의 질이 성 관계를 해도 괜찮을 만큼 회복됐다는 뜻이다. 그 이전에 성생활을 하게 되면 세균이 침입하여 여러 가지 부인병과 성기의 출혈을 일으킬 수도 있다.

⑤ 산후조리원 등장

산후조리는 환경이 중요하다. 전통적으로 산후조리는 절대적인 안정과 편안한 마음으로 조리를 하는 것이 중요하기 때문에 친정 어머니나 시어머니의 도움을 받는 경우가 대부분이었다. 그러던 것이 최근에는 핵가족화 되면서 부부가 각자 맞벌이를 하다보니 전문적인 시설과 환경을 갖춘 산후조리원을 이용하는 경우를 종종 보게 된다.

산후조리원은 97년부터 서서히 생기면서 장래성 있는 사업으로 각광받고 있다. 산모는 매년 70만 명 정도 생기는데 산후조리원도 산후조리를 잘 할 수 있는 장소로 각광받고 있다.

① 호박에 대해서

호박은 음식재료로 주로 사용하고 있다. 늙은 호박에는 이뇨 작용이 있어서 전신에 살이 찌거나 심장이나 신장기능이 약하여 부종기가 있는 사람에게 사용한다.

그런데 한 가지 지적하고 싶은 것은 산모에게 부기가 잘 빠진다고 하여 호박 달인 물을 마구 먹이고 있는데 이것은 위험한 발상이다. 왜 냐하면 호박은 산후조리에 사용하는 약재가 아니기 때문이다.

산후에 생기는 부종은 심장이나 신장에 이상이 생겨서 붓는 것이 아니라 피부에 축적된 수분이 과다하게 모여서 생기는 부종이기 때문 이다. 이것을 확대 해석한 나머지 호박을 산후부종에 무분별하게 사 용하고 있는 것 같다. 분명히 말하지만 옛부터 전해오는 〈한방의서 (韓方醫書)〉에는 호박을 산후조리약으로 응용하였다는 기록을 어디 에도 찾아 볼 수 없다.

산후에 몸에 남아 있는 부종기는 몸을 따뜻하게 하여 땀으로 빼내 는 것이 원칙이다. 물론 산모의 체질과 건강상태에 따라서 한약은 얼 마든지 사용할 수 있다. 산후부종에 효과가 없는 호박을 마구잡이로 먹다보면 오히려 멀쩡한 신장에 기능이상을 초래할 수 있으므로 호박 을 먹는 것은 신중히 판단해야 한다.

② 가물치에 대해서

가물치는 산후조리에 쓴다고 문헌에 기록되어 있다. 그렇지만 산후 조리에 가물치를 쓴다고 하더라도 산모에게는 큰 도움이 되지 못한다.

가물치 역시 부종에 좋다 하여 사용하고 있지만 가물치는 차가운 성질을 갖고 있어 기허(氣虛) 하면서 몸이 차가운 산모에게는 적당하 지 않다.

〈본초강목(本草綱目)〉에 따르면 가물치는 뱀이 변해서 된 것이며 뱀의 성질을 닮아서 잘 죽지 않는다고 한다. 산후에는 몸을 따뜻하게

하는 것이 중요한데 차가운 성질을 가진 음식물을 상복하면 산후조리
에는 도움이 되지 못한다.

6 산후부종의 증상 및 치료법

한방에서는 본래 산후부종을 3가지 증상으로 구별해 치료하고 있다.

① 기종(氣腫): 부종증상은 가벼우나 심장과 가슴에 창만감이 심하
다. 이는 기체(氣滯)로 인하여 수기(水氣)가 움직이지 않기 때문이
다.

② 수종(水腫): 소변을 잘 보지 못하는 것과 기침을 자주 하는 증
상이 있다. 치료법은 건비이수(建脾利水)시키며 도수복령탕(導水茯
笭湯)을 위주로 사용한다.

③ 혈종(血腫): 팔다리에 부종이 심하고 피부가 청색을 띤다. 치료
법은 활혈거어(活血祛瘀)시키며 소조경산(小調經散)을 사용한다.

7 산후오계(産後五戒): 산후에 경계해야 할 5가지 요법

① 계식상(戒食傷)

산후 7일 이내에는 자궁 속에 남아 있는 어혈이 그대로 남아 있으
므로 음식을 먹을 때 기름진 고기를 먹으면 안 된다. 반드시 미역국을
먹는 것이 좋다. 미역은 새살이 나는 것을 돕고 신경통을 예방한다.
부기를 빼주며 염증을 예방하는 효과가 있어서 출산 후 회복기의 부
인에게는 다시없이 적합한 음식이다.

② 계음주(戒飮酒)

산모가 아주 힘들게 아기를 낳았을 때, 즉 난산을 하였을 때는 가미 생화탕을 사용하는데 여기에 약간의 술을 넣게 되면 기혈의 순환을 도와주고 자궁 속의 어혈을 배출시키며 젖도 잘 나오게 한다.

③ 계동변(戒童便)

출산 후에 어린 아이의 오줌을 한약에 함께 넣으면 어혈이 제거되어 자궁의 수축력이 빨라지고 역시 산모의 회복도 빨라진다. (단 탁한 오줌일 경우는 오히려 몸에 좋지 않다.)

④ 계계자(戒雞子)

출산 후 약 15일 까지는 계란의 노른자를 먹지 않는다. 왜냐하면 성질이 탁하기 때문이다. 특히 이 시기에는 시력 보호를 위해 거울을 자주 보지 말고 고기를 많이 먹으면 피가 탁해지기 때문에 금하는 것이 좋다.

⑤ 계행방(戒行房)

산후 백일 동안은 부부생활을 금하는 것이 좋다.

이것을 어기게 되면 허리가 아프고 산후풍이 발생할 소지가 다분하다.

여성의 평생건강을 좌우하는 산후조리, 이것만은 꼭 알아두자!

① 방의 온도는 21-23도, 습도는 50%

온도가 너무 높거나 낮으면 신생아가 에너지를 체온유지에 사용하기 때문에 발육을 잘 하지 못한다.

습도와 환기가 적당해야 감기나 폐렴 같은 호흡기질환을 예방할 수 있다.

이때 가습기를 이용하는 것이 좋다.

② 찬바람을 쐬지 말라(정말 중요하다).

산모가 몸을 회복하기 전까지는 찬바람을 쐬지 말라.

찬바람을 쐬면 기와 혈액순환이 순조롭지 못해 관절통과 함께 팔다리가 시리거나 저린 증상이 나타난다. 특히 관절부위가 노출되지 않도록 주의해야 한다. (여름철에도 덥다고 직접적인 에어컨이나 선풍기 바람은 쏘이지 말아야 한다.)

③ 푹신한 침대보다는 따뜻한 온돌이 좋다.

산모가 푹신한 침대에 누워 자면 허리와 관절에 이상이 생길 수 있다. 바닥이 따뜻한 황토침대, 돌침대나 온돌방에서 자야 혈액순환이 이루어져서 땀도 배출되고 자궁속의 어혈도 잘 빠져 나온다.

④ 땀을 내는 것이 중요하다.

비만방지와 피부의 탄력을 위해 반드시 필요하다. 땀은 머리부터 발끝까지 골고루 내는 것이 좋다. 특히 상체보다는 냉하기 쉬운 하체에 옷을 두껍게 입고 양말은 반드시 신어야 한다.

한의사 김이현

한방내과 전문의 취득
대전대학교 청주한방병원 2내과 과장
대전대학교 청주한방병원 진료교수
서울여자간호대학 외래교수 역임
한방간호연구회 이사
대한한방병의원 경영학회 이사
대한한방부인과학회 이사
월간 《한방과 건강》 회장
MBC문화센터 상담전문의 역임
KBS, MBC, CBS, TV와 라디오 건강프로그램 출연
건강의료 TV 다솜방송 (CH.42)40분 스페셜 강좌
한빛TV 《건강교실》 진행
상당한의원 원장

주소:서울시 강남구 서초동 1303-38
전화:(02)532-0204
http://www.sangdang.co.kr

부인병 다스리는
한방좌약 건강법

저자 / 김이현
1판 1쇄 인쇄 / 2000년 7월 10일
1판 2쇄 발행 / 2003년 2월 25일

발행처 / 건강다이제스트사
발행인 / 김 용 익

출판등록 / 1996. 9. 9
등록번호 / 03 - 935호

서울특별시 용산구 효창동 5-3호 대신 B / D (우편번호 140 -896)
전화 / 702 - 6333 팩시밀리 / 702 - 6334

이 책의 저작권은 저자와의 계약에 의해 건강다이제스트사에 있습니다.
저작권법에 따라 무단전제와 무단복제를 금합니다.

값 9,000 원
ISBN 89 - 7587 - 029 - 4 03510